高等医药院校教学研究人员和学生，医药卫生研究机构研究人员，医院等医疗机构、疾病预防控制中心等卫生机构一线工作人员学习参考资料

消 毒 剂

陈昭斌　主编

科学出版社
北　京

内 容 简 介

本书所述消毒剂是指具有抗微生物作用的化学或生物因子，包括通常所说的灭菌剂、消毒剂、抗菌剂、抑菌剂、防霉剂、防腐保存剂等，实际上是抗微生物剂。这些消毒剂既可以是由某一种物质（包括单质和化合物）构成（除溶剂外），也可以是以某一物质（包括单质和化合物）为主体，加上其他辅助成分构成。

本书共23章，其内容主要分三个方面，一是回顾了消毒剂（包括灭菌剂、抗菌剂、抑菌剂、防腐保存剂）的历史，梳理了其现状，展望了其将来的发展趋势。二是阐述了化学消毒因子和生物消毒因子对各种目标微生物的作用机制。三是打破常规梳理归纳出醇类、醛类、有机酸类、酯类、醚类、酮类、酚类、季铵类、胍类、烷基化气体类、其他有机物类、含氯化合物类、含碘化合物类、含溴化合物类、过氧化物类、无机酸类、盐类、重金属类、植物中抗微生物活性成分类、生物类和纳米材料类等21大类消毒因子组成的100余种消毒剂有效成分，并创造性地就理化性质、制备方法、检验方法、抗微生物机制、杀灭微生物的类别、杀灭微生物的效果、影响消毒效果的因素和注意事项、毒理学安全性、应用范围（消毒对象）和应用方法（消毒方法）等10个要素方面的内容进行归纳总结，覆盖的消毒剂种类全面、信息权威，编写方式为全球首创。

本书的读者对象主要包括三方面的人员，一是医学范畴内从事消毒学和医院感染控制学专业及相关学科教学、科研和实践工作的人员；二是农业、畜牧业、食品加工业、饮水消毒和污水处理行业等从事消毒与防腐保存的相关人员；三是对居家消毒以及消毒剂的性能和使用方法等感兴趣的其他人员。本书能帮助阅读者及时准确地获取灭菌剂、消毒剂、抗菌剂、抑菌剂和防腐保存剂等的权威信息。

图书在版编目（CIP）数据

消毒剂 / 陈昭斌主编. —北京：科学出版社，2019.3
ISBN 978-7-03-060579-5

Ⅰ. ①消⋯ Ⅱ. ①陈⋯ Ⅲ. ①消毒剂 Ⅳ. ①R979.7

中国版本图书馆 CIP 数据核字（2019）第 030919 号

责任编辑：霍志国 / 责任校对：杜子昂
责任印制：吴兆东 / 封面设计：东方人华

科 学 出 版 社 出版
北京东黄城根北街 16 号
邮政编码：100717
http://www.sciencep.com

北京凌奇印刷有限责任公司 印刷
科学出版社发行 各地新华书店经销
*
2019 年 3 月第 一 版 开本：720×1000 B5
2020 年 9 月第二次印刷 印张：22 1/4
字数：440 000
定价：**128.00** 元
（如有印刷质量问题，我社负责调换）

编辑委员会

审稿委员会

主 编 简 介

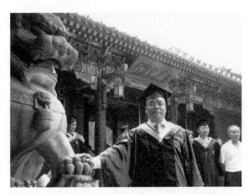

陈昭斌，男，汉族，1963 年生，四川人。党员，医学博士，三级主任技师，教授。四川大学、北京大学、中山大学硕士生导师。

教育背景：曾就读于华西医科大学、北京大学和四川大学，获得医学硕士、管理学硕士和医学博士学位。师从我国著名消毒学家和卫生检验学家、四川大学华西公共卫生学院博士生导师、前院长张朝武教授和我国著名的战略管理学和管理学家、北京大学光华管理学院副院长、北京大学战略研究所所长刘学教授。

职称职务：四川大学兼职教授、硕士生导师，四川大学华西公共卫生学院与深圳市南山区疾病预防控制中心共建"消毒学研究实验室"负责人。深圳市南山区疾病预防控制中心党总支部书记、重点实验室学科带头人。

研究方向：消毒学检验、化妆品检验、战略管理。

学术兼职与成就：中华预防医学会消毒分会委员，中华预防医学会消毒分会青年委员会副主任委员、消毒药械与新技术学组副组长；中华预防医学会转化医学会委员。《中国消毒学杂志》编委。成果 2 项；著作 13 部；论文 100 余篇；培养硕士生 15 人。获深圳市科技进步奖三等奖 1 项；发明专利 3 项；中华预防医学会优秀论文奖 6 篇；四川大学优秀指导教师一等奖。

主要著作：《现代卫生检验》（副主编，2005）；《关注我国基层卫生》（主编，2009）；《消毒学与医院感染学英汉·汉英词典》（主编，2010）；*Disinfection Guide for Infectious Disease*（参编，2014）；《化妆品检验与安全性评价》（编者，2015）；《医学消毒学最新进展》（参编，2015）；《卫生检验学英汉·汉英词典》（主编，2016）；《中华医学百科全书·卫生检验学》（参编，2017）；《消毒学检验》（主编，2017）。

前　言

编写此书的逻辑源于以下五个事实：

其一，就消毒学科而言，消毒学对临床医学、口腔医学、护理学、预防医学、基础医学、药学等学科的发展起到了重要的推动作用。

其二，就消毒措施而言，传染病控制仍然是疾病控制的重中之重，有效的消毒措施是截断传染病传播的最重要武器。

其三，就消毒因子而言，化学消毒因子和生物消毒因子在消毒措施中占据了举足轻重的地位，没有它们的参与，临床医学和预防医学范畴内的活动几乎无法开展。

其四，消毒剂是产生各种化学消毒因子和生物消毒因子的产品和制剂，其重要性则不言而喻。

其五，由于国内外尚无全面地、系统地介绍消毒剂方面的专著或教材刊行，故本书试图弥补其缺陷。

本书所指消毒剂是学科含义上的消毒剂，即广义上的消毒剂，而非法规定义的消毒剂。本书所指消毒剂是指能产生化学消毒因子或生物消毒因子，具有一定消毒作用的产品、制剂或组分，它们可能起到杀灭或抑制微生物的作用，在细分归类上可能是灭菌剂、消毒剂、抗毒剂、抗菌剂、抑菌剂、抗真菌剂、抗芽胞剂、抗病毒剂或防腐保存剂等。本书主要由消毒学研究生毕业的专家编写而成，希望它能对我国消毒学的学科发展和消毒学的应用开拓有所裨益。

陈昭斌

2018 年 12 月 16 日

目　　录

第一章　消毒剂的历史与现状

第一节　消毒、消毒剂、消毒学的定义

一、消毒的定义

1. 消毒

消毒（disinfection）指用消毒因子杀灭、去除和抑制人体外环境中的目标微生物使其达到无害化的措施。这里的消毒实际是消毒法的简略说法。

2. 消毒因子

消毒因子（disinfection agent）指用于消毒的物质或能量。消毒因子包括物理消毒因子、化学消毒因子和生物消毒因子，或其组合而成的复合消毒因子。

（1）物理消毒因子主要有：热力（heat）、电离辐射（ionizing radiation）、紫外线照射（ultraviolet irradiation）、微波（microwave）、超声波（ultrasonic wave）、等离子体（plasma）和过滤介质（filtration media）等。

（2）化学消毒因子主要有：灭菌剂（sterilant）、消毒剂（disinfectant）、抗毒剂（抗毒药）（antiseptic）、抗菌剂（antibacterial）、抑菌剂（bacteriostat）和防保剂（防腐保存剂）（preservative）等。

（3）生物消毒因子主要有：植物提取物（plant extracts）、动物提取物（animal extracts）、生物酶（enzyme）、抗菌肽（antimicrobial peptides）和噬菌体（bacteriophage）等。

3. 人体外环境

人体外环境（external environment of the human body），一是包括人体的体表、创口、与外界相通的腔道等；二是包括人体所处的周围环境和场所，如空气、水体、土壤、物体表面等；三是包括人体食用、使用和享用的物品，如食品、药品、化妆品、饮水等，以及医疗器械、卫生用品、餐饮具、衣物、书籍、字画、古董等。

4. 目标微生物

目标微生物（target microorganism）指消毒因子要杀灭、去除和抑制的微生物，这些微生物存在于消毒作用对象的里或表，包括对人、动物和植物致病的病原微生物，对人体具有卫生学意义的卫生微生物，对环境和物品有害的微生物，以及

其他特定的微生物。

5. 无害化

无害化（harmless）指通过消毒处理，使目标微生物的数量减少，或达到灭菌的水平，或达到消毒的水平，或达到抗菌、抑菌的水平，或达到防腐保存的水平，从而达到消毒作用对象的目标微生物不至于对人体或物体和物品产生危害的目的。消毒作用的表象是可感知的作用对象，而消毒作用的实质是肉眼无法看见的目标微生物。若消毒的目的是消毒作用后，作用对象的里或表的目标微生物达到了对人体无害的标准，则为医学消毒。

6. 消毒措施

消毒措施（measure of disinfection）指针对消毒所采取的方法。包括采用各种化学消毒因子、物理消毒因子及生物消毒因子，处理目标微生物，达到所需消毒效果的所有措施。因此，除另有所指外，本书所指"消毒"是一个广义的概念。

7. 消毒方法分类（classification of disinfection method）

（1）按消毒因子作用于目标微生物的种类，可将消毒法分为：物理消毒法（physical disinfection）、化学消毒法（chemical disinfection）和生物消毒法（biological disinfection）。

（2）按消毒因子作用于目标微生物的结果，可将消毒法分为：灭菌法（sterilization）、抗毒法（antisepsis）、抗菌法（antibacterial）、抑菌法（bacteriostasis）和防保法（防腐保存法）（preservation）。

（3）按消毒因子作用于目标微生物的强度，可将消毒法分为：低水平消毒法（low level disinfection）、中水平消毒法（middle level disinfection）、高水平消毒法（high level disinfection）和灭菌法（sterilization）。

二、消毒剂的定义

消毒剂（disinfectant），指具有一定消毒作用的药剂。

本书所指消毒剂是学科含义上的消毒剂，即广义上的消毒剂，而非法规定义的消毒剂，即能产生化学消毒因子或生物消毒因子，具有一定消毒作用的产品、制剂或组分，它们可能起到杀灭或抑制微生物的作用，在细分归类上可能是灭菌剂、消毒剂（高效消毒剂、中效消毒剂、低效消毒剂）、抗毒剂、抗菌剂、抑菌剂、抗真菌剂、抗芽孢剂、抗病毒剂或防腐保存剂等。

三、消毒学的定义

消毒学（science of disinfection）是预防医学下的一门学科。消毒学是研究消毒因子杀灭、去除和抑制外环境中目标微生物的理论、药械、方法和技术的科学。

因此，消毒学是研究人类抵抗环境微生物的一门学科。简言之，消毒学就是研究消毒的学问。

第二节 消毒剂的历史回顾

就全球来看，消毒实践活动最早起源于何时何地目前尚无法考证。但在远古人类懂得用水来清洁自己身体时，消毒实践活动实际上就已经开始了。在人类掌握了火的使用后，有目的地用火来烧烤猎物而食时，热力消毒的实践活动就真正开始了。因此，远在发现微生物之前，消毒学实践活动就已经进行了漫长的一段时间，但真正意义上的消毒学快速发展期却是在发现微生物以后才产生的（以下时间计算均以本书成稿时间计）。

一、中国古代时期（1840 年以前）

约 170 万年前的旧石器时代，中国云南的元谋人开始用火。

约 50 万年前的旧石器时代，中国的北京人食用火烧烤后的猎物，这是已知人类最早直接利用热力来进行消毒的实践活动。火焰形式的干热热力是已知人类最早掌握使用的物理消毒因子。

约 6372 年前的旧石器时代晚期，中国的燧人氏在河南商丘钻燧取火。燧人氏是人类有文字记录后的人工取火的发明者。

约 12000 年前的新石器时代，中国发明制作了陶釜。用陶釜中加热煮沸的水来烹煮食物，是湿热应用的肇始。

约 6200 年前的新石器时代，中国发明了陶甑，表明中国已经采用"蒸法"，即采用流通蒸气这种更高级的湿热方式来烹煮食物。

约 3400 年前，中国商朝的甲骨文中已有"火""鼎""鬲""甗"等文字，表明中国商朝时期利用干热和湿热的实践活动已经上升为文化层次。

约 3100 年前，埃及人制作木乃伊的尸体防保技术趋于成熟。

约 2818 年前，希腊诗人荷马（Homer）在其著作《奥德赛》中记载了目前已知的人类使用的第一个消毒剂硫黄（sulfur）。

约 2352 年前，希腊人亚里士多德（Aristotle）懂得预防疾病，并指导他的学生亚历山大大帝（Alexander the Great），要求其军队煮沸饮用水和掩埋粪便。亚历山大还懂得防腐保存法，他下令在用于建桥的木材上涂抹橄榄油以防止其腐烂。

2204 年前，中国西汉时期已使用硫化汞作为防腐保存剂来处理保存尸体及采用烟熏法对室内空气进行消毒处理。

约 1518 年前（约公元 500 年），印度人苏斯鲁塔（Susruta）医生指导外科医生在手术前后清洁和烟熏手术室。

1485 年前（公元 533 年），中国北魏使用中药茱萸对井水进行消毒。

655 年前（公元 1363 年），法国人肖利亚克（Guy de Chauliac）用白兰地酒对军队敷料进行消毒。

580 年前（公元 1438 年），意大利威尼斯市设立健康指导局（Magistry of Health）来负责烟熏对船上的货物进行消毒。邮件也要用烟熏或香薰来清洁和消毒。

345 年前（公元 1673 年），荷兰人列文虎克（Antony van Leeuwenhoek）用显微镜观察到"微动物"（animalcules），即微生物，并将其仔细绘画出来，公开发表。这是人类第一次通过显微镜看到了微生物。

342 年前（公元 1676 年），荷兰人列文虎克还通过显微镜发现，胡椒粉可以迅速杀死"小动物"（little animals），即微生物。酒和醋与微生物接触后，也立即杀死了微生物。这是人类第一次直接观察到化学物质有杀死微生物的作用。可以说，列文虎克是消毒学检验的第一位实践者和开拓者。

325 年前（公元 1693 年），英国人埃德蒙·金（Edmund King）研究了硫酸、酒石酸钠、盐、糖、酒、血液和墨水对微生物死亡率、动力和形态的影响，发现除用盐处理后的微生物可以在吸收水后恢复外，其他物质均会杀死微生物。

268 年前（公元 1750 年），英国人普林格尔（J. Pringle）比较了不同物质对腐败的抵抗力，并首次将那些物质称为"抗毒剂"（antiseptics）。他用海盐作为标准，设立了盐系数，150 年后英国人里迪尔（Rideal）和沃克（Walker）设立的酚系数与其相似。

244 年前（公元 1774 年），瑞典人舍勒（Scheele）发现了氯（chlorine）。

240 年前（公元 1778 年），美国海军的药典中收录了"酸化水"（acidulated water），它是由酒或者苹果醋、酒石酸氢钾和水制成的，作为当时一种常用的防保剂。

229 年前（公元 1789 年），法国人贝托莱（Berthollet）发现了次氯酸盐具有抵消有害臭味（noxious odors）的显著特性和预防腐败的作用。

193 年前（公元 1825 年），法国人拉巴腊克（Labarraque）报道了使用次氯酸钙处理太平间、下水道、厕所、马厩、医院病房、船舱和监狱等环境；他还报道了巴黎外科医生用浸有 1∶8 的次氯酸盐水溶液的敷料覆盖伤口，成功治愈痈、医院内坏疽、溃疡和烧伤的患者。

191 年前（公元 1827 年），英国人阿尔科克（Alcock）推荐用氯来净化饮水。用漂白粉作为除臭味剂（deodorant）和消毒剂。

189 年前（公元 1829 年），法国人卢戈（Lugol）用碘/碘化物来处理瘰疬性皮肤结核造成的皮肤损伤。

188 年前（公元 1830 年），《美国药典》收录了碘酊。

182 年前（公元 1836 年），意大利人阿戈斯蒂诺·巴西（Agostino Bassi）第一次清楚阐述动物疾病的微生物起源，发展了传染病源于"活的寄生生物"

（living parasites）的理论，并建议使用乙醇、酸、碱、氯、硫黄等杀菌剂。

二、中国近代史时期（1840～1949 年）

175 年前（公元 1843 年），美国人霍姆斯（O. W. Holmes）首次提出产褥热是通过医生、护士的手和衣物在患者之间传播的，医生用次氯酸钙洗手后再接触患者可以避免产褥热的发生。

171 年前（公元 1847 年），奥地利人塞麦尔维斯（I. Semmelweis）得出了与美国人霍姆斯相同的结论，他在维也纳医院使用漂白粉消毒来减少和控制产褥热的发生，取得了惊人的成效。

160 年前（公元 1858 年），英国人理查森（B. W. Richardson）发现过氧化氢具有中和恶臭的能力，并建议将其用作一种消毒剂。

158 年前（公元 1860 年），德国人屈兴迈斯特（Kuchenmeister）用纯苯酚溶液作伤口消毒涂剂。

156 年前（公元 1862 年），美国内战时期用碘酊消毒处理战伤。

153 年前（公元 1865 年），英国人约瑟夫·李斯特（Joseph Lister）采用石炭酸消毒防止手术后感染，大大降低了复合骨折的病死率。他开创了"抗毒（菌）外科学"（antiseptic surgery）。

143 年前（公元 1875 年），德国人布克霍尔茨（Buchholtz）对乙醇的抗微生物作用做了科学分析。

141 年前（公元 1877 年），德国人伯格曼（Bergmann）用升汞（氯化汞）进行消毒。

137 年前（公元 1881 年），德国人罗伯特·科赫（Robert Koch）发表论文《论消毒》（*On Disinfection*），他研究了 70 多种化学物质在不同浓度、不同溶剂、不同温度下，杀灭炭疽杆菌芽孢的能力，发现杀灭效果最好的是氯、溴、碘、氯化汞、高锰酸钾、锇酸，其次是盐酸、氯化铁、砷、次氯酸钙、硫化铵、甲酸、氯化苦、奎宁、松节油，3%以上浓度的苯酚才能够杀死芽孢。

132 年前（公元 1886 年），美国公共卫生协会（APHA）发布报告，赞成将次氯酸盐用作消毒剂。

131 年前（公元 1887），法国人尚贝兰（Chamberland）对精油的抗菌性进行了研究。

122 年前（公元 1896 年），英国人欧冈斯特·汉金（Ernest Hankin）观察到了印度河水中一种未知原因物有杀灭霍乱细菌的活性，20 年后这种有抗菌活性的未知原因物被法裔加拿大人费立克斯·代列耳（Félix d'Herelle）证明是噬菌体（bacteriophage）。

121 年前（公元 1897 年），英国人克罗尼克（Kronig）和保罗（Paul）研究发现消毒剂对细菌杀灭速率与消毒剂的浓度、作用的温度有关。

116 年前（公元 1902 年），美国人弗里尔（Freer）和诺维（Novy）报道了过氧乙酸的杀菌性能，并指出它可以作为杀菌剂和冷灭菌剂。

115 年前（公元 1903 年），英国人里迪尔和沃克应用克罗尼克和保罗研究发现的杀灭细菌的速率与消毒剂的浓度、作用的温度的关系而建立的准则，研究出了酚系数法检测消毒剂的杀灭能力。美国人哈灵顿（Harrington）和沃克发现 60%～70%的酒精消毒效果最好，但不能杀死芽孢。

112 年前（公元 1906 年），德国人比奇荷尔德（Bechhold）和埃尔利希（Ehrlich）研制出了 β-萘酚和多卤化酚，可用作消毒剂。

102 年前（公元 1916 年），英国人雅各布斯（Jacobs）等研究了季铵盐类化合物的结构、制备方法及其抗微生物活性。

96 年前（公元 1922 年），英国人弗莱明（A. Fleming）证实了溶菌因子的存在，并将其命名为溶菌酶。他同时还是青霉素的发现者。

77 年前（公元 1941 年），中国人缪召予编译的《高等针灸学讲义　诊断学　消毒学》出版。

74 年前（公元 1944 年），美国尼亚加拉瀑布市的水厂率先使用二氧化氯处理饮用水。

三、中国现代史时期（1949 年至今）

68 年前（公元 1950 年），英国的帝国化学工业公司的实验室首次合成了氯己定。

67 年前（公元 1951 年），中国人姚龙编撰的《细菌寄生虫及消毒法》出版。

65 年前（公元 1953 年），中国人尹文明编著的《简明消毒方法的理论与实际》出版。

62 年前（公元 1956 年），中国的人民军医出版社出版《消毒学讲义》。

60 年前（公元 1958 年），中国人陈淑坚等编著的《消毒与灭菌》出版。中国大连医学院流行病学教研组翻译的苏联中等医科学校教学用书《消毒学》出版。

58 年前（公元 1960 年），《英国药典》收录了氯己定。

52 年前（公元 1966 年），美国人布洛克（Seymour S. Block）主编的《消毒、灭菌与防保法》（*Disinfection，Sterilization and Preservation*）出版。

41 年前（公元 1977 年），《中国药典》收录了氯己定。

38 年前（公元 1980 年），中国人刘育京等编写"消毒"部分的《消毒杀虫灭鼠手册》出版。

36 年前（公元 1982 年），英国人拉塞尔（A. D. Russell）等主编的《消毒、防保与灭菌的原理与实践》（*Principles and Practice of Disinfection，Preservation and*

Sterilization）出版。

34 年前（公元 1984 年），中国人刘育京等创办了《消毒与灭菌》杂志（后改为《中国消毒学杂志》），该杂志为中国第一本消毒学杂志。

33 年前（公元 1985 年），中国预防医学科学院在北京举办了第 6 次国际消毒学术会议。美国批准二氧化氯用于食品加工设备消毒。

32 年前（公元 1986 年），中国国家卫生健康委员会成立消毒专家咨询委员会。中国人薛广波主编的《实用消毒学》出版。

31 年前（公元 1987 年），中国卫生部颁布了《消毒管理办法》，这是中国第一部消毒方面的法规，开启了消毒剂和消毒器械卫生许可评审制度。

30 年前（公元 1988 年），中国卫生部颁布了《消毒技术规范》，它是中国培训消毒学检验专门人才的第一本法规教材。中华预防医学会消毒分会成立。

29 年前（公元 1989 年），中国人刘育京等主编的《医用消毒学简明教程》出版。

27 年前（公元 1991 年），中国人顾德鸿等编写的《医用消毒学》出版。

26 年前（公元 1992 年），中国的国家标准《学科分类与代码》（GB/T 13745—1992，现已作废）首次将"消毒学"（代码 33017）列为一级学科"预防医学与卫生学"（代码 330）下的一个独立的二级学科。中国人刘育京主编的《中国医学百科全书·消毒、杀虫、灭鼠》出版。中国批准二氧化氯用于鱼类加工过程。

25 年前（公元 1993 年），中国人薛广波主编的《灭菌·消毒·防腐·保藏》出版。

23 年前（公元 1995 年），中国人袁洽劻等起草的《消毒与灭菌效果的评价方法与标准》（GB 15981—1995）颁布。

22 年前（公元 1996 年），中国将二氧化氯列入食品防保剂。

17 年前（公元 2001 年），中国人杨华明等主编的《现代医院消毒学》出版。

16 年前（公元 2002 年），中国人张文福主编的《医学消毒学》出版，这是中国第一本供高等医学院校消毒学方向研究生选用的教材。中国人薛广波主编的《现代消毒学》出版。中国人袁洽劻主编的《实用消毒灭菌技术》出版。

15 年前（公元 2003 年），中国人张朝武等起草的《疫源地消毒总则》（GB 19193—2003，现已作废）颁布。

13 年前（公元 2005 年），中国人张朝武等主编的《现代卫生检验》出版，这是国内第一本有专篇比较完整论述消毒学检验内容的专著。

8 年前（公元 2010 年），中国人陈昭斌主编的《消毒学与医院感染学英汉·汉英词典》出版。

6 年前（公元 2012 年），中国人李六亿等起草的《医疗机构消毒技术规范》（WS/T 367—2012）颁布。中国人薛广波主编的《现代消毒学进展》（第一卷）出版。

5 年前（公元 2013 年），中国人张文福主编的《现代消毒学新技术与应用》出版。

4 年前（公元 2014 年），中国人薛广波主编的英文版《传染病消毒技术规范》出版。

3 年前（公元 2015 年），中国人魏秋华主编的《医院消毒管理和整体技术指南》出版。中国卫生监督协会消毒与感染控制专业委员会成立。中国人张流波等主编的《医学消毒学最新进展》出版。

1 年前（公元 2017 年），中国人陈昭斌主编的《消毒学检验》出版，这是中国第一本正式出版的卫生检验与检疫专业本科生和消毒学研究生使用的专业教材。

第三节　消毒剂的现状及发展趋势

一、消毒剂的主要有效成分种类

目前，我国市场上的消毒剂产品很多，主要消毒剂产品按其有效成分分类如下。

1. 含氯消毒剂

二氯异氰脲酸钠、三氯异氰脲酸、次氯酸钠、次氯酸钙、氯化磷酸三钠等。

2. 含碘消毒剂

碘、碘伏等。

3. 过氧化物消毒剂

二氧化氯、过氧化氢、过氧乙酸、单过硫酸氢钾复合盐、过硫酸氢钾、高锰酸钾。

4. 醇类消毒剂

乙醇、正丙醇、异丙醇、丙二醇。

5. 胍类消毒剂

氯己定、醋酸氯己定、葡萄糖酸氯己定、聚氨丙基双胍、盐酸聚六亚甲基胍、聚六亚甲基双胍盐酸盐、聚［2-(2-乙氧基)-乙氧基乙酯］胍。

6. 季铵类消毒剂

苯扎溴铵、苯扎氯铵、二癸基二甲基溴化铵、辛基癸基二甲基氯化铵、苄索氯铵、十四烷基二甲基苄基氯化铵、十六烷基二甲基苄基氯化铵、（乙基苄基）十四烷基二甲基氯化铵、十二烷基二甲基-2-苯氧基-乙基溴化铵、二辛基二甲基氯化铵。

7. 酚类消毒剂

对氯间二甲苯酚、甲酚、邻苯基苯酚、二氯二甲酚、4-氯-2-苄基苯酚、对氯间甲酚、丁香酚、2-甲氧基苯酚。

8. 醛类消毒剂

戊二醛、邻苯二甲醛、甲醛、肉桂醛。

9. 含溴消毒剂

二溴海因、溴氯海因。

10. 有机酸类消毒剂

柠檬酸、乳酸、苹果酸、苯甲酸、水杨酸、辛酸、壬酸、癸酸。

11. 无机酸类消毒剂

硼酸等。

12. 醚类消毒剂

乙二醇苯醚、三氯生（三氯羟基二苯醚）。

13. 重金属类消毒剂

银离子。

14. 生物消毒剂

溶葡萄球菌酶、溶菌酶。

15. 阴离子型表面活性剂

十一烯酸锌。

16. 胺类消毒剂

乌洛托品（六亚甲基四胺或六次甲基四胺）。

17. 脲类消毒剂

三氯卡班（三氯二苯脲）。

二、消毒剂的主要有效成分的构成比

按主要有效成分，目前，我国消毒剂主要分为含氯消毒剂、含碘消毒剂、含醇消毒剂和含胍消毒剂。

三、消毒剂的发展趋势

消毒剂未来发展的方向，主要有以下几个方面。

（1）研究开发出利用新材料、新工艺技术和新杀菌原理生产的全新化学消毒剂。

（2）对传统消毒剂进行改性。通过化学修饰使其带上杂环，如海因类、季铵盐类消毒剂。通过氧化处理增加其抗微生物的效果，如氧化戊二醛、聚氧乙烯聚六亚甲基胍。

（3）研究开发出新的复配消毒剂。单双长链季铵盐复配物消毒剂，如二癸基二甲基氯化铵和直链烷基二甲基苄基氯化铵组成的复方消毒剂。

（4）研究开发出新的植物消毒剂。从菊科、木樨科、樟科、茄科等植物中提取香精油，其含有酯、醛、酮、萜、黄酮、甾体、有机酸等，具有抗微生物活性。

（5）研究开发出新的微生物消毒剂。一是直接用微生物来做消毒剂，如噬菌体、细菌和真菌；二是用微生物的代谢成分来做消毒剂，如溶菌酶等。

（6）研究开发出新的抗菌肽消毒剂。抗菌肽分子量小、水溶性好、抗菌谱广、不易产生耐药性。在病毒、细菌、植物和动物中均有发现，数量庞大。

（7）研究开发出新的动物消毒剂。壳聚糖［聚葡萄糖胺-（1,4）-2-氨基-B-D-葡萄糖］的主要原料来源于水产加工厂废弃的虾壳和蟹壳。在农业、医药、食品、化妆品、环保诸方面具有广阔的应用前景。

总之，今后消毒剂主要是向着高效、安全、经济、环保等方向发展。

（陈昭斌）

第二章　消毒因子的作用机制

消毒因子（disinfection agent），指用于消毒的各种物质或能量。通常将消毒因子分为物理消毒因子、化学消毒因子和生物消毒因子三大类。消毒机制（disinfection mechanism），指消毒因子作用于目标微生物后，目标微生物的结构和性能发生变化，进而死亡的原理。

下面主要介绍一下化学消毒因子和生物消毒因子对细菌、细菌芽孢、真菌、病毒和原虫的杀灭机制。

第一节　消毒因子作用于细菌的机制

一、消毒因子作用于细菌的机制

1. 对细胞壁的作用

破坏细菌细胞壁的完整性。例如，溶菌酶可攻击肽聚糖的β-1, 4-糖苷键；醛类可影响氨基基团；溶葡萄球菌酶可影响甘氨酸和丙氨酸肽酶释放氨基末端；高浓度阴离子表面活性剂可溶解细胞壁。

2. 对细胞膜的作用

改变细菌细胞膜的通透性。例如，阳离子表面活性剂（苯扎溴铵）、脂溶剂、酚类等，能降低细菌细胞的表面张力并增加其通透性，胞质内物质溢出，胞外液体内渗，致使细菌破裂。

3. 对菌体蛋白质的作用

使细菌菌体蛋白质变性或凝固。例如，大多数重金属盐类、氧化物类、醇类、酚类、醛类、酸类、碱类等均有此作用。

4. 对酶的作用

干扰细菌的酶系统和代谢。例如，某些氧化剂、低浓度重金属盐类与细菌的巯基结合，使有关酶失去活性。

5. 对核酸的作用

破坏细菌的核酸。例如，吖啶、染料、氧化剂、过氧化物类和次氯酸类均可与 DNA 或 RNA 作用，破坏它们的结构。

二、消毒因子作用于细菌的靶点

（1）苯酚、甲醛、汞离子、硫柳汞、次氯酸钠等作用于细菌的细胞壁可致细胞壁溶解。

（2）六氯酚可影响细菌细胞壁和细胞膜间的电子转运系统。

（3）2,4-二硝基苯酚、碳酰苯胺、水杨酰苯胺、某些酚类、尼泊金酯类、长链有机酸类可影响细菌细胞膜质子动力和氧化磷酸化过程。

（4）甲醛、环氧乙烷、戊二醛、含氯异噻唑啉酮可作用于细菌胞质内氨基酸的氨基基团。

（5）溴硝丙二醇、铜离子、银离子、环氧乙烷、戊二醛、过氧乙酸、次氯酸、碘、含氯异噻唑啉酮等可与细菌胞质内氨基酸中的巯基作用。

（6）阳离子表面活性剂可作用于细菌胞质内氨基酸的羧基。

（7）汞离子、酚类、氯己定、戊二醛等可作用于细菌胞质内蛋白质，使其凝固。

（8）酚类、阴离子表面活性剂、氯己定、醇类、尼泊金酯类可作用于细菌细胞质中 K^+、260 nm 波长处有吸收峰的物质、核糖体等物质，使其漏出细胞。

（9）吖啶、环氧乙烷、短链有机酸、次氯酸、溴乙锭等可作用于细菌的核酸物质。

第二节　消毒因子作用于细菌芽孢的机制

一、消毒因子作用于细菌芽孢的机制

1. 破坏 DNA 杀灭细菌芽孢

一些具有遗传毒性的化学消毒因子可通过破坏 DNA，杀灭细菌芽孢：①可使细菌芽孢形成过程中产生高频率的变异；②Rec A 蛋白对化学消毒因子的高敏性，使得 DNA 丧失修复能力；③某些化学消毒因子可直接损伤 DNA；④DNA 修复基因在这些化学消毒因子中被诱导。环氧乙烷、亚硝酸盐、甲醛等消毒因子可通过此机制杀灭芽孢。

2. 妨碍芽孢出芽

芽孢的出芽被阻止，从而不能再生长出活的生物体。许多芽孢在其外膜中包含有 CLEs 类的出芽蛋白，这些蛋白很可能对外源化学物敏感。因此当有灭活此种蛋白质的消毒因子存在时，芽孢即可死亡，不能再出芽生长成繁殖体。化学消毒剂中戊二醛、邻苯二甲醛属于此类消毒因子。

3. 破坏芽孢内膜

内膜是芽孢中的强渗透屏障，可阻止核心里的小分子物质渗出。某些化学消毒因子被认为是通过破坏内膜杀灭芽孢的。例如，当芽孢出芽和核心物质扩张时，内膜破裂可导致芽孢的死亡。具有氧化作用的消毒因子，如次氯酸盐、二氧化氯、有机过氧化物、超氧水和臭氧，均可以通过此机制杀灭芽孢。

4. 破坏核心酶

一些过氧化物类消毒剂也可灭活核心酶。

二、消毒因子作用于细菌芽孢的靶点

（1）戊二醛、邻苯二甲醛等作用于细菌芽孢的外膜。

（2）次氯酸盐、二氧化氯、有机过氧化物、超氧水和臭氧等作用于细菌芽孢的内膜。

（3）过氧化物等作用于细菌芽孢的核心酶。

（4）甲醛和环氧乙烷作用于细菌芽孢的 DNA。

第三节　消毒因子作用于真菌的机制

一、消毒因子作用于真菌的机制

1. 对真菌细胞壁的作用

破坏细胞壁的完整性。例如，戊二醛可以破坏细胞壁的几丁质；碱性物质也可以溶解细胞壁，导致细胞结构缺失。

2. 对真菌细胞膜的作用

改变细胞膜的通透性。破坏细胞膜，导致通透性的变化，使细胞内容物漏出，如钾离子。例如，常见的消毒因子有铜、过氧乙酸、苯酚、季铵盐化合物等。

3. 对真菌菌体蛋白质的作用

使真菌菌体蛋白质变性或凝固。例如，大多数重金属盐类、氧化剂类、醇类、酚类、醛类、酸、碱等均有此作用。

4. 对真菌酶的作用

使酶的结构异常，阻碍酶促反应进行。例如，Cu^{2+} 对白腐真菌的生长及木质素过氧化物酶的活性抑制作用明显。

5. 对真菌核酸的作用

破坏核酸。例如，过氧化氢、铜、乙醛可以损伤或破坏真菌 DNA。

二、消毒因子作用于真菌的靶点

（1）乙酸作为防腐剂，可杀灭真菌的分生孢子。

（2）铜离子可以破坏真菌的胞质膜、核酸以及含有巯基（—SH）的蛋白质。细胞膜的损伤，导致通透性发生变化，使细胞内容物（如钾离子）流出。

（3）醇类、铜离子等破坏细胞壁，导致细胞的死亡。

（4）铜离子与 DNA 双螺旋上的位点结合，导致氢键形成障碍，造成 DNA 损伤。

（5）铜离子、银离子作用于蛋白质上的巯基，使酶的二级、三级结构异常。

（6）臭氧使细胞成分氧化，导致蛋白质失活，细胞分解，扰乱 ATP 形成，使核酸中的嘌呤和嘧啶发生改变。

（7）非离子表面活性剂 Ag-98，可以抑制葡萄孢霉、梨形毛霉、扩展青霉的孢子发芽、芽管生长和菌丝生长。

第四节　消毒因子作用于病毒的机制

一、消毒因子作用于病毒的机制

1. 对包膜的作用

破坏病毒的包膜。病毒的包膜以脂质为主，易被脂溶性消毒剂破坏。例如，酚类消毒剂、氯仿、乙醚等。

2. 对衣壳的作用

使衣壳蛋白变性，破坏其结构。例如，戊二酸、环氧乙烷可以与蛋白质的氨基（—NH$_2$）结合；次氯酸、碘、过氧化氢、银盐可以与蛋白质的巯基（—SH）结合，使其变性。

3. 对基因组（核酸）的作用

破坏病毒的基因组（核酸），降低其感染力。例如，氧化剂、过氧化物类、次氯酸类均可与 DNA 或 RNA 作用，破坏它们的结构。

二、消毒因子作用于病毒的靶点

病毒上存在的消毒因子的靶点远比其他结构复杂的微生物少，且病毒无代谢活性，对于影响质子动力和电子转运系统的消毒因子而言缺乏靶点。病毒的结构决定了消毒因子的特殊靶点有包膜、糖蛋白的受体、衣壳、病毒的 DNA。

包膜对消毒因子的易感性源于其所含有的脂质，有些消毒因子可以扰乱或者溶解包膜，导致病毒的灭活。无包膜病毒的灭活机制是消毒因子改变了对病毒感染和复制起着重要作用的蛋白的结构和功能。衣壳蛋白占病毒总量的 60%～90%，于无包膜病毒而言，消毒因子对病毒蛋白的作用主要是在衣壳蛋白上。对相似的无包膜病毒，相同消毒因子的灭活效果不同，可能是组成病毒衣壳蛋白的壳粒不同，暴露在外的靶点不同，核酸接触消毒因子的程度和敏感性不同，以及灭活动力不同所致。病毒核酸的类型可影响消毒因子的灭活能力。RNA 病毒的核酸更靠近衣壳，因此衣壳的破坏也使病毒的 RNA 更容易受到消毒因子的破坏。

不同消毒因子作用于病毒的靶点如下。

（1）破坏病毒的结构。例如，戊二醛可分三步破坏病毒结构，即外壳的改变、亚结构的改变、亚结构的丧失。

（2）影响病毒抗原。例如，戊二醛和甲醛对乙肝表面抗原（HBsAg）和核心抗原（HBcAg）有破坏作用。

（3）使病毒基因变性。例如，含氯消毒剂、过氧乙酸、金属盐、臭氧均可作用于病毒核酸物质，使其变性。

第五节　消毒因子作用于原虫的机制

一、消毒因子作用于原虫的机制

1. 对原虫细胞膜的作用

破坏细胞膜，增加其通透性。例如，阳离子表面活性剂能降低原虫细胞的表面张力并增加其通透性，胞质内物质溢出，胞外液体内渗，致使细胞破裂。

2. 对原虫细胞质的作用

使细胞器缺失或改变。原虫的细胞质由基质、细胞器和内含物组成。例如，氯消毒因子可引起细胞器缺失或者改变。

3. 对原虫细胞核的作用

破坏核酸结构，阻碍原虫的繁殖。

二、消毒因子作用于原虫的作用靶点

不同消毒因子作用于原虫（包囊）的靶点如下。

（1）氯可以引起棘阿米巴滋养体的细胞凝固，伪足缺失，线粒体改变。

（2）阳离子消毒因子所带有的正电荷可与原虫细胞膜表面的负电荷紧紧结合，扰乱了细胞膜的功能点，达到了杀灭原虫的目的。

（3）三氯羟基二苯醚可以特异性地抑制 enoyl-ACP 还原酶（Fab I），抑制寄生虫的脂肪酸合成，从而可以在体外显著抑制恶性疟原虫的幼体形式，使裂殖子与菌环保持完整。

第六节　化学消毒因子的消毒机制

利用化学原理作用于目标微生物的因子称为化学因子。利用化学因子杀灭病原微生物或所有微生物的方法，称为化学因子消毒法，或称为化学消毒法，其因子称为化学消毒剂。

化学消毒剂种类很多，按其杀灭微生物的能力，将其分为：①高水平消毒剂（high-level disinfectant），杀灭一切细菌繁殖体（包括分枝杆菌）、病毒、真菌及其孢子等，对细菌芽孢有一定杀灭作用的消毒剂；②中水平消毒剂（intermediate-level disinfectant），能杀灭分枝杆菌、真菌、病毒及细菌繁殖体等微生物的消毒剂；③低水平消毒剂（low-level disinfectant），仅能杀灭细菌繁殖体和亲脂病毒的消毒剂。

微生物对化学消毒剂的抵抗力，由强到弱的顺序是：朊病毒＞细菌芽孢＞分枝杆菌＞亲水病毒＞真菌＞细菌繁殖体＞亲脂病毒。

化学因子作用于目标微生物的机制简述如下。

一、卤素类消毒剂

卤素类（halogens）消毒剂，是指用于消毒的氯、溴及碘的元素及其化合物。

（一）含氯消毒剂

含氯消毒剂是指溶于水可产生次氯酸的氯和氯化合物（chlorine and chlorine compounds）。含氯消毒剂主要包括漂白粉、三合二（三次氯酸钙合二氢氧化钙）、次氯酸钠、氯化磷酸三钠、二氯异氰尿酸钠、二氯二甲基海因及三氯异氰尿酸。

1. 消毒机制

（1）次氯酸的氧化作用：次氯酸可侵入微生物的细胞内与蛋白质发生氧化作用，或破坏其磷酸脱氢酶，干扰微生物的糖代谢。

（2）新生氧的氧化作用：次氯酸可分解产生新生态的氧，它可氧化微生物的蛋白质和酶，而干扰其正常生理作用。

（3）氯化作用：含氯消毒剂中的氯能使微生物的细胞壁、细胞膜的通透性发生改变，也能与细胞膜上的蛋白质结合，形成氮-氯化合物，还能氧化细菌中的一些重要的酶，从而干扰其新陈代谢。

2. 应用

含氯消毒剂杀菌谱广，价格低廉、作用迅速，在饮用水、预防性消毒、疫源地消毒及医院消毒方面应用广泛。但含氯消毒剂容易受有机物影响，有刺激性，对物品有漂白和腐蚀作用，稳定性差，适用于物品、物体表面、分泌物、排泄物等的消毒。

（二）含碘消毒剂

含碘消毒剂是以碘为主要杀菌成分的碘和碘化合物（iodine compounds）。碘消毒剂是一类广谱消毒剂，主要包括自由碘[鲁哥氏碘液（Lugol's iodine solution）、碘酊]、碘伏。

1. 消毒机制

主要是碘元素碘化菌体蛋白质，形成沉淀而杀灭微生物。

2. 应用

（1）碘酊（iodine tincture）：即碘的乙醇溶液。碘酊为棕红色澄清液，有碘和乙醇气味。适用于手术部位、注射和穿刺部位皮肤以及新生儿脐带部位皮肤的消毒，不适用于黏膜和敏感部位皮肤消毒。

（2）碘伏（iodophor）：是碘与聚醇醚和聚乙烯吡咯烷酮类表面活性剂形成的络合物。碘伏为黄棕色或红棕色固体粉末，有碘的气味。表面活性剂对碘有助溶和载体作用，可使碘伏逐渐释放碘，延长碘的杀菌作用时间。碘伏杀菌谱广、刺激性小、毒性低、不易着色、无腐蚀性、性质稳定。含有效碘为 0.5%～1.0% 的碘伏广泛用于外科手及前臂消毒、手术切口部位、注射及穿刺部位皮肤以及新生儿脐带部位皮肤消毒、黏膜冲洗消毒、卫生手消毒，还可用于食具、皮肤及物品表面的消毒。

（三）含溴消毒剂

含溴消毒剂是指溶于水后，能水解生成次溴酸，并发挥杀菌作用的溴和溴化合物（bromine compounds）。含溴消毒剂主要有溴、1-溴-3-氯-5,5-二甲基海因（氯溴海因，BCDMH）、1,3-二溴-5,5-二甲基海因（二溴海因，DBDMH）。

1. 消毒机制

二溴海因对 MS2 噬菌体的灭活，主要是通过破坏 MS2 噬菌体的 A 蛋白，影响其对宿主性菌毛的吸附性，破坏衣壳蛋白使噬菌体变形、破碎，以及裂解 RNA 来达成。

2. 应用

适用于游泳池水、污水和一般物体表面的消毒，不适用于手、皮肤黏膜和空气的消毒。

二、过氧化物类消毒剂

过氧化物类（peroxides）消毒剂是指用过氧化物制成的消毒剂，过氧化物化学分子结构中含有过氧基"—O—O—"（过氧离子 O_2^{2-}），为强氧化剂。过氧化物类消毒剂主要包括过氧乙酸、过氧化氢、过甲酸和二氧化氯。

1. 消毒机制

过氧化物的消毒机制是利用其氧化能力破坏蛋白质的分子结构，杀灭微生物。

2. 应用

适用于一般物体表面消毒、食品用具和设备消毒、空气消毒、皮肤伤口冲洗消毒、耐腐蚀医疗器械的消毒。

（1）过氧乙酸：过氧乙酸有很强的氧化作用，同时乙酸还有协同作用，共同杀灭微生物。过氧乙酸适用于耐腐蚀物品、环境、室内空气等的消毒。

（2）过氧化氢：因光化学、重金属、电离辐射和转换性金属离子的催化作用，过氧化氢分解产生各种化学基团，如活性氧及其衍生物。这些化学基团可以通过改变微生物的屏障通透性，破坏其蛋白质、酶、氨基酸和核酸，从而杀灭微生物。过氧化氢适用于外科伤口、皮肤黏膜的冲洗消毒，室内空气的消毒。

（3）二氧化氯（chlorine dioxide）：以亚氯酸钠或氯酸钠为主要原料生产的制剂（商品态），通过物理化学反应能产生以游离二氧化氯（应用态）为主要有效杀菌成分的一种消毒剂。二氧化氯本身具有很强的氧化作用，主要攻击富有电子或供电子的原子基团，如氨基酸内含巯基的酶和硫化物、氯化物，使其失活和性质改变，从而杀灭微生物。二氧化氯消毒剂可用于环境和物体表面的消毒，食品加工器具、餐饮具、蔬菜和水果等的消毒，生活饮用水（包括二次供水）、游泳池水、医院污水、城市中水的消毒，非金属医疗器械等的消毒。

三、醇类消毒剂

醇类（alcohols）消毒剂是指用于消毒的醇类，主要有乙醇、异丙醇、正丙醇、苯甲醇、苯乙醇、溴硝丙二醇。

1. 消毒机制

主要是使微生物蛋白质变性、酶失活，从而干扰微生物代谢，致使微生物死亡。

2. 应用

常用的有乙醇、异丙醇和正丙醇，醇类消毒剂渗透力较强，能迅速杀灭各种细菌繁殖体、结核杆菌和亲脂病毒，对亲水病毒和真菌孢子的杀灭效果较差，不能杀灭芽孢，常用于注射前皮肤消毒、外科洗手及器械浸泡消毒。60%～80%浓度的醇类消毒剂杀菌作用最强，这是因为醇使蛋白质变性过程中需要水。醇类在凝固蛋白质的同时，也保护了微生物，使醇溶液不能与微生物有效接触，因此，醇类消毒剂不宜用于血、粪便及污物的消毒。

乙醇主要用于手和皮肤的消毒，也可用于温度计、血压计等医疗器具、精密仪器的表面消毒，不宜用于空气消毒及医疗器械的浸泡消毒。

四、醛类消毒剂

醛类（aldehydes）消毒剂是指用具有消毒作用的醛类制成的消毒剂，常见的有甲醛、戊二醛和邻苯二甲醛。

1. 消毒机制

主要是凝固蛋白质、还原氨基酸，使蛋白质分子发生烷基化，达到杀灭微生物的目的。

2. 应用

（1）甲醛：可杀灭各种微生物，但有强烈的刺激性气味，对人体有毒性，特别是对眼睛和鼻黏膜有极强的刺激性。

（2）戊二醛：戊二醛具有广谱、高效杀菌的作用，属灭菌剂，对金属的腐蚀性小，受有机物影响较小，适用于不耐热的医疗器械和精密仪器的消毒与灭菌，特别是各种内镜的消毒与灭菌。灭菌常选择2%的戊二醛浸泡10 h，消毒则常用2%戊二醛或1%增效戊二醛浸泡10～20 min。戊二醛对皮肤和黏膜有刺激性，对人有毒性，对眼睛有严重的伤害，不能用于注射针头、手术缝合线及棉线类物品的消毒与灭菌，不能用于室内物体表面的擦拭或喷雾消毒，室内空气消毒，手、皮肤黏膜消毒。

（3）邻苯二甲醛：邻苯二甲醛是一种高效醛类消毒剂，与戊二醛相比，不仅具有广谱、高效和低腐蚀的特点，还具有刺激小、使用浓度低的优点，主要应用价值在于其作为内镜消毒剂，增加了内镜消毒的安全性和有效性，被称为戊二醛的替代品。邻苯二甲醛对细菌繁殖体、真菌、分枝杆菌、病毒、芽孢、某些寄生虫都有很强的杀灭作用。邻苯二甲醛对细菌繁殖体的杀灭机制：①邻苯二甲醛与细菌的细胞壁或细胞膜作用，形成牢固的交联结构，造成菌体内外物质交换功能障碍，阻碍细菌正常生理功能的进行，从而促进细菌死亡；②由于邻苯二甲醛是芳香醛，具有良好的脂溶性，更容易穿透脂质较多的结核分枝杆菌和革兰氏阴性菌的细胞膜，从而作用于菌体内部的靶位点，引起细胞死亡。邻苯二甲醛对细菌芽孢的杀灭机制：①邻苯二甲醛破坏了芽孢对外界营养成分的感受，导致细胞营养摄食得不到信号，减弱了吡啶二羧酸的累积，影响芽孢外层的形成，降低了芽孢的抵抗力，从而杀灭芽孢；②邻苯二甲醛可损坏芽孢内层膜的重要蛋白，导致芽孢死亡。

五、表面活性剂消毒剂

用具有消毒作用的表面活性剂（surface-active agents）制成的消毒剂称表面活性剂消毒剂。表面活性剂包括阳离子表面活性剂（cationic surfactants or cationic surface-active agents）、阴离子表面活性剂（anionic surfactants or anionic surface-active agents）和非离子表面活性剂（non-ionic surfactants or non-ionic surface- active agents）。这里重点介绍阳离子表面活性剂中的季铵盐类化合物（quaternary ammonium compounds）。

季铵盐类化合物为铵离子中的四个氢原子都被烃基取代而生成的化合物，通式为 R_4NX，其中四个烃基 R 可以相同，也可以不同。X 多是卤素负离子（F^-、Cl^-、Br^-、I^-），也可以是酸根（如 HSO_4^-、$RCOO^-$ 等）。季铵盐类化合物阳离子表面活性剂，包括单链季铵盐和双链季铵盐两类，如苯扎氯铵（洁尔灭）、苯扎溴铵（新洁尔灭）、十二烷基二甲基苯氧乙基溴化铵（度米芬）。

1. 消毒机制

（1）吸附至微生物细胞表面，改变细胞膜的通透性，溶解损伤细胞使菌体破裂，使细胞内容物外流。

（2）渗透进入微生物体内，使其中蛋白质变性后沉淀。

（3）破坏酶系统，特别是脱氢酶类和氧化酶类，干扰微生物的代谢。

2. 应用

季铵盐类消毒剂是以季铵盐类化合物为主要化学成分的消毒剂，有芳香气味。适用于环境与物体表面（包括纤维与织物）、食品加工设备与器皿、手、皮肤与黏膜的消毒，常用的有苯扎溴铵和苯扎氯铵。其对皮肤黏膜无刺激、毒性小、稳定性好，对消毒物品无危害，使用时，不得与肥皂或其他阴离子洗涤剂合用，不宜用于粪、尿、痰等排泄物的消毒。

六、胍类消毒剂

胍类（guanidine）消毒剂是指用具有消毒作用的胍类制成的消毒剂。有消毒胍类或双胍类（biguanides）化合物，常用的有盐酸聚六亚甲基胍（PHMB）和氯己定。

1. 消毒机制

（1）盐酸聚六亚甲基胍：盐酸聚六亚甲基胍的聚合物呈正电性，很容易吸附于呈负电性的各类细菌、病毒上，从而抑制其分裂，同时聚合物形成薄膜，堵塞微生物的呼吸通道，使其迅速窒息死亡。

（2）氯己定：迅速吸附于细菌细胞表面，破坏细胞膜，造成胞质成分变性渗漏，抑制细菌脱氢酶活性，高浓度时能凝聚胞质成分。

2. 应用

聚六亚甲基双胍产品中聚六亚甲基双胍的含量为19.0%～21.0%，pH为4.0～6.0，是无色透明液体，相对密度为1.04（25℃），沸点为102℃。用配制的聚六亚甲基双胍消毒液适用于外科手消毒、卫生手消毒、皮肤黏膜消毒及物体表面的消毒，不适用于结核杆菌和细菌芽孢污染物品的消毒。

七、酚类消毒剂

酚类（phenols）消毒剂是指以酚类化合物为主要原料，以表面活性剂、乙醇或异丙醇为增溶剂，以乙醇或异丙醇或者水作为溶剂，不添加其他杀菌成分的消毒剂。常用的酚类消毒剂有苯酚、甲酚、二甲酚、对氯间二甲苯酚、三氯羟基二苯醚。

1. 消毒机制

（1）苯酚：①作用于微生物的细胞壁和细胞膜，破坏其通透性，并渗入细胞，破坏细胞的基本结构，同时也可使菌体内容物溢出；②作用于胞质蛋白质，使其凝固和沉淀；③作用于微生物的酶，使其失去生物活性。

（2）煤酚皂溶液（又称来苏儿，主要成分为甲酚）：①破坏细胞膜的结构；②穿透和破坏细胞壁，进而使菌体蛋白凝集沉淀；③使细菌的主要酶系统失去活性。

（3）卤化酚：其杀灭微生物的机制与苯酚类似，不同之处在于：卤化酚中的某些烃基和卤素可以降低溶液表面张力，并且卤素可以促进卤化酚电离来增加溶液酸性，从而增强卤化酚的杀菌能力。

2. 应用

以苯酚、甲酚为主要杀菌成分的消毒剂适用于物体表面和织物等的消毒；以对氯间二甲苯酚为主要杀菌成分的消毒剂适用于手卫生，皮肤、黏膜、物体表面和织物等的消毒，其中黏膜消毒仅限于医疗机构诊疗处理前后使用；以三氯羟基二苯醚为主要杀菌成分的消毒剂适用于手卫生，皮肤、黏膜、物品表面和织物等消毒，其中黏膜消毒仅限于医疗机构诊疗处理前后使用。

八、气体消毒剂

气体消毒剂（vapor-phase disinfectants）是指在使用时为气态的消毒剂。目前使用最多的是环氧乙烷、环氧丙烷、甲醛释放剂及臭氧。

1. 消毒机制

（1）臭氧：①作用于细胞膜，增加其通透性，导致细胞内的物质外流；②使细胞活动中必要的重要的酶失去活性；③破坏微生物的遗传物质。

（2）环氧乙烷：能与微生物的蛋白质、DNA 和 RNA 发生非特异性烷基化作用，从而杀灭微生物。

2. 应用

臭氧适用于无人状态下病房、口腔科等场所的空气消毒和物体表面的消毒。环氧乙烷适用于不耐高温、湿热如电子仪器、光学仪器等诊疗器械的灭菌。

第七节　生物消毒因子的消毒机制

利用生物学和微生物学原理作用于目标微生物的消毒因子即生物消毒因子，也称生物消毒剂（biological disinfectants）。生物因子消毒法是指利用活体生物或生物材料作为消毒因子，去除或杀灭病原微生物的方法，也称生物消毒法。

一、植物提取物消毒剂

用具有消毒作用的植物提取物（plant extracts）制成的消毒剂称植物提取物消毒剂，用其进行的消毒，称植物提取物消毒。用于消毒的植物提取物，主要为精油、萜类、黄酮类、生物碱、有机酸等，如天然植物精油、香薷油（volatile oil from *Mosla chinensis* Maxim）、小茴香精油、大蒜素（allicin garlicin）等。

1. 消毒机制

植物提取物中的活性成分如精油（含酸、醛、酮等化合物）、萜类、生物碱类、黄酮类、甾体类、有机酸、蛋白质等具有杀菌抗菌作用的功效，可发挥消毒、杀菌功能。

2. 应用

植物提取物资源丰富，现已经广泛用于食品添加、环境消毒、农牧业育种与病虫害的防治。

（1）香薷油：香薷油中的主要成分为香薷酮，抗菌谱广，对葡萄球菌、乙型链球菌、伤寒杆菌、痢疾杆菌、白假丝酵母等均有明显的抑制作用。临床上可用于预防流行性感冒。

（2）大蒜素：大蒜素对引起家禽疾病的大肠杆菌、葡萄球菌、沙门菌、变形杆菌等均有良好的抑杀作用，还能够破坏真菌的巯基酶，抑制有害菌的繁殖。现已广泛地应用于家禽饲料中。

二、动物提取物消毒剂

用具有消毒作用的动物提取物（animal extracts）制成的消毒剂称动物提取物

消毒剂，用其进行的消毒，称动物提取物消毒。用于消毒的动物提取物，主要有海蚕肽（Perinerin，或称沙蚕肽，一种从沙蚕中提取的新型抗微生物肽）、壳聚糖（chitosan）、生物碱（alkaloids）等。

1. 消毒机制

动物提取物中的活性成分发挥消毒、杀菌功能。主要的活性物质有脂类、苷类、多肽、多糖、氨基酸、甾体类等。

2. 应用

（1）壳聚糖：壳聚糖是海洋甲壳类动物外骨骼的主要成分，对多种细菌、真菌具有广谱抗菌的功能。

（2）生物碱：如一种从新西兰海洋苔藓虫中分离得到的生物碱 pterocellins A，具有强大的体外抗肿瘤和抗菌活性。

三、生物酶消毒剂

用具有消毒作用的生物酶（enzyme）制成的消毒剂称生物酶消毒剂，用其进行的消毒，称生物酶消毒。具有体外杀菌作用的生物酶称酶消毒剂，主要有溶葡萄球菌酶（lysostaphin）、溶菌酶（lysozyme）、核酶（RNA enzyme，ribozyme）等。

1. 消毒机制

生物酶具有高效专一的特点。酶通过水解作用，裂解细菌细胞的特定结构，使胞内物质外渗，细胞破裂，从而起到杀灭或抑菌作用。酶的杀菌作用常是酶群复合作用的结果。

（1）溶葡萄球菌酶：溶葡萄球菌酶可特异性水解细菌细胞壁肽聚糖交联结构 Gly 五肽桥联，而 Gly 五肽桥联结构主要存在于葡萄球菌细胞壁。酶使细菌的细胞壁溶解，从而导致细菌死亡。

（2）溶菌酶：又名细胞壁溶解酶。它通过水解细胞壁和外膜层中肽聚糖的糖苷键和酰胺键，破坏细菌的细胞壁结构，从而使细菌的细胞壁溶解导致细菌死亡。

（3）核酶：是一段具有酶活性的 RNA，具有高特异性和安全无毒的特点。已发现有的核酶可有效抑制 HIV-I 的复制，有的可有效抑制乙肝病毒的复制。

2. 应用

酶作用具有专一性，杀菌谱单一。因此，酶作为生物消毒杀菌制剂，必须通过酶群中几种酶协同作用。目前研究比较多的是复合溶菌酶，现在已广泛应用于皮肤、黏膜、烧伤、口腔、鼻咽部位的消毒，以及畜牧业、食品工业的消毒。

四、抗菌肽消毒剂

用抗菌肽（antimicrobial peptides）制成的消毒剂称抗菌肽消毒剂，用其进行的消毒，称抗菌肽消毒。抗菌肽是存在于生物体内、具有抵抗外界微生物侵害、消除体内突变细胞的一类小分子物质，具有广谱抗菌性，尤其对耐药菌株有明显的杀灭作用，主要包括铃蟾肽、抗菌肽 MUC712 等。

1. 消毒机制

抗菌肽是生物体经诱导产生的小分子多肽，其疏水端插入细菌的细胞膜中，并在膜上形成孔道，使细胞内外渗透压改变，细胞内容物，尤其是钾离子大量渗出，从而导致细菌死亡。

2. 应用

大部分的抗菌肽具有耐强碱性、热稳定性及抗菌谱广的特点，其应用范围广，涉及食品防腐、饲料加工、医院消毒等方面。例如，乳酸链球菌素（nisin）是第一个美国食品药品监督管理局（USFDA）批准用于食品防腐剂的抗菌肽，由乳酸链球菌产生，其抗菌谱比较窄，只能杀死或抑制革兰氏阳性菌，对革兰氏阴性菌、酵母无作用。

五、噬菌体消毒剂

用噬菌体（bacteriophage）制成的消毒剂称噬菌体消毒剂，用其进行的消毒，称噬菌体消毒。噬菌体是一类能感染细菌、放线菌、真菌、螺旋体等微生物的病毒。在消毒学中，研究的主要有 Tb、f2、MS2 噬菌体等。

1. 消毒机制

噬菌体可以专一感染某种细菌，其产生的裂解酶（lytic enzyme）可以高度专一地裂解细菌。裂解酶含有结构相同的氨基端，具有裂解细胞壁肽聚糖的活性；其羧基端可以特异性地结合到细菌细胞壁的糖类决定簇上。

2. 应用

由于噬菌体的高度特异性，对机体和环境无毒、无刺激，有望开发为新型的生物消毒剂，大规模地应用于水体、土壤、物体表面消毒净化，食品和加工食品的消毒处理，控制传染病的传播流行。

（陈昭斌）

第三章　醇类消毒剂

醇类消毒剂有着悠久的历史，早在19世纪80年代，科赫就在试管中做过乙醇杀菌能力的系统试验。在19世纪90年代至20世纪初，乙醇开始作为皮肤消毒剂使用。早期有研究者发现乙醇必须在稀释后才能发挥最佳杀菌能力，50%~70%的浓度比95%的乙醇更有效。1922年，德国科学家研究表明异丙醇擦手可以有效减少手上的菌落数。经过使用更为定量的方法，20世纪30年代晚期，普赖斯（Price）博士推荐使用70%的乙醇做术前手消毒。尽管1961年美国曾拍摄了一套视频教育片，说使用肥皂和水的机械洗手法比化学消毒剂洗手法可以更好地去除手上的微生物，然而，之后的一系列研究都表明这是错误的。比如说，一些最早的乙醇产品用作术前手消毒就比含有六氯酚或碘的肥皂更有效。使用70%的异丙醇擦手比肥皂和水洗更能有效地去除微生物。现在，世界卫生组织（World Health Organization，WHO）、欧洲和美国的手卫生指南中均推荐使用醇类消毒剂。WHO在《医疗活动中手卫生指南》中大力推广醇类消毒液用于手卫生，研究证实70%~80%的乙醇可灭活亲水性病毒，如甲肝病毒和肠道病毒（如脊髓灰质炎病毒）。美国疾病预防控制中心（CDC）《医疗机构消毒灭菌指南》认为"人们普遍低估了醇类的杀菌特性"，乙醇的最佳杀菌浓度为60%~90%，60%~80%的乙醇有很强的杀灭病毒作用，能杀灭许多亲脂性病毒和亲水性病毒。此外，乙醇能有效地用于温度计（包括口腔、直肠温度计）的消毒。

醇类消毒剂的种类很多，最早被人类认识和利用的是乙醇。人类制造并且消费乙醇已经有超过千年的历史，最初的制备手段来自酒精饮料的发酵与蒸馏，这也是最早的几项生物技术之一。自史前时代开始人类就已开始喝酒，而其中会使人欣快的主要成分就是乙醇。1796年约翰·托比亚斯·洛维茨（Johann Tobias Lowitz）利用部分纯化的乙醇（乙醇-水共沸物）制备纯乙醇，做法是将部分纯化的乙醇加入过量的无水碱，再在较低的温度下蒸馏。拉瓦锡提出乙醇是由碳、氢、氧等元素所组成，1807年尼古拉斯·泰奥多尔·索绪尔确定了乙醇的化学式。50年后阿奇博尔德·斯科特·库珀发表了乙醇的结构式，这也是最早发现的结构式之一。甲醇是自然界中最简单的醇，最早通过蒸馏木材得到，因此也称为"木醇"，它是一种澄清透明的液体，其气味和特性类似于乙醇，具有略低的沸点（64.7℃），同时是一种常用溶剂、燃料或工业原料。丙醇及丁醇同样被广泛使用（虽然不及甲醇与乙醇），它们和乙醇一样也可通过发酵来制备，只是其发酵过程使用了一种不消耗糖类而只消耗纤维素的丙酮丁醇梭菌。医疗上大量使用70%的异丙醇作为消毒剂，在SARS期间发挥了不少杀菌作用。此外，随着科学技术的不断发展，特别是化学合成技术的不断进步，消毒灭菌技术有了新的进展，不断有新的醇类消毒剂加入消毒产品行列，如 2,4-二氯苯甲醇、三氯叔丁醇、苯乙醇等。苯乙醇为一种无色黏稠液体，略溶于水，可混溶于醇、醚和甘油。苯乙醇在自然界广泛存在，具有清甜的玫瑰样花香，能在许多种花（如玫瑰、康乃馨、风信子、阿勒颇松、橙花、铃兰及天竺葵）的精油里分离得到。

醇类消毒剂中最常用的是乙醇和异丙醇，它们属于中效消毒剂，可凝固蛋白质，杀灭细菌繁殖体，破坏多数亲脂性病毒，如单纯疱疹病毒、乙型肝炎病毒（HBV）、人类免疫缺陷病毒等。此类消毒剂的优点是：①作用较快；②性质稳定；③无腐蚀性；④基本无毒；⑤可与其他药物配成酊剂，起增效作用。缺点是：①不能杀灭细菌芽孢；②受蛋白质影响大；③所需的有效浓度较高。对于醇类消毒剂，杀菌作用随着分子量增加而增强。甲醇—乙醇—丙醇—异丙醇—苯甲醇，杀菌能力依次增强，但随着分子量增加，醇类的水溶性变差，甲醇对人眼和神经细胞有特异性毒性，很少用于消毒和防腐，因此以乙醇和异丙醇最为常用。

目前醇类消毒剂的应用标准的主要依据是 2002 版的《消毒技术规范》，近年还有一些涉及醇类消毒剂的标准，主要列举如下：①GB 26373—2010《乙醇消毒剂卫生标准》中对乙醇的应用范围限定于主要用于手、皮肤消毒，以及用于物体表面和体温计、血压计等医疗器具、精密仪器的表面消毒，不宜用于空气消毒及医疗器械的浸泡消毒。②WS/T 367—2012《医疗机构消毒技术规范》中规定，醇类消毒剂适用于手、皮肤、物体表面及诊疗器具的消毒，并对使用方法进行了相应的规定；对于穿刺部位皮肤、手术切口部分皮肤和黏膜、伤口创面的消毒可以使用有效含量≥2g/L 氯己定-乙醇（70%，体积分数）溶液局部擦拭 2～3 遍，作用时间遵循产品使用说明。其中还指明其不应用于被血、脓、粪便等有机物严重污染的表面的消毒。③GB 27952—2011《普通物体表面消毒剂的卫生要求》，在清洁条件下可以使用 70%～80% 的乙醇采用擦拭或喷洒的方式对物体表面进行消毒，作用时间为 3 min。④GB 27953—2011《疫源地消毒剂卫生要求》中规定，醇类消毒剂可用于细菌繁殖体污染的手和皮肤的消毒处理，手消毒可用 75% 乙醇溶液或 70% 异丙醇溶液，揉搓 1～3 min，也可用于皮肤消毒，擦拭 2 遍，作用 1～3 min。

第一节 乙 醇

一、理化性质

1. 物理性质

乙醇（ethyl alcohol, ethanol）是最常见的醇类消毒剂之一，是酒的主要成分，所以也俗称酒精（或火酒）。乙醇的分子式为 CH_3CH_2OH，分子量为 46.07，沸点为78.3℃，闪点12℃，常温常压下为无色透明液体，易挥发，微甘，并伴有刺激的辛辣味。乙醇蒸气能与空气形成爆炸性混合物。乙醇与水能以任意比例互溶，还可以与甲苯、乙酸、乙醚、乙二醇、丙酮、苯、四氯化碳、氯仿、甘油、硝基甲烷和吡啶等溶剂混溶。乙醇分子中的羟基可以形成氢键，因此乙醇黏度很大，也不及相近分子量的有机化合物极性大。羟基的极性使得很多离子化合物可溶于乙醇中，如氢氧化钠、氢氧化钾、氯化镁、氯化钙、氯化铵、溴化铵和溴化钠等，而氯化钠和氯化钾则微溶于乙醇。此外，非极性的烃基使得乙醇也可溶解一些非极性的物质，如大多数香精油，很多增味剂、增色剂和医药试剂。

2. 化学性质

乙醇分子中含有羟基，羟基的性质比较活泼，它决定着乙醇的主要化学性质。①乙醇的氧化反应：乙醇在空气中燃烧生成二氧化碳和水，并放出大量的热。乙醇还可以在加热和催化剂（Cu 或 Ag）存在的条件下，被空气中的氧气氧化生成有刺激性气味的乙醛。②乙醇的消去反应：乙醇在有浓硫酸作催化剂的条件下，加热到170℃即可生成乙烯。

二、制备方法

工业上一般用淀粉发酵法或乙烯直接水化法制取乙醇。在一定条件下，乙烯通过固体酸催化剂直接与水反应生成乙醇。发酵法制乙醇是在酿酒的基础上发展起来的，用含淀粉的农产品，如谷类、薯类或野生植物果实等，或者用含纤维素的木屑、植物茎秆等，经一定的预处理后，经水解、发酵，即可制得乙醇。乙烯直接水化法，就是在加热、加压和有催化剂存在的条件下，使乙烯与水直接反应，生产乙醇。

三、检验方法

乙醇含量的测定有物理方法和化学方法。物理方法包括气相色谱法、密度瓶法、酒精计法、折射计测定法。化学方法包括重铬酸钾比色法、莫尔氏盐法、碘量滴定法。

四、抗微生物机制

乙醇抗微生物的机制主要包括：①使蛋白质变性：乙醇分子进入蛋白质分子的肽链，使蛋白质变性发生沉淀。②破坏细菌细胞壁：乙醇具有很强的渗透作用，60%～85%浓度（体积分数）的乙醇与细菌的渗透压相近，可以在细菌表面蛋白质未变性前不断地向菌体内部渗入，使细菌所有蛋白质脱水、变性凝固，最终杀死细菌。高浓度乙醇（约 95%）会使细菌细胞迅速脱水，使细菌表面蛋白质首先变性凝固，形成一层硬膜，从而使细胞内的细胞质无法流出以杀死细菌。③对微生物酶系统的破坏：乙醇通过抑制酶系统，特别是脱氢酶和氧化酶等，阻碍微生物的正常代谢。

五、杀灭微生物的类别

乙醇为中效消毒剂，60%～90%的乙醇可杀灭细菌繁殖体（革兰氏阳性菌和革兰氏阴性菌）、分枝杆菌（结核分枝杆菌和肺结核分枝杆菌）、酵母菌、真菌以及部分病毒。不同微生物对乙醇抗力略有不同，革兰氏阳性菌对其抗力略强于革兰氏阴性菌；乙醇很容易灭活亲脂性病毒和许多亲水性病毒（如腺病毒、肠病毒、鼻病毒和轮状病毒），但不包括甲型肝炎病毒（HAV），对乙型肝炎病毒的杀灭效果尚有争论。杀灭真菌孢子则需要适当延长时间，对细菌芽孢无效。

六、杀灭微生物效果

1. 实验室鉴定对微生物的作用（杀灭、灭活、抑制）效果

（1）乙醇能够迅速杀灭细菌繁殖体，但革兰氏阳性菌对乙醇抗力较革兰氏阴性菌略强。60%～75%乙醇，作用 5 min 即可杀灭包括分枝杆菌在内的细菌繁殖体；而对化脓性链球菌、淋球菌、伤寒杆菌及绿脓杆菌，则可在 1 min 内杀灭。

（2）乙醇在较高体积分数（＞80%）时，具有很好的杀病毒（包括小核糖核酸病毒和乙肝病毒）作用，灭活病毒一般需要 3～10 min。通常，乙醇对亲脂性病毒灭活效果好，而对亲水性病毒效果较差。80%左右的乙醇为快速、高效杀病毒剂，即使大量有机化合物存在下也可灭活有一定抗力的亲水性病毒。

（3）乙醇对真菌有抑制和杀灭作用。乙醇体积分数在 70%～90%范围内杀灭真菌作用效果较好；杀灭真菌孢子需要较长作用时间，一般需要 30～60 min。

2. 现场试验对微生物的作用（杀灭、灭活、抑制）效果

1）模拟现场试验

研究发现，采用悬液定量的测定方法，75%乙醇作用 1 min 可杀灭 99.99%以上的甲型流感病毒（H3N2 型），50%乙醇溶液对临床分离的鲍曼不动杆菌作用 1 min，杀灭对数值可达≥5.00。

2）现场试验

用随机抽样和细菌检验方法进行现场试验，发现用 75%乙醇对皮肤进行外科洗手消毒处理，可使手上自然菌数平均减少 95.97%，达到消毒要求。

七、影响作用效果的因素和注意事项

1. 影响作用效果的因素

（1）浓度：乙醇杀菌最有效体积分数应为 65%～75%。水对乙醇发挥杀菌作用非常必要，因此用于消毒时需要对乙醇进行稀释，但浓度低于 30%时杀菌作用很小，过浓或过稀，杀菌作用都有所降低。

（2）有机物：有机物对乙醇杀菌作用影响很大，因为乙醇遇到蛋白质，可使其变性凝固形成保护层，阻碍乙醇分子渗入菌体，而使杀菌作用减弱。

（3）温度：温度升高，杀菌作用增强。

（4）与其他消毒剂的协同作用：乙醇与碘、氯己定和新洁尔灭等具有协同杀菌作用。例如，以 30%～50%乙醇溶液配制 0.1%新洁尔灭消毒液，对 HBV 有较好的灭活作用。临床上，碘和氯己定常与乙醇配合使用。

2. 注意事项

乙醇用于消毒情况下对人体无害，个别人对乙醇过敏，接触后可引起皮疹、红斑。经常使用乙醇进行洗手消毒，皮肤会因为脱脂而干燥粗糙。乙醇对一般物品无损害作用，但可溶解醇溶性涂料。在用醇作浸泡处理时，物体不要带有过多的水分，以免稀释降低消毒效果。物品消毒前，应尽可能去掉表面黏附的有机物。涂有醇溶性涂料的物品或橡胶制品，不宜使用乙醇进行消毒处理。保存时应放于有盖的容器内，以免挥发。

八、毒理学安全性

乙醇属于低毒物质，急性毒性试验 LD_{50}：7060 mg/kg（兔经口）；7430 mg/kg（兔经皮）。LC_{50}：37620 mg/m^3，10 h（大鼠吸入）。刺激性试验中，家兔经眼为 500 mg，属重度刺激。家兔经皮开放性刺激试验：15 mg/24 h，属轻度刺激。乙醇被 WHO 归类为 I 类致癌物（对人体有明确致癌性的物质或混合物）。

九、应用范围（消毒对象）

75%的乙醇溶液用于浸泡、擦拭消毒。主要用于手部皮肤消毒。

十、应用方法（消毒方法）

1. 用法

常用消毒方法有浸泡法和擦拭法。浸泡法是将待消毒的物品放入装有乙醇溶液的容器中，加盖。擦拭法应以待消毒部位为中心，由内向外缓慢旋转、逐步湿润涂擦，涂擦范围的直径应≥5cm，涂擦2～3遍。

2. 用量

对细菌繁殖体污染医疗器械等物品的消毒，用70%～75%的乙醇采用浸泡的方法，时间不得少于30 min；浸泡消毒后应用无菌生理盐水冲洗，以免器械上的残余乙醇刺激机体组织。对外科洗手消毒，用75%的乙醇溶液浸泡5 min。对皮肤的消毒，可用75%乙醇棉球擦拭。乙醇杀灭真菌孢子，需50%～80%溶液作用30～60 min。

第二节 异 丙 醇

一、理化性质

1. 物理性质

异丙醇（isopropyl alcohol, isopropanol），别名2-丙醇或二甲基甲醇，是最简单的仲醇，异丙醇的分子式为$CH_3CHOHCH_3$，与正丙醇（$CH_3CH_2CH_2OH$）的分子式和分子量都相同，只是在结构式中—OH位置不同，因此，它们属于同分异构体，在某些化学性质上表现出一定的差别。异丙醇的分子量为60.06，相对密度为0.7851，熔点为-88℃，沸点为82.5℃，常温常压下为无色透明液体，易挥发，有较浓的醇的气味，可与水和乙醇混溶，能与水形成共沸物。异丙醇还能与乙醚、氯仿混溶，能溶解生物碱、橡胶等多种有机物和某些无机物。异丙醇常温下可引火燃烧，其蒸气与空气可形成爆炸性混合物，爆炸极限为体积分数2%～12.7%，属于一种中度爆炸危险物品。异丙醇随着温度的降低会变得越来越黏稠。在温度低于-70℃（-94℉）时，异丙醇的黏稠度类似枫糖浆。水-异丙醇混合物的熔点、沸点都较原先纯物质低，因此常用作防冻剂。

2. 化学性质

异丙醇可被氧化为丙酮，反应可在氧化剂（如铬酸）存在下进行，或者使异丙醇通过加热的铜催化剂以脱氢，因此异丙醇经常被用来作为转移氢化反应的溶剂和氢化物源，之后它会被氧化成丙酮。异丙醇可以利用三溴化磷转化为2-溴丙烷，或与硫酸加热脱水为丙烯。

二、制备方法

异丙醇的制备方法主要有间接水合法、直接水合法和丙酮加氢法。间接水合法是丙烯与硫酸反应先得到硫酸氢异丙酯，后者经水解生成异丙醇。直接水合法是用丙烯和水在催化剂存在下加温、加压进行水合反应。丙酮加氢法是将丙酮加氢产物经共沸精馏、萃取精馏后制得高纯度异丙醇。

三、检验方法

如果溶液中只有异丙醇，没有其他有机物和还原性物质，可以用测定化学需氧量（COD 值）的方法间接计算异丙醇含量，如重铬酸钾法。异丙醇的测定还可以用相对密度法、气相色谱法。

四、抗微生物机制

异丙醇的杀菌机制与乙醇类似，主要是通过：①破坏蛋白质的肽键，使之变性；②除去细菌菌膜中的脂类，侵入菌体细胞，使之失去活性，引起新陈代谢障碍；③破坏细胞壁，溶菌作用。

五、杀灭微生物的类别

异丙醇可杀灭细菌繁殖体、部分病毒（如牛痘、单纯疱疹病毒、流感病毒、乙型肝炎病毒、人类免疫缺陷病毒）与真菌孢子等，不能杀灭细菌芽孢和霉菌。

六、杀灭微生物效果

1. 实验室鉴定对微生物的作用（杀灭、灭活、抑制）效果

异丙醇的杀菌效果与乙醇处于同一水平。实验证明，异丙醇对乙型肝炎病毒的灭活效果比乙醇更强，70%异丙醇 10 min 可灭活乙型肝炎病毒、丙型肝炎病毒和人类免疫缺陷病毒，对于干燥在物体表面上的 HIV-1 可在 1 min 消除其传染性。乙醇与异丙醇对比研究中发现，在与猫杯状病毒（feline calicivirus，FCV）的作用中，两者的最有效浓度分别为，乙醇 70%～90%，异丙醇 40%～60%，均能在 1 min 灭活 99%的猫杯状病毒。另外，异丙醇对非脂质肠道病毒无杀灭作用，但是能完全灭活脂质病毒；20%的异丙醇对卡波特森氏棘阿米巴（560）包囊的灭活效果类似于洗必泰（氯己定）、过氧化氢和硫柳汞。

2. 现场试验对微生物的作用（杀灭、灭活、抑制）效果

1）模拟现场试验

采用悬液定量杀菌试验方法，研究异丙醇杀灭龟分枝杆菌的效果，发现 30%异丙醇作用 0.5 min 可达消毒合格要求，45%异丙醇作用 0.5 min 可完全杀灭悬液内的龟分枝杆菌。

2）现场试验

对 40 例接触传染病患者后的医护人员的手在应用异丙醇消毒剂消毒前、后进行监测，结果发现消毒后菌落数明显少于消毒前菌落数，除菌率为 90.95%，达到卫生部传染科医护人员手细菌菌落总数标准。对健康体检中使用的听诊器、B 超探头、乳腺红外线诊断仪探头等健康体检器械进行采样，用异丙醇复合消毒湿巾擦拭，于擦拭后即刻使用 5 人次、10 人次、20 人次、30 人次后分别采样，进行细菌学检测，发现异丙醇复合消毒湿巾对受检的体检器械均具有良好的消毒效果，对器械无损害，对人体无不良反应。

七、影响作用效果的因素和注意事项

1. 影响作用效果的因素

浓度、温度、有机物都可影响异丙醇的杀菌作用。在 30%～90% 浓度范围内异丙醇具有杀菌作用，65%～80% 浓度杀菌作用最强。有机物和低温都可使异丙醇的杀菌作用减弱。与乙醇一样，异丙醇与洗必泰、新洁尔灭、碘等具有协同杀菌作用。

2. 注意事项

消毒垫通常含有异丙醇 60%～70% 的水溶液。75% 的异丙醇溶液可以用作洗手液。异丙醇用作水干燥剂时可预防外耳炎。异丙醇挥发性比乙醇低，且稀释后不易失效，因此作为皮肤消毒剂时残留在皮肤上的时间较长。

八、毒理学安全性

异丙醇属于轻度有毒物质，空气中允许浓度为 980 mg/m^3。超过允许浓度，对呼吸道黏膜和眼结膜有刺激作用，并可引起组织坏死。异丙醇溶液溶脂性强，反复接触皮肤可使皮肤干燥脱脂。对一般物品无损害作用，但可溶解醇溶性涂料。

九、应用范围（消毒对象）

与乙醇一样，异丙醇多用于皮肤消毒、手消毒，以及医疗器械，如显微镜目镜和物镜、超声波探头、听诊器等的消毒。此外，异丙醇可以代替乙醇用于复方消毒剂的配制。

十、应用方法（消毒方法）

异丙醇的实际使用浓度通常为 70%，可用于浸泡、擦拭消毒。市场上许多医用消毒片其实就是由 70% 异丙醇和无纺布组成。

第三节　甲　　醇

一、理化性质

1.物理性质

甲醇（methyl alcohol，methanol）是结构最为简单的饱和一元醇，结构式为 CH_3OH，分子量为 32.04，沸点为 64.7℃。因在干馏木材中首次发现，故又称木醇或木精。甲醇在常温常压下为无色透明液体，有酒精气味，易挥发，与水完全互溶。闪点为 12℃，与空气混合能形成爆炸性混合物，遇热源和明火有燃烧爆炸的危险。

2.化学性质

甲醇由甲基和羟基组成，所以具有饱和一元醇的化学性质。例如，甲醇可以与氟气、纯氧等气体发生反应，在纯氧中剧烈燃烧，生成水蒸气和二氧化碳；甲醇还可以在 370～420℃发生氨化反应。但是与其他醇类不同，甲醇分子中只有一个碳原子，因此有其特有的反应。例如：①与 $CaCl_2$、BaO、$MgCl_2$、$CuSO_4$、$AlCl_3$ 等形成结晶状物质并溶解于甲醇中；②与其他醇不同，甲醇氧化反应时由于—CH_2OH 与氢结合，氧化时生成的甲酸进一步氧化为 CO_2；③甲醇与氯、溴不易发生反应，但易与其水溶液作用，最初生成二氯甲醚（$CH_2Cl)_2O$，因水的作用转变成 HCHO 与 HCl；④与碱、石灰一起加热，产生氢气并生成甲酸钠；⑤与锌粉一起蒸馏，发生分解，生成 CO 和 H_2O。

二、制备方法

甲醇的制备方法主要有两种：合成法和干馏法。合成法的化学反应式为：$2H_2+CO\longrightarrow CH_3OH$。将合成后的粗甲醇，经预精馏脱除甲醚，再用化学法处理破坏在精馏过程中难以分离的杂质，并调节 pH，经精馏、超净过滤、超净分装，脱除甲醚、二甲醚，以及难挥发的乙醇、高碳醇和水等杂质，得到高纯甲醇产品。干馏法是最早的甲醇生产方法，但是自然游离状态的甲醇非常少，故这种方法浪费木材，又不能满足需要，已逐渐停止使用。

三、检验方法

甲醇含量的测定方法包括比色法、激光拉曼光谱法、顶空气相色谱法、高效液相色谱法、气相-傅里叶变换红外光谱法等。

四、杀灭微生物效果

甲醇对于微生物的杀灭效果研究较少,因其杀菌力比乙醇差,且有高度毒性,可能引致失明,通常不宜作杀菌剂。有研究表明,5%甲醇溶液对青霉菌的抑菌率可达 50.5%。

五、毒理学安全性

动物试验证明甲醇属于低毒物质,其急性毒性:LD_{50} 为 5628 mg/kg(大鼠经口),LC_{50} 为 82776 mg/kg(4 h,大鼠吸入)。但甲醇对人体有毒,是一种具有特异毒性的神经性毒物,在人体经脱氢酶作用后,代谢转化为毒性强的甲醛和甲酸,其在眼房水和眼组织内含量较高,因此引起视网膜细胞、视神经损害及视神经脱髓鞘,造成失明。甲醇及其代谢产物还能抑制某些氧化酶系统,导致需氧代谢障碍,体内乳酸及其他有机酸积聚,引起酸中毒、肝病,甚至死亡。误饮 4 mL 以上的甲醇就会出现中毒症状,超过 10 mL 即可对视神经造成永久破坏而导致失明,30 mL 可导致死亡。

第四节 苯 甲 醇

一、理化性质

1. 物理性质

苯甲醇(phenylcarbinol,phenylmethanol,benzyl alcohol)的分子式是 $C_6H_5CH_2OH$,也称苄醇,是最简单的含有苯基的脂肪醇,可以看作是甲基取代的苯,或苯基取代的甲醇。它是有微弱芳香气味的无色透明黏稠液体,熔点-15.3℃,沸点 205.7℃,可燃。苯甲醇微溶于水(4 g/100 mL),可与乙醇、乙醚、苯、氯仿等有机溶剂混溶。苯甲醇在自然界中主要以游离态或酯的形式存在于香精油中,如茉莉花油、伊兰油、素馨花香油、风信子油、月下香油、秘鲁香脂和妥鲁香脂。

2. 化学性质

苯甲醇的羟基很活泼,它可以与苯反应生成二苯甲烷,与丙烯腈反应生成 N-苄基丙烯酰胺,也可以与卤化磷和氢卤酸反应生成卤化苄。苯甲醇经氧化或脱氢反应生成苯甲醛,加氢可生成甲苯、联苄或甲基环己烷、环己基甲醇。苯甲醇与羧酸进行酯化反应生成相应的酯。在氯化锌、三氟化硼、无水硼酸或磷酸及硫酸存在下,苯甲醇可缩合成树脂状物。

二、制备方法

苯甲醇的制备主要是由氯化苄在碱（如氢氧化钠、碳酸钠或碳酸钾）存在下加热水解制取。此外，苯甲醇的制取方法还有：①苯甲醛催化还原得到苯甲醇；②格氏试剂苯基溴化镁（由溴苯与镁制取）与甲醛反应后酸化得到苯甲醇；③苯甲醛在氢氧化钾存在下发生坎尼扎罗（Cannizzaro）反应，歧化生成等量的苯甲醇和苯甲酸。

三、检验方法

苯甲醇的检验方法主要有气相色谱法、高效液相色谱-紫外检测器法等。

四、抗微生物机制

苯甲醇的亲脂性强，能够通过细胞膜进入细胞内，干扰霉菌和细菌等微生物细胞膜的通透性，阻碍细胞膜对氨基酸的吸收。进入细胞内的苯甲醇分子，还能抑制微生物细胞内呼吸酶系的活性，从而起到灭菌防腐作用。

五、杀灭微生物的类别

苯甲醇有局部麻醉作用和杀菌作用，可杀死绿脓杆菌、变形杆菌和金黄色葡萄球菌，用作局部杀菌药和药剂中的防腐剂时，有效浓度需达 0.5%以上；用作防腐剂时，有效浓度需达 0.5%～1%。苯甲醇对真菌也具有杀菌作用。

六、影响作用效果的因素和注意事项

1. 影响作用效果的因素
（1）苯甲醇不宜与强酸、氧化性药物配伍。
（2）苯甲醇对光不稳定，在光的作用下，苯甲醛杂质含量明显上升。
2. 注意事项
苯甲醇溶液有一定的溶血作用。

七、毒理学安全性

苯甲醇进入人体后，首先被氧化为苯甲酸，然后与肝中的甘氨酸缩合，以马尿酸的形式排出体外。苯甲醇有麻醉作用，对眼部、皮肤和呼吸系统有强烈的刺激作用，吞食、吸入或皮肤接触均对身体有害，摄入后可引起头痛、恶心、呕吐、胃肠道刺激、惊厥、昏迷，严重时可导致死亡。急性毒性：LD_{50} 为 1230 mg/kg（大鼠经口）。肌肉注射时使用苯甲醇为溶剂可能导致臀肌挛缩。

八、应用范围（消毒对象）和应用方法（消毒方法）

苯甲醇可对生物降解产生影响：水中含量 350 mg/L 时，荧光假单孢菌对葡萄糖的降解受抑制；水中含量大于 1000 mg/L 时，大肠杆菌对葡萄糖的降解受抑制。作为防腐剂使用时，其最大允许添加量为 1%。

第五节　乙　二　醇

一、理化性质

1. 物理性质

乙二醇（ethylene glycol）又名甘醇，分子式 $HOCH_2CH_2OH$，属于最简单的二元醇。乙二醇的分子量 62.068，熔点-12.9℃，沸点 197℃，常温常压下是一种无色透明有甜味的黏稠液体，能与水以任意比例混合，具有吸湿性。乙二醇能与乙醇、丙酮、乙酸、甘油、吡啶等混溶，微溶于乙醚，不溶于苯及其同系物、氯代烃、石油醚和油类，能够溶解氯化钠、氯化钾、氯化钙、氯化锌、碘化钾、氢氧化钾、碳酸钾等无机物。

2. 化学性质

乙二醇由于分子量低，性质活泼，可发生酯化、醚化、醇化、氧化、缩醛、脱水等反应。主要包括：①与无机或有机酸反应生成酯；②乙二醇在催化剂（二氧化锰、氧化铝、氧化锌或硫酸）作用下加热，可发生分子内或分子间失水；③乙二醇能与碱金属或碱土金属作用形成醇盐；④氧化反应。随所用氧化剂或反应条件的不同，乙二醇可生成各种产物，如乙醇醛、乙二醛、乙醇酸、草酸及二氧化碳和水。

二、制备方法

乙二醇的制备在工业上采用氯乙醇法、环氧乙烷水合法和乙烯直接水合法：①氯乙醇法是以氯乙醇为原料在碱性介质中水解而得，该反应先生成环氧乙烷，而后加压水解生成乙二醇；②环氧乙烷水合法有催化水合法和直接水合法；③乙烯直接水合法是乙烯在催化剂（如氧化锑 TeO_2、钯催化剂）存在下在乙酸溶液中氧化生成单乙酸酯或二乙酸酯，进一步水解均得乙二醇。

三、检验方法

常用的检测方法包括毛细管气相色谱法、气相色谱-质谱联用法、滴定法。

四、杀灭微生物的类别

乙二醇能杀灭革兰氏阳性菌和革兰氏阴性菌。

五、杀灭微生物效果

采用肉汤浊度法计数大肠杆菌（*E.coli*）的菌落总数，研究不同体积分数的乙二醇（1.5%～25.0%）处理 4 h 对 *E. coli* 生长的影响，结果表明，乙二醇的最低抑菌浓度为 18.0%，最低杀菌浓度为 25%，因此乙二醇可以作为一种抗菌剂。

六、毒理学安全性

乙二醇对皮肤及黏膜有刺激性，吸入蒸气或经皮吸收，可对中枢神经产生麻醉作用，也可引起肾障碍。大鼠经口 LD_{50} 为 8540 mg/kg。乙二醇最大的危险性在于它的甜味，相较于其他有毒物质，孩童和动物比较容易因摄取大量的乙二醇而中毒。经过消化系统作用，乙二醇会先被氧化成乙醇酸（强酸），再被氧化成草酸。乙二醇及其副产物会先影响中枢神经系统，接着是心脏，而后影响肾脏。如无适当治疗，摄取过量乙二醇会导致死亡。根据美国毒物控制中心协会 2007 年的资料，当年有大约 1000 起乙二醇中毒事件且其中有 16 人死亡，2008 年则有 7 人死于乙二醇中毒。

七、应用范围（消毒对象）和应用方法（消毒方法）

乙二醇是一种具有保湿功效的多元醇类，有抗菌功能，也可减少细菌产生，能够去掉多余的油脂，与化妆品中常见的甘油搭配时，可使用在保湿产品中，起到杀菌防腐的作用。

第六节　2,4-二氯苯甲醇

一、理化性质

2,4-二氯苯甲醇(dichlorobenzyl alcohol)又名 2,4-二氯苄醇,可缩写为 DCBA,分子式为 $C_7H_6Cl_2O$,分子量 177.03,熔点 57～60℃,沸点 150℃,常温常压下是一种白色至微黄色的固体结晶粉末,微溶于水,对皮肤、眼睛有刺激性。

二、制备方法

将对氯化苄在碱存在时进行水解反应,冷却结晶,过滤后得粗品,经水洗后,用有机溶剂重结晶,经干燥后得成品。

三、检验方法

一般采用高效液相色谱法测定 2,4-二氯苯甲醇的含量。

四、杀灭微生物的类别

2,4-二氯苯甲醇作为一种广谱抗菌剂,其抗菌活性物能与广泛的产品兼容,有好的温度稳定性,适用于广泛的 pH 范围。2,4-二氯苯甲醇对广泛的微生物都有作用,对真菌具有最好的抗菌效果。在 100～500 ppm[①]的浓度范围内,DCBA 能有效地抑制酵母、霉菌和皮肤真菌的生长。在 500～2000 ppm 的浓度范围内,能起到抑菌作用。

五、杀灭微生物效果

1. 实验室鉴定对微生物的作用（杀灭、灭活、抑制）效果

采用载体定量杀菌实验,结果表明 2,4-二氯苯甲醇浓度在 0.2%～0.3%,对大肠杆菌、白色念珠菌、金黄色葡萄球菌作用 1 min,其杀灭对数值均 $>3.00\ \log_{10}$。

---

① ppm=10^{-6}

2. 现场试验对微生物的作用（杀灭、灭活、抑制）效果

1）模拟现场试验

体外研究含有 2,4-二氯苯甲醇的锭剂对 3 型副流感病毒和巨细胞病毒的杀灭作用发现，杀病毒作用在 1 min 后即可达峰值。

2）现场试验

对 310 名咽喉痛患者（处理组 155 人，对照组 155 人）进行的随机对照研究发现，2,4-二氯苯甲醇锭剂在第一次用药后即可快速减轻咽喉痛，持续时间 2 h，显著高于对照组，结果同样可见于咽喉红肿和吞咽困难的患者。

六、毒理学安全性

急性毒性：LD_{50} 为 0.81 mL/kg（大鼠经口）。

七、应用范围（消毒对象）和应用方法（消毒方法）

2,4-二氯苯甲醇具有优良的杀菌、抗菌、防腐能力，可作为杀菌剂、防腐剂应用于个人护理品等领域。

第七节　三氯叔丁醇

一、理化性质

三氯叔丁醇（2-trichloromethyl-2-propanol）即 2-三氯甲基-2-丙醇，是一种无色具有樟脑气味的结晶体，分子式 $C_4H_7Cl_3O$，以含半分子结晶水型和无水型两种结晶存在。含半分子结晶水型者熔点 78℃，微溶于水（1∶250），易溶于乙醇、乙醚、甘油、氯仿及挥发油。无水型者熔点 97℃，沸点 167℃，易溶于热水，1 g 能溶于 1 mL 乙醇或 10 mL 甘油中，溶于乙醚、石油醚、丙酮、氯仿、冰醋酸、油类。三氯叔丁醇有挥发性，易升华。在水溶液中可由氢氧根离子催化降解。在 pH 为 3 时稳定性好，但随 pH 增加而稳定性逐渐下降。在 pH 为 7.5 的条件下，三氯叔丁醇保存于 25℃下的半衰期约为 3 个月。室温下，质量分数为 0.5% 的三氯叔丁醇溶液几近饱和，如果温度下降，可能会有晶体从溶液中析出。

二、制备方法

三氯叔丁醇可在氢氧化钾存在下用丙酮与氯仿于 15℃以下反应而得，反应完

毕后经过滤、蒸馏回收反应物，然后倒入冷水中，析出结晶，再经蒸馏水洗涤，并在 50~55℃干燥，即可得到成品。

三、检验方法

三氯叔丁醇的检测一般采用气相色谱法。

四、杀灭微生物的类别

有抗细菌和真菌作用，对革兰氏阳性菌和革兰氏阴性菌（包括铜绿假单胞菌）均有效，此外还有轻度镇静和局部止痛作用。

五、杀灭微生物效果

用含有三氯叔丁醇的耳朵灌洗剂处理 90 位患者，15 min 后加 50 mL 水冲洗，结果发现 32 位接受含三氯叔丁醇的患者中有 21 人（65.6%）出现好转。

六、影响作用效果的因素和注意事项

1. 影响作用效果的因素

（1）温度：室温下，0.5%（质量分数）的三氯叔丁醇溶液几近饱和，如果温度下降，可能会有晶体从溶液中析出。

（2）pH：三氯叔丁醇在 pH 为 3 时稳定性好，但随 pH 增加而稳定性逐渐下降。pH 为 5 时大约损失 30%，在 pH 为 7.5 的条件下，三氯叔丁醇保存于 25℃下的半衰期约为 3 个月。

（3）高压灭菌：在聚乙烯容器中，三氯叔丁醇热压灭菌的损失可通过将该容器置于三氯叔丁醇溶液中预先热压灭菌而减少。

2. 注意事项

三氯叔丁醇有挥发性，易升华而失重。在水溶液中可由氢氧根离子催化降解。热压灭菌时有大量失重；多孔性容器会导致其从溶液中损失，聚乙烯容器导致其快速损失，注射剂的瓶塞也会造成三氯叔丁醇大量损失。

七、毒理学安全性

三氯叔丁醇属于中等毒性毒物，急性毒性的 LD_{50} 为 0.99 g/kg（小鼠经口）。虽然动物研究表明三氯叔丁醇可能对眼睛有损害，但是在实际使用中，三氯叔丁醇普遍用作眼用制剂的抑菌剂而极少有不良反应的报道。

八、应用范围（消毒对象）

三氯叔丁醇具有防腐、镇痛作用，主要用作医药原料，可用于防腐药、止吐药、局部镇痛药。在滴眼液和注射液中用作防腐剂，其1%水溶液或5%～10%软膏可消毒杀菌。

九、应用方法（消毒方法）

三氯叔丁醇在许多制剂处方中，特别适用于非水性制剂中作杀菌剂，现在常用于肾上腺素溶液、垂体后叶提取液和用于治疗缩瞳的眼用制剂中作抑菌剂，用作抗菌防腐剂的浓度为0.5%（质量分数），用含量为5%～10%的软膏或1%～2%撒粉治疗皮肤瘙痒及其他皮肤刺激性疾患。口服还被用作镇静剂和局部止痛剂。1%的液状石蜡液用于治疗鼻炎。三氯叔丁醇也用于化妆品中作防腐剂、用于纤维素醚和酯中作增塑剂，气雾剂中不宜采用三氯叔丁醇。

第八节　苯　氧　乙　醇

一、理化性质

苯氧乙醇（phenoxyethanol）又称二苯氧基乙醇、苯氧基乙醇等，分子式为$C_8H_{10}O_2$，常温常压下是一种无色的油状稍带黏性液体，微香，味涩。熔点14℃，沸点244.9℃，微溶于水，可与丙酮、乙醇和甘油任意混合，是化妆品中常见的防腐剂，属于相对比较安全的防腐剂之一。

二、制备方法

苯氧乙醇的制备方法包括：①在乙酸钠或氢氧化钠作用下，苯酚和环氧乙烷缩合反应而制得；②采用威廉森（A. W. Wiliankson）合成法，选用苯酚钠和氯代乙醇，在常压下110℃左右回流数小时。

三、检验方法

可用紫外分光光度法、高效液相色谱法测定苯氧乙醇的含量。

四、抗微生物机制

苯氧乙醇可以引起微生物膜的通透性丧失，导致细胞内容物渗出，丧失电子动力产生的能量。它主要对细菌产生抑制，对真菌的抑制较弱，通常复配短链的对羟基苯甲酸酯，如甲酯、丙酯或多元醇等，以达到广谱抑菌的效果。

五、杀灭微生物的类别

苯氧乙醇作为一种防腐剂，能够杀灭或抑制相当剂量的革兰氏阴性菌、革兰氏阳性菌和酵母等微生物，但对除酵母外的真菌杀灭或抑制效果较差。苯氧乙酸对绿脓杆菌有较强的杀灭作用，可用其2%的溶液或乳剂治疗绿脓杆菌感染的表面创伤、灼伤和脓肿。

六、杀灭微生物效果

1. 实验室鉴定对微生物的作用（杀灭、灭活、抑制）效果

苯氧乙醇是一种消毒防腐药，抗菌效力广泛，能抑制革兰氏阳性菌和革兰氏阴性菌，对绿脓杆菌和假单胞菌有较强的杀灭作用，而对真菌的作用较弱，临床上常与磺胺、青霉素等抗菌药物联合应用，增强其疗效。

2. 现场试验对微生物的作用（杀灭、灭活、抑制）效果

1）模拟现场试验

采用最低抑菌浓度方法测试苯氧乙醇对日化产品基质中腐败微生物的抑菌活性，采用微生物挑战实验测试苯氧乙醇的抑菌效果，发现苯氧乙醇在规定的使用范围内对分离的微生物都有较好的抑制效果。

2）现场试验

通过防腐挑战实验和高效液相色谱法评价 18 款市售儿童化妆品的防腐效能和组成，发现苯氧乙醇使用率最高，添加量为 0.3%～0.7%时，能够通过美国化妆品盥洗用品和香水协会（Cosmetic，Toilety and Fragrance Association，CTFA）判断标准，起到有效防腐的作用。

七、影响作用效果的因素和注意事项

1. 影响作用效果的因素

苯氧乙醇本身可作为一种乳化剂，对产品的黏度影响较大，而化妆品中含有较多的成分，所以在使用时要考虑其对产品自身的影响。此外，苯氧乙醇在某些

高 pH 情况下出现不稳定的状况。苯氧乙醇可与阴、阳离子表面活性剂配伍，在高乙氧基化合物中会失活。

2. 注意事项

当苯氧乙醇的添加量大于 0.1%～0.2%时，就显示出明显的刺激性，如瘙痒、刺痛、灼热的感觉；且苯氧乙醇在水剂中的溶解性也有限，单独的苯氧乙醇很难达到理想的防腐效果，单独的苯氧乙醇超过 4%时刺激性很强，故由于其刺激性和溶解度问题，其添加量也受到限制。

八、毒理学安全性

苯氧乙醇的大鼠经口 LD_{50} 为 1260 mg/kg，属于轻度毒性物质。此外，苯氧乙醇能够抑制中央神经系统，有可能导致呕吐和腹泻。

九、应用范围（消毒对象）和用法用量

苯氧乙醇毒性较低，而且在化学上对铜及铅并不活跃，因此通常作为抗菌防腐剂用于化妆品和局部用药物制剂，或者被用作疫苗的防腐剂和抗菌剂，浓度为 0.5%～1.0%。治疗上，常用浓度为 2.2%的溶液或 2.0%的乳膏作为皮肤和黏膜浅表创伤、烧伤和轻度感染的消毒剂。苯氧乙醇抗菌谱窄，因此常与其他抑菌剂联合应用。苯氧乙醇在化妆品中的限定使用浓度最高为 1%，溶液剂为 0.1%～2%（其中加乙醇 10%）。

（赵　婷）

第四章　醛类消毒剂

醛类消毒剂是使用最早的一类化学消毒剂。1860 年 Butlero 发现了甲醛，1888 年 Loew 第一次报道了甲醛的灭菌特性，成为第一代化学灭菌剂。1908 年 Harries 和 Tank 首次合成了戊二醛，研究发现戊二醛的杀灭细菌芽孢作用最强，是继甲醛和环氧乙烷之后在化学消毒剂发展史上的第三个里程碑。20 世纪 90 年代美国研究开发了一种新型的醛类化学消毒剂邻苯二甲醛，并在美国 FDA 注册，2004 年首次在我国经卫生部批准注册作为用于医疗器械消毒的消毒剂。醛类化合物中某些醛可作为灭菌剂、消毒剂、防腐剂和抗菌剂，主要用于灭菌和高水平消毒。第一代化学灭菌剂的甲醛和第三代化学灭菌剂的戊二醛，以及新近的邻苯二甲醛等醛类消毒剂，为医院消毒、感染的控制和人类的健康事业和幸福生活做出了巨大的贡献。

在消毒学领域中应用的醛类物质除应用于消毒灭菌外，也应用于抗菌和防腐保藏方面。用作灭菌剂的有甲醛、戊二醛，用作高效消毒剂的有邻苯二甲醛。此外，具有不同程度杀芽孢作用的醛类还有草酸醛（乙二醛）、丙二醛、丁二醛和己二醛等，但目前应用不多。用于防腐剂和保存剂的醛类化合物，在食品中使用的有桂醛（桂皮醛、肉桂醛、苯丙烯醛），在化妆品使用的有戊二醛、甲醛和多聚甲醛；还有一类加入到化妆品中的防腐剂，它们虽然不是醛类化合物，但它们在一定的条件下能缓释出甲醛，在化妆品中起到防腐作用，如甲醛苄醇半缩醛、乌洛托品、聚季铵盐-15、羟甲基甘氨酸钠、双（羟甲基）咪唑烷基脲、咪唑烷基脲、DMDM 乙内酰脲、碘丙炔醇丁基氨甲酸酯等防腐剂。用作抗菌剂或有抗菌作用和抑菌作用的有桂醛、癸酰乙醛（鱼腥草素）、茴香醛（对甲氧基苯甲醛）、柠檬醛（橙花醛、牻牛儿醛、香叶醛、2, 6-二甲基-2, 6-辛二烯醛）、紫苏醛（二氢枯茗醛、4-异丙烯基环己-1-烯-1 醛）和琥珀醛（丁二醛）等醛类化合物。例如，传统香辛料——肉桂，含有一种可以赋予食物独特气味的肉桂精油，同时是可作为防腐剂的天然物质，已被广泛运用于食品、化妆品和医药领域。肉桂精油的高效抑菌性是由于其存在的大量肉桂醛成分，肉桂醛对所有 10 种食源腐败菌和致病菌均有不同程度的抑菌效果。柠檬醛对黄曲霉产生黄曲霉毒素有较强的抑制作用。柠檬醛具有浓郁的柠檬果香味，不仅是很好的食品增香剂，还可以作为食品，特别是易污染霉菌及黄曲霉毒素的花生、玉米类食品等的良好的防腐保鲜剂。

用作消毒剂的醛类化合物，包括灭菌剂和消毒剂。目前常见的醛类消毒剂有甲醛、戊二醛和邻苯二甲醛，其中甲醛和戊二醛可作为灭菌剂，邻苯二甲醛为高效消毒剂。甲醛因其强烈的刺激性和致癌性已不常用，主要应用于低温甲醛蒸气灭菌。本部分所指的醛类消毒剂主要是指甲醛、戊二醛和邻苯二甲醛。

甲醛的杀菌效果可靠、使用方便、对物品损坏轻，但有浓烈的刺激性气味且不易驱除，其气体在常温常压下穿透力差，从而影响其在灭菌方面的应用。甲醛毒副作用明显，在常规情况下很少使用甲醛进行消毒，我国已经明令禁止用甲醛气体消毒室内空气。我国卫生部卫生许可产品中甲醛类消毒产品比较少，只批准注册低温蒸气甲醛灭菌器和甲醛气体熏蒸消毒柜。部分国家对甲醛的使用进行限制，巴西于 2008 年禁止单独使用含甲醛或多聚甲醛的产品进行消毒和杀菌。甲醛气体在消毒与灭菌中的应用包括：①低温蒸气甲醛灭菌：低温蒸气甲醛灭菌方法是 20 世纪 60 年代发明的一种低温灭菌技术，使得甲醛与低温蒸气混合在真空条件下显示出良好的穿透性，并可通过加热提高其杀菌性能。低温蒸气甲醛主要用于一些怕湿怕热的医疗器械的灭菌。低温甲醛蒸气灭菌器可用于不耐热不耐湿物品的灭菌，许多医疗器械都可使用，具有安装、操作简单，监测方法可靠等特点，特别是其 PCD 的监测概念，已经被引入其他灭菌效果的监测。②甲醛气体熏蒸柜在医疗用品消毒中的应用：采用完全封闭的容器或专用甲醛熏蒸消毒柜，对完全裸露的物品进行熏蒸消毒。这种消毒方法作用时间长，甲醛气体在常温常压下穿透作用很弱，甲醛熏蒸柜难以达到灭菌要求。甲醛溶液可用于处理一般的污染物品和污染严重的物品；也可处理病理解剖标本，起到防腐和固定的作用；还可用于医疗器械消毒和灭菌。

戊二醛具有高效、广谱杀灭微生物的作用，可杀灭各种细菌繁殖体、结核杆菌、真菌、细菌芽孢、病毒等。戊二醛在使用浓度下，具有腐蚀性低、使用方便的优点，广泛用于医疗器械的消毒和灭菌。戊二醛也存在明显的毒副作用，目前戊二醛在欧洲已经基本禁止使用，在美国的使用也越来越少，我国使用戊二醛消毒的范围在缩小，但使用量仍然较大。戊二醛产品可分为碱性戊二醛、强化酸性戊二醛和强化中性戊二醛三种。强化酸性戊二醛稳定性较好，对病毒灭活效果好，但杀灭细菌芽孢效果稍差。强化中性戊二醛稳定性和杀灭细菌芽孢效果均较好。碱性戊二醛具有很强的杀灭芽孢的作用，但其稳定性明显下降。三种戊二醛消毒剂具有一定的腐蚀性，使用时均需加入一定量的防腐剂。戊二醛浸泡消毒与灭菌包括：①外科器械消毒：可用于医院各科室不怕湿的医疗器械的消毒和灭菌。②内镜的消毒与灭菌：戊二醛是我国内镜消毒与灭菌的首选消毒剂。戊二醛气体熏蒸消毒：近年来我国出现了少量戊二醛熏蒸柜产品，产生戊二醛蒸气对完全暴露物品进行熏蒸消毒。戊二醛熏蒸灭菌柜目前是中国独创的消毒灭菌器械，具有价格便宜、使用方便的优点，特别是避免了手工操作的随意性和操作过程中可能的人为污染。但戊二醛熏蒸柜不能用于灭菌，同时戊二醛蒸气在常温常压下，穿透性比较弱，对有孔和有管道的物品以及包装物品内部达不到消毒要求。

邻苯二甲醛（OPA）具有优良的杀灭微生物的能力，使用浓度低，腐蚀性低、刺激性较低，且对污染在医疗器械上的血液无凝固作用，容易冲洗且使用方便。OPA 应用主要包括：①内镜消毒。Alfa 首先提出用 OPA 代替戊二醛作为内镜消毒剂，在我国卫生部批准用于内镜消毒的 OPA 均为配合内窥镜清洗消毒机使用，可达到高水平消毒。②医疗器械浸泡高水平消毒。③怕腐蚀但必须用高效消毒剂消毒的精密仪器或设备表面，可采用 OPA 溶液作擦拭消毒。

第一节　甲　　醛

一、理化性质

1. 物理性质

甲醛（formaldehyde）是一种无色具有强烈刺激性气味的气体，沸点为-21℃，可以燃烧，着火点为 300℃，相对密度为 1.067（空气为 1）。甲醛气体只有在 80℃以上才稳定，在常温下凝聚为固状的甲醛聚合体。易溶于水、醇和醚，室温下在水中的溶解度为 37%左右。

2. 化学性质

甲醛化学结构式为 $\overset{\overset{\text{O}}{\|}}{\underset{\text{H}\quad\text{H}}{\text{C}}}$ ，分子式为 CH_2O，分子量为 30.03，化学性质活泼，容易发生聚合。用于消毒的甲醛通常为 35%～40%甲醛水溶液和多聚甲醛。前者又称福尔马林液，能与水和乙醇混溶，溶液呈酸性；后者为白色粉末状聚合物，含 91%～99%甲醛，常温下不断分解出甲醛气体，难溶于水，可溶于热水或碱溶液。甲醛具有中等毒性，对皮肤和黏膜有强烈刺激作用。甲醛的羰基易与亚硫酸氢钠、醇、氨及氨类衍生物等进行加成反应。甲醛容易被氧化成甲酸，在不同条件下合成二聚甲醛或多聚甲醛，但如受热（特别是与酸共热）可以解聚再生成甲醛。

二、制备方法

甲烷直接选择性氧化或利用甲醇直接脱氢制甲醛是较为理想的路径，但在实际生产中催化剂性能及生产过程控制技术尚未达到工业化应用的水平。目前，工业生产中主要以甲醇和空气为原料通过甲醇空气氧化法生产甲醛，分为以银为催化剂的甲醇过量法和以铁钼氧化物为催化剂的空气过量法，简称"银法"和"铁钼法"。铁钼法甲醛工艺优于银法甲醛工艺，在现代甲醛生产中被广泛应用。

三、检验方法

甲醛分析方法有化学分析法中的滴定法（氧化还原滴定法），仪器分析法中的电化学分析法（电化学传感器法）、光谱法［UV-Vis、流动注射法（FIA）等］、色谱法（GC、HPLC）及质谱法（GC-MS、HPLC-MS）等。甲醛消毒剂中甲醛的测定方法主要采用化学分析法中的常量分析，如滴定法、比色法等，防腐剂中甲醛限量的测定方法通常采用灵敏度更高的仪器分析法，如光谱法、色谱法等。

四、抗微生物机制

通过竞争反应，甲醛和半胱氨酸作用，使细菌必需氨基酸甲硫氨酸不能合成，而甲硫氨酸的合成是微生物的细胞质的基本代谢。由于细胞核和细胞质的合成均被抑制，导致微生物死亡。甲醛通过非特殊性的烷基化作用，甲醛分子直接作用于细菌的蛋白质分子上的氨基、巯氢基、羟基和羧基，生成次甲基衍生物，破坏细菌的蛋白质，导致微生物死亡。

五、杀灭微生物的类别

甲醛属于高效消毒剂，杀菌谱广，对细菌繁殖体、芽孢、分枝杆菌、真菌和病毒均有杀灭作用。甲醛的气体和液体都有广谱杀菌作用，但消毒的速度都比较慢，作用时间较长。甲醛对细菌毒素也有破坏作用。

六、杀灭微生物效果

1. 实验室鉴定对微生物的作用（杀灭、灭活、抑制）效果

甲醛气体 15 mg/L 浓度作用 12 h 可杀灭细菌芽孢，15 mg/L 浓度作用 2 h 可杀灭细菌繁殖体。甲醛水溶液 0.2%浓度作用 60 min，或 3%浓度作用 5 min 可杀灭伤寒杆菌；5%浓度作用 30 min 可处理肉毒杆菌毒素与葡萄球菌肠毒素；5%浓度作用 10 min 可完全杀灭各种真菌；0.05%～5%浓度作用 10 min，灭活各种病毒；8%浓度作用 6 h 或 2%浓度作用 32 h 可杀灭细菌芽孢。低温蒸气甲醛灭菌器灭菌温度为 60℃和 78℃，半周期灭菌时间为 15 min 和 5 min，注入甲醛复合液汽化（甲醛浓度分布约为 307 mg/L）满载装量和小装量，所试验的管状 PCD 及塑料片、不锈钢片均可达到灭菌要求。

2. 现场试验对微生物的作用（杀灭、灭活、抑制）效果

1）模拟现场试验

将低温蒸气甲醛灭菌器灭菌温度程序设置为 60℃ 和 78℃ 时，对清洁止血钳齿部的枯草杆菌黑色变种芽孢，经半周期灭菌后均无菌生长；对布放在灭菌柜室内带锈迹止血钳齿部的枯草杆菌黑色变种芽孢，经半周期灭菌后均有部分样本有菌生长。

2）现场试验

某医院启用低温蒸气甲醛灭菌器对能耐湿、对热敏感的医疗物品进行灭菌，伴随饱和蒸气 10 次注入甲醛气体、灭菌温度为 80℃、灭菌时间为 10 min 等过程，灭菌物品通过各项监测，均达到物品的灭菌要求，充分保证了物品处理的质量，降低医院感染率，满足了临床对灭菌物品的要求。

七、影响作用效果的因素和注意事项

1. 影响作用效果的因素

（1）温度：随温度增高，杀菌作用加强。

（2）有机物：甲醛气体穿透力很差，有机物可形成保护层，阻碍甲醛对深层微生物的杀灭。

（3）相对湿度：甲醛气体灭菌的相对湿度应在 70% 以上，以 80%～90% 为宜。

（4）浓度和时间：在 0.04～0.31 mg/L 的甲醛浓度范围内，浓度越高以及作用时间越长，杀菌效果越好。

（5）物品的性质和被污染的程度：毛织品对甲醛的吸收量比棉织品多一倍。

（6）溶剂的影响：不同溶剂配制的消毒液，杀菌作用有明显差别。

（7）甲醛气体的来源对消毒效果的影响。

2. 注意事项

（1）温度：适宜的温度是在 50～80℃ 的范围内，消毒时温度不宜低于 18℃。

（2）有机物：即使有很薄一层有机物的保护也会极大影响杀菌速度。

（3）相对湿度：过高或过低均不利于灭菌。

（4）浓度和时间：在用甲醛熏蒸消毒时应确保消毒时间，并达到一定的浓度。

（5）使用甲醛气体熏蒸时注意明火，甲醛气体消毒环境最好保持相对湿度不低于 70%，消毒物品若呈多孔性应适当增加甲醛含量，消毒的物品必须充分暴露。

八、毒理学安全性

甲醛对人有一定的毒性。一般认为人能够接受的甲醛蒸气浓度为每升空气中

1 μg。甲醛对人体的毒副作用首先是对皮肤黏膜的刺激作用，吸入高浓度甲醛气体时，对中枢神经系统有毒害作用，并可导致中毒性肺水肿。甲醛的致癌作用已经经过流行病学研究得到证明。

九、应用范围（消毒对象）

甲醛毒副作用明显，从而影响其在灭菌方面的应用。我国卫生部卫生许可产品中甲醛类消毒产品比较少，只批准注册低温蒸气甲醛灭菌器和甲醛气体熏蒸消毒柜。低温蒸气甲醛主要用于一些怕湿怕热的医疗器械的灭菌。甲醛气体熏蒸柜在医疗用品消毒中有应用。甲醛溶液可用于污染物品消毒、处理病理解剖标本、医疗器械消毒、甲醛气体熏蒸消毒。

十、应用方法（消毒方法）

1. 用法

（1）低温蒸气甲醛灭菌器：用压力蒸气在低于90℃的条件下充入甲醛气体，使得甲醛与低温蒸气混合在真空条件下对怕湿怕热的医疗器械的灭菌。

（2）甲醛熏蒸消毒柜：采用完全封闭的容器或专用甲醛熏蒸消毒柜，在常温常压下，相对湿度70%，采用化学法或加热法释放甲醛气体，对完全裸露的物品进行熏蒸消毒。

（3）甲醛水溶液浸泡消毒污染物品和浸泡灭菌医疗器械，处理病理解剖标本。

2. 用量

污染物品消毒：一般污染物品使用浓度为 40 g/L 浸泡 1 h，严重污染物品使用浓度为 80 g/L 浸泡 6~8 h。处理病理解剖标本：使用浓度为 10 g/L。医疗器械消毒：在 70%的乙醇中含 8 g/L 甲醛浸泡 18~24 h，达到灭菌要求；以 40 g/L 甲醛和 50 g/L 硼砂组成的配方浸泡 12 h 以上可达到灭菌要求。

第二节　戊　二　醛

一、理化性质

1. 物理性质

纯的戊二醛（glutaraldehyde）是带有刺激性特殊臭味的无色透明油状液体。纯戊二醛不易溶于水，但是溶于热水并与水混溶，易溶于乙醚、乙醇等有机溶剂。凝固点-14℃，沸点 188℃，折光率 1.16718，蒸气压 186 Pa（20℃），不易燃，无闪点，相对蒸气密度 3.4。在室内挥发时，下层空气中戊二醛的浓度，可为上层的 10 倍左右。纯的戊二醛不易保存，故常见的商品是其 25%或 50%水溶液。

2. 化学性质

消毒上使用的戊二醛是 1, 5-戊二醛（简称戊二醛），分子式为 $C_5H_8O_2$，分子量为 100.13。戊二醛具有醛类的典型化学反应，经加成或缩合反应可形成乙缩醛、氰醛、肟、腙等，在交联反应中戊二醛两个活泼的醛基可与蛋白质发生反应。戊二醛的水溶液呈弱酸性（pH 4～5），在酸性条件下保持相对稳定状态。在碱性水溶液中，戊二醛可以聚合成丁间醇醛型不饱和多聚体，聚合作用是不可逆的。

二、制备方法

工业上制备戊二醛的几种主要方法包括：吡啶法、吡喃法、戊二酰氯还原法、1, 5-戊二醇法、戊二酸法、环戊烯氧化法、二氢吡喃烷基醚水解法和其他合成方法（二噁双环烷热解法、γ-丁烯醛铑催化下氢甲酰化等）。

三、检验方法

戊二醛含量的测定方法有滴定法、紫外分光光度法（直接法和间接法）、化学发光法、气相色谱法、液相色谱法（包括直接法和衍生法）、现场快速检测法等。

四、抗微生物机制

戊二醛是一种饱和五碳双醛，它的两个醛基在适当的条件下可与微生物的蛋白质及某些其他成分发生反应；戊二醛和细胞蛋白及酶的相互作用；戊二醛和肽聚糖的作用，细胞壁肽聚糖含有许多能与戊二醛反应的化学基团；戊二醛对细胞质成分和细胞膜的作用。戊二醛对细菌繁殖体、芽孢、病毒、真菌等微生物的作用机制是不完全一样的。

五、杀灭微生物的类别

戊二醛具有广谱、高效和速效的杀菌作用，对细菌繁殖体、芽孢、病毒、结核杆菌和真菌等均有很好的杀灭作用，可用于灭菌。戊二醛对各种病毒都具有良好的灭活效果，是各种肝炎病毒污染有效的消毒剂之一。戊二醛对致病性真菌有较强的杀灭作用。不同细菌芽孢对戊二醛的抵抗力不同。

六、杀灭微生物效果

1. 实验室鉴定对微生物的作用（杀灭、灭活、抑制）效果

多数研究证明，20 g/L 戊二醛水溶液浸泡作用 2～10 min 可杀灭细菌繁殖体 99.99%～100%。20 g/L 碱性和酸性戊二醛水溶液作用 10～30 min 可杀灭白色念珠菌的实验株和临床分离株，60 min 内可杀灭各种真菌。不同的细菌芽孢对戊二醛的抵抗力不同，酸性戊二醛杀灭细菌芽孢效果不如碱性戊二醛。戊二醛是一种强有力的杀病毒剂，20 g/L 碱性戊二醛溶液作用 1 min 几乎能杀灭所有试验病毒。在《戊二醛类消毒剂卫生质量技术规范》中规定，戊二醛含量在 2.0%～2.5%时，加 pH 调节剂后 pH 7.5～8.0，对用于医疗器械消毒的消毒液，其实验室杀灭微生物要求如下：作用时间≤60 min 对枯草杆菌黑色变种芽孢的杀灭效果达消毒合格要求；对用于医疗器械灭菌的消毒液，其实验室杀灭微生物要求如下：作用时间≤4 h 对枯草杆菌黑色变种芽孢的杀灭效果达到灭菌合格要求。

2. 现场试验对微生物的作用（杀灭、灭活、抑制）效果

1）模拟现场试验

在自动消毒机上，用 20 g/L 戊二醛消毒剂冲洗作用 5 min，对内镜外壁上污染的指标菌清除率达到 100%。含有 20～22 g/L 的戊二醛消毒液浸泡作用 30 min、2 h，对污染到口腔器械表面的 HBsAg 灭活率达到 100%。在《戊二醛类消毒剂卫生质量技术规范》中规定，戊二醛含量在 2.0%～2.5%时，加 pH 调节剂后 pH 7.5～8.0，医疗器械模拟现场试验，作用时间≤60 min 达到消毒要求（对人工污染芽孢杀灭率对数均值≥3.00）。医疗器械模拟现场试验，作用时间≤5 h 内达到灭菌要求。

2）现场试验

20 g/L 戊二醛浸泡消毒支气管镜 30 min，现场消毒与使用后的消毒合格率为 100%。120 例胃镜检查术后的胃镜作为研究对象，采用 2%碱性戊二醛进行消毒，消毒合格率均为 100%，胃镜消毒具有良好的消毒效果，其消毒合格率高。某医院用 2.4%戊二醛浸泡手术腔镜 607 次进行灭菌处理，对手术腔镜的灭菌效果可靠。

七、影响作用效果的因素和注意事项

1. 影响作用效果的因素

（1）微生物的种类：戊二醛对不同类型的微生物作用强度不同。

（2）pH：pH 5 以下，灭活病毒作用强，杀芽孢作用弱，稳定性好、耐储存；pH 7 以上，作用规律相反且稳定性差。

（3）非离子和阳离子添加物的增效作用：非离子添加物具有既保持酸性戊二

醛的稳定性又提高其杀菌效力的作用。

（4）超声波的增效作用：超声波对戊二醛的生物学活性有强大的增效作用。

（5）温度的影响：酸性和碱性戊二醛的杀菌作用均随温度的升高而加强。

（6）浓度的影响：戊二醛常用浓度为 2%，也有研究表明 0.5%的浓度用于细菌的消毒是安全的。使用戊二醛消毒灭菌失败多数是浓度影响。

（7）有机物：有机物对戊二醛的杀菌作用影响比较小，当血清浓度加大到 50%时，对戊二醛的杀菌作用有轻微影响。

2. 注意事项

根据杀灭微生物的种类确定消毒作用时间。未经过碱化的戊二醛杀芽孢作用很弱，当 pH 由 7 增加至 8.5 时杀灭芽孢效果明显增强，但 pH 超过 8.5 时其杀芽孢效果逐渐下降直至消失。戊二醛在常温范围 15～30℃影响不明显，温度低于 15℃，杀菌效果下降。根据具体情况选择适当的浓度和确定消毒时间。戊二醛对皮肤和黏膜有刺激性，对人体有毒性，配制、使用时应注意个人防护。在室温条件下，加入亚硝酸钠和碳酸氢钠后的戊二醛消毒液最多可连续使用 14 天。

八、毒理学安全性

根据世界卫生组织的急性毒性分级标准，戊二醛经口和吸入急性毒性均属于中等毒性物质，经皮肤急性毒性属于低毒性物质。戊二醛小鼠经口 LD_{50} 为 248 mg/kg 体重，大鼠经口 LD_{50} 为 239 mg/kg 体重，经皮 $LD_{50} \geqslant 2000$ mg/kg 体重，急性吸入毒性 4 h-LC_{50} 为 768 mg/m^3。戊二醛对人体的吸入危害风险和环境生态危害风险值得重视。

九、应用范围（消毒对象）

适用于不耐热的医疗器械和精密仪器等的消毒与灭菌。主要用于医疗器械的浸泡消毒与灭菌。不得用于注射针头、手术缝合线及棉线类物品的消毒或灭菌。不得用于室内物体表面的擦拭或喷雾消毒、室内空气消毒、手、皮肤、黏膜消毒。传染病疫源地的消毒，尤其是对病原体抵抗力较强的传染病用戊二醛进行随时消毒和终末消毒可获得满意的效果。实验室消毒，对于工作台表面和大型仪器可用戊二醛擦拭。戊二醛熏蒸柜对医疗用品消毒。

十、应用方法（消毒方法）

1. 用法

灭菌处理：常用浸泡法。将清洗、晾干待灭菌处理的医疗器械及物品浸没于装有戊二醛的容器中，加盖，浸泡 10 h 后，无菌操作取出，用无菌水冲洗干净，并无菌擦干后使用。消毒处理：用浸泡法，将清洗、晾干的待消毒处理医疗器械及物品浸没于装有戊二醛的容器中，加盖，一般 20～45 min，取出后用灭菌水冲洗干净并擦干。医疗器械的浸泡消毒：将清洗后的医疗器械放入戊二醛消毒液浸泡，使其完全淹没，再将消毒容器加盖，作用 60 min，使用前用无菌蒸馏水冲洗干净。医疗器械的浸泡灭菌：将清洗后的医疗器械放入戊二醛消毒液浸泡，使其完全淹没，再将消毒容器加盖，作用 10 h，使用前用无菌蒸馏水冲洗干净。

对床、地面、墙壁等可用戊二醛消毒液擦拭，对金属、玻璃器皿等可用 1% 碱性戊二醛浸泡消毒。对于实验室工作台表面和大型仪器，可用戊二醛擦拭消毒，用强化酸性戊二醛溶液浸泡实验器材。

2. 用量

外科器械消毒：可用于医院各科室不怕湿的医疗器械的消毒和灭菌，多数现售戊二醛产品在浓度为 20 g/L、实验室模拟现场实验条件下，作用 3 h 可完全杀灭细菌芽孢，目前消毒技术规范规定戊二醛用于医疗器械灭菌时间为 10 h。内镜的消毒与灭菌：戊二醛是我国内镜消毒与灭菌的首选消毒剂，通常推荐使用浓度为 20 g/L，消毒浸泡 20 min，灭菌浸泡 10 h。医疗器械的浸泡消毒：在标识有效期内戊二醛有效成分含量应≥2.0%，戊二醛含量在 2.0%～2.5%，作用时间≤60 min。医疗器械的浸泡灭菌：在标识有效期内戊二醛有效成分含量应≥2.0%，戊二醛含量在 2.0%～2.5%，作用时间≤5 h 内。

第三节　邻苯二甲醛

一、理化性质

1. 物理性质

邻苯二甲醛（o-phthalaldehyde，OPA），熔点 56～57℃，沸点大于110℃。常温下为黄色针状晶体，通常在 0～4℃下密封避光保存。该化合物能溶于水及醇、乙醚等普通有机溶剂，微溶于石油醚，能在水蒸气中蒸发。

2. 化学性质

邻苯二甲醛具有醛类的一般性质，其分子式为 $C_8H_6O_2$，结构式为 ，

分子量为 134.14。醛基是醛的官能团，醛基中氧原子的吸电子效应，使其具有较强的极性，同时醛基中碳氢键也有一定活性。邻苯二甲醛消毒剂分为单方和复方

两种制剂。单方邻苯二甲醛消毒剂为邻苯二甲醛水溶液，而复方为邻苯二甲醛与乙醇、EDTA-Na、AEO-9、季铵盐等进行复配。

二、制备方法

目前的合成路线主要有：①甲苯侧链卤化后再水解生成邻苯二甲醛；②适当的氧化剂作用下，邻苯二甲醇氧化合成产率较高的邻苯二甲醛；③萘在合适条件下氧化也可生成邻苯二甲醛，但纯度较低；④电解法：由邻苯二甲酰亚胺经电解还原后经电解甲氧基化和酸性水解制备邻苯二甲醛；⑤还原法。

三、检验方法

国内外常见的邻苯二甲醛消毒剂分析方法有滴定法（酸碱滴定法）、光谱法（UV-Vis、荧光分光光度法）、色谱法〔GC、HPLC、毛细管电色谱法（CEC）、毛细管气相色谱法〕。还有邻苯二甲醛含量的化学分析测定方法和快速试纸测试法等。

四、抗微生物机制

OPA 通过醛基与氨基酸、蛋白质和微生物的一些其他成分的氨基酸基团发生交联反应。OPA 的交联作用弱于戊二醛。对繁殖体的作用机理：OPA 与细菌菌体细胞壁或细胞膜作用后形成了牢固的交联结合，造成一道屏障，阻止了对细胞壁、膜的结构破坏，OPA 的这种封闭防渗作用同时也造成菌体内外物质交换功能障碍，以致细菌正常生理功能不能进行，从而促进细胞死亡。OPA 是芳香醛，具有良好的脂溶性，更容易穿透脂质较多的结核杆菌以及革兰氏阴性菌细胞膜，从而作用于菌体内部的靶位点引起细胞的迅速死亡。对细菌芽孢外层的作用原理：芽孢外层是构成其对 OPA 抵抗的重要屏障，OPA 对芽孢发芽过程的破坏程度不可逆转，也可能是由于 OPA 对芽饱内层膜的重要蛋白造成损害，导致芽孢的死亡。

五、杀灭微生物的类别

OPA 是一种高效消毒剂，对细菌繁殖体、真菌、分枝杆菌、病毒、细菌芽孢，甚至某些寄生虫都有很强的杀灭作用，尤其对戊二醛耐药结核分枝杆菌有良好的杀灭作用。

六、杀灭微生物效果

1. 实验室鉴定对微生物的作用（杀灭、灭活、抑制）效果

有实验研究表明 180 mg/L OPA 作用 5 min，大肠杆菌、金黄色葡萄球菌及铜绿假单胞菌均可减少 5log 以上；用 5000 mg/L OPA 分别作用 10 min 和 20 min，对 Epping 龟分枝杆菌和 Harefield 龟分枝杆菌两株戊二醛耐药株杀灭效果达 6log 以上；用 2100 mg/L 的 OPA 作用 5 min，对结核分枝杆菌杀灭效果也达到 5log 以上；使用浓度 5000 mg/L，其杀灭细菌芽孢能力比较弱；使用 20 g/L 的 OPA 作用 270 min，对枯草杆菌芽孢杀灭效果达到 3.82log，如果调节 pH 至碱性（pH=8），同样时间内可杀灭 5.19 log；用 OPA 进行鸭 HBV 灭活载体实验，3000 mg/L OPA 在 20℃作用 5 min 能完全将其灭活。另外有实验研究，用 6300 mg/L 邻苯二甲醛消毒剂对大肠杆菌和金黄色葡萄球菌作用 3 min，对白色念珠菌作用 5 min，对枯草杆菌黑色变种芽孢作用 120 min，杀灭率均可达到 100%。2800 mg/L 邻苯二甲醛对悬液内大肠杆菌、金黄色葡萄球菌、铜绿假单胞菌作用 2.5 min，杀灭对数值均>5.0；2800 mg/L 消毒液对悬液内白色念珠菌和龟分枝杆菌脓肿亚种作用 2.5 min，杀灭对数值均>4.00；对悬液内脊髓灰质炎病毒的灭活对数值>4.00。

2. 现场试验对微生物的作用（杀灭、灭活、抑制）效果

1）模拟现场试验

以邻苯二甲醛原液为消毒液的 AER 自动内镜清洗消毒机运行一个工作程序，对模拟内镜上不同部位污染的枯草杆菌黑色变种芽孢的平均杀灭对数值均>3.00，达到高水平消毒要求。20℃试验温度下，以邻苯二甲醛浓度为 5600 mg/L 的消毒液，在消化内镜上运行一个消毒周期，对消化内镜模拟管腔内 3 个部位载体上铜绿假单胞菌杀灭对数值均>5.00。

2）现场试验

0.53% OPA 的 AER 自动内镜清洗消毒机运行工作程序，30 次现场消毒效果检测结果表明，消毒后胃镜均未检出细菌和致病菌。内镜清洗消毒机内配 5600 mg/L 邻苯二甲醛消毒液，作用一个消毒周期，对清洗消毒后胃镜、肠镜、支气管镜共计 30 条内镜管腔内检均符合内镜消毒指标要求。

七、影响作用效果的因素和注意事项

1. 影响作用效果的因素

（1）不同微生物种类的影响：不同微生物对 OPA 的抵抗力有很大差别。

（2）pH：pH 对 OPA 的消毒效果影响非常明显，随 pH 的增大，OPA 的杀菌效果增强。

（3）温度：温度升高能显著增加 OPA 的杀菌效果。

（4）不同浓度和时间：浓度越高，OPA 杀菌作用越强；暴露时间越长，杀灭效果也越好。

（5）有机物：有机物对 OPA 消毒剂杀菌效果有降低作用，影响轻度。

2. 注意事项

OPA 在 pH 为 3～9 的范围内都有很好的稳定性，其溶液可以连续使用 14 d。OPA 对许多金属、塑料等物质都没有损害。消毒液体要避免直接同眼睛、皮肤、衣物接触，直接同皮肤接触会引起暂时皮肤着色，反复接触会导致皮肤过敏。要避免污染食物。避免暴露于 OPA 蒸气中。OPA 消毒后的医疗器械有一定的残留，必须进行认真清洗。医院污水中 OPA 含量应该受限制，可以用氨基乙酸进行中和，从而使得排水更安全。

八、毒理学安全性

多研究报道 OPA 对小鼠急性经口毒性 LD_{50} 值大于 5000 mg/kg 体重，对小鼠骨髓嗜多染红细胞微核试验结果为阴性。OPA 属实际无毒级，临床应用中具有较高的安全性。

九、应用范围（消毒对象）

应用包括内镜消毒、医疗器械浸泡消毒、物体表面擦拭消毒。

十、应用方法（消毒方法）

1. 用法

内镜消毒：在我国卫生部批准用于内镜消毒的 OPA 均为配合内窥镜清洗消毒机使用；医疗器械浸泡消毒：医疗器械高水平消毒一般可使用浸泡法；物体表面擦拭消毒：怕腐蚀但必须用高效消毒剂消毒的精密仪器或设备表面，可采用 OPA 溶液作擦拭消毒，一般要求擦拭 2 遍即可。

2. 用量

医疗器械高水平消毒：使用 5000 mg/L 的 OPA，浸泡 6～10 h。我国目前批准的 OPA 产品其医疗器械高水平消毒时间为 14 h，若不需要杀灭细菌芽孢则浸泡 5 min。

物体表面擦拭消毒：使用 5000 mg/L 的 OPA 溶液作擦拭消毒，一般要求擦拭 2 遍即可。

（杨　柳）

第五章　有机酸类消毒剂

有机酸（organic acid）是一类具有羧基的有机化合物，广泛存在于动植物中，具有抗菌能力，可用于清洗、消毒和防腐。本章涉及的有机酸类消毒剂包括乙酸、柠檬酸、水杨酸、乳酸和草酸。

有机酸类消毒剂一般为固体粉末或液体，酸性相对较弱，具有酸的通性，溶于水，对金属有腐蚀性，可与金属离子形成螯合物。1%～3%的有机酸溶液，如乳酸和乙酸，是屠宰行业最常用的化学干预剂，其他有机酸可分别或作为混合物用于化学洗涤，包括柠檬酸、草酸等。复合有机酸类消毒剂可用于饮水、空气、耐腐蚀物体表面、农作物、动物饲料、屠宰胴体等的消毒。

有机酸对微生物细胞作用的机理还不完全清楚，但有学术观点表明是酸的非解离分子发挥抗菌作用，有机酸可以改变细胞膜的通透性，水解菌体蛋白和核蛋白。还有观点认为，有机酸抑制弱酸性食品中细菌生长的机制是通过细胞内阴离子的积累抑制细菌生长，而阴离子在细胞内的积累是由外部阴离子浓度和外部酸度两个因素驱动的。

有机酸类消毒剂可以改变肉厂环境中的微生物生态以及可能改变牛肉的微生物生态。美国农业部特别批准乳酸、乙酸和柠檬酸作为抗菌剂用于家畜尸体的最后清洗。乳酸被批准用于牛肉胴体、牛肉次分切肉和切肉（即冷藏前和冷藏后）、碎肉和各种肉类，作为预冷前的屠体洗涤的一部分，一般规定使用浓度为2.5%，在不超过55℃的温度下，其含量可达5%。有机酸还可作为防腐剂用以延长微生物的迟滞期以提高气调包装产品的保质期。研究发现，对牛肉胴体组织的大肠杆菌，2%乳酸的平均杀灭对数值可达到$3.3\log_{10}$，2%乙酸的平均杀灭对数值可达到$1.6\ \log_{10}$。乳酸菌和乙酸对牛颧骨肉进行喷雾或浸泡处理后，对细菌的平均杀灭对数值为$1.1\ \log_{10}$。减少量较小的原因是，乳糜的物理结构对微生物的保护作用。$400\ mL/100\ m^3$的食醋闭门加热熏蒸可用于空气消毒。柠檬酸水溶液可用于透析机管路消毒，对污染在管路中枯草杆菌黑色变种芽孢的平均杀灭率达到99.999%以上。有机酸制剂可作为局部药物选择性地作用于各种伤口组织和渗出液，以帮助清洗伤口。水杨酸可作为医用消毒剂用于局部角质增生及皮肤霉菌感染的治疗。

有机酸类消毒剂因抗菌性能以及其在生命生理活动中的特殊作用受到越来越多的关注，作为天然化学制剂，一些发达国家把有机酸类消毒剂作为抗生素的非药物替代品用于动物饲料消毒及植物防病的研究。

第一节　乙　　酸

一、理化性质

1. 物理性质

乙酸（acetic acid，ethanoic acid，ethylic acid），俗称醋酸，分子式为 CH_3COOH，分子量为 60.05，无色液体，有刺鼻酸味，熔点 16.6℃，沸点 117.87℃，相对密度为 1.0492。纯的乙酸在 16.6℃以下凝结为冰状固体，所以也将乙酸称为冰醋酸，乙酸在凝固时体积膨胀。

2. 化学性质

乙酸具有羧酸的典型性质，能中和碱金属氢氧化物，能与活泼的金属（电动势顺序在氢以上的）生成盐。

二、制备方法

工业上主要用合成法制取，有三种方法：①乙醛氧化，有催化剂存在下与空气进行液相氧化，中国现用此法大量生产乙酸；②以甲醇为原料，用不同的催化剂可在不同的温压条件下与一氧化碳反应直接合成乙酸；③以丁烷或丁烯为原料，有催化剂存在并在一定温压条件下，经空气氧化成乙酸。

三、检验方法

滴定法。

四、抗微生物机制

酸分子对细菌有直接破坏作用。

五、杀灭微生物的类别

室内环境的一般消毒。

六、杀灭微生物效果

有研究使用食醋熏蒸进行消毒，消毒率为 75.11%～80.31%。

七、影响作用效果的因素和注意事项

主要是乙酸的浓度和消毒的时间。

八、毒理学安全性

食醋为乙酸，且含酯类，对人体有刺激性。

九、应用范围（消毒对象）

采用熏蒸的方法进行空气消毒。

十、应用方法（消毒方法）

按 400 mL/100 m³ 取相应的食醋，加入等量的水，闭门加热熏蒸。

第二节　柠　檬　酸

一、理化性质

1. 物理性质

柠檬酸(citric acid)，也称枸橼酸或2-羟基丙烷-1, 2, 3-三羧酸，分子式为$C_6H_8O_7$，分子量为 192.14，是无色透明或半透明晶体，或粒状、微粒状粉末，无臭，虽有强烈酸味，但令人愉快。在温暖空气中渐渐风化，在潮湿空气中微有潮解性。熔点 153℃（无水物），沸点分解，相对密度为 1.665，溶于水、醇、醚。

2. 化学性质

柠檬酸具有多元酸的性质，可以生成酯、盐和酰胺，但不能生成酸酐；其羧基和羟基也可以和金属离子形成络合物或螯合物；柠檬酸是种强酸，对碳钢有强腐蚀作用，但对不锈钢无腐蚀作用；遇强氧化剂（如高锰酸钾）可被氧化，生成草酸；与氢氧化钾熔融时，柠檬酸分解为草酸及乙酸；遇热可以分解。

二、制备方法

（1）以薯干、玉米等含淀粉较多的农产品为原料，用黑曲酶进行发酵、过滤、浓缩、结晶。

（2）以糖蜜为原料，将糖蜜用黄血盐、单宁、硫酸、石灰等进行澄清，除去胶体、蛋白和金属离子后，再进行灭菌、发酵，此后的过程同（1）。

（3）以石油的重蜡油（$C_{11}\sim C_{19}$）为原料，经灭菌后发酵，也可制得一水合物。

（4）有机合成法是以二氯乙酮为原料，经氰乙基化、水解等过程，最后也可制得柠檬酸的一水合物。

三、检验方法

检验方法有分光光度法、高效液相色谱法、离子色谱法、生物传感器法。

四、抗微生物机制

柠檬酸水溶液在温度大于 80℃时其 pH 小于 3，属于强酸。细菌的生存都需要一个特定的 pH，柠檬酸的酸性可改变细胞内的 pH，影响细菌的正常代谢。显酸性的高浓度氢离子也会改变细菌的生物活性，直接伤害菌体细胞，从而引起细菌的死亡。

五、杀灭微生物的类别

柠檬酸热化学消毒可杀灭细菌芽孢、肺炎克雷伯菌、鲍曼不动杆菌、乙型溶血性链球菌和粪肠球菌。

六、杀灭微生物效果

1. 实验室鉴定对微生物的作用（杀灭、灭活、抑制）效果

试验结果表明，将浓度为 20.8 g/L 柠檬酸水溶液加温至 80℃作用 7.5 min，对载体上枯草杆菌黑色变种芽孢杀灭对数值为 2.24；作用 15 min，杀灭对数值平均为 5.61；作用 22.5 min 达到完全杀灭。阳性对照组平均菌数对数值为 5.96。

2. 现场试验对微生物的作用（杀灭、灭活、抑制）效果

透析机管路模拟现场消毒试验结果表明，将含 20.8 g/L 柠檬酸水溶液输入透析机循环管路中，升温至 80℃循环作用 15 min，对污染在管路中枯草杆菌黑色变种芽孢的平均杀灭率达到 99.999%以上。

七、影响作用效果的因素和注意事项

影响作用效果的因素：

（1）温度：柠檬酸溶液温度超过80℃时有灭菌效果，并随着温度的升高灭菌能力增强。

（2）浓度：柠檬酸溶液pH随浓度的升高而降低，其灭菌性也提高。

八、毒理学安全性

急性经口毒性试验结果表明，试验观察两周，动物均未出现明显的中毒症状及死亡。试验结束时处死动物进行大体解剖，未见异常改变。该消毒剂对小鼠急性经口毒性LD_{50}值大于5000 mg/kg体重，按2002年版《消毒技术规范》分级规定，属实际无毒级。

九、应用范围（消毒对象）

在血液透析机回路消毒的研究较多。

十、应用方法（消毒方法）

将含20.8 g/L柠檬酸水溶液输入透析机循环管路中，升温至80℃循环作用15 min。

第三节　水　杨　酸

一、理化性质

1. 物理性质

水杨酸（salicylic acid），又称邻羟基苯甲酸、2-羟基安息香酸，分子式为$C_7H_6O_3$，分子量为138.122。1838年首次合成水杨酸，从水中析出者为单斜晶系无色针状结晶或结晶性粉末。自然界存在于郁金香、风信子、紫罗兰和番泻叶中。从乙醇中析出者为无色片状或棱柱状结晶。相对密度为1.443，熔点158℃，沸点211℃（$2.666×10^3$Pa），76℃升华，闪点157.2℃，折射率1.565。水杨酸难溶于水，溶于乙醇、乙醚，也溶于乙二醇、热苯和氯仿，易溶于丙酮、正丁醇。若有磷酸钠、硼砂、乙酸钠（钾）或柠檬酸钠存在时，可增加其在水中的溶解度。饱和水溶液 pH=2.4。有苦味。在阳光下颜色变深。

2. 化学性质

水杨酸遇铁离子变成紫红色的螯合物。能与水蒸气一起挥发。在常压下急速加热时，分解为苯酚和二氧化碳。水杨酸具有酚和羧酸的双重性。与氢氧化钠反应，羟基和羧基均被中和，生成双盐；但与碳酸钠作用时，只有羧基被中和而生成单盐。与醇或酚反应时，可生成相应的水杨酸酯；与羧酸或酸酐作用时，可生成相应的羧酸酯。本品有毒，刺激皮肤、黏膜，能与机体组织中的蛋白质反应，故有腐蚀性，从另一方面讲，它可以灭菌。大鼠经口 LD_{50} 为 1100～1600 mg/kg。

二、制备方法

（1）在加压（0.4～0.7MPa）及 120～140℃下，苯酚钠与二氧化碳反应［科尔贝-施米特（Kolbe-Schmitt）反应］，生成邻羟基苯甲酸钠，然后脱盐，脱盐可用稀硫酸或盐酸，浓缩，冷却后，析出粗制水杨酸结晶，用冷水洗涤，重结晶，减压升华，可得精制水杨酸。

（2）以萘为原料，进行微生物氧化，可制得。

三、检验方法

检验方法有分光光度法、高效液相色谱法。

四、抗微生物机制

水杨酸盐可影响细菌的菌毛、鞭毛、荚膜多糖的生长，从而影响细菌毒力因子和细菌的生长。

五、杀灭微生物的类别

水杨酸对真菌有较强的杀灭和抑制作用，可抑制细菌繁殖体。

六、杀灭微生物效果

通过抑菌实验表明，水杨酸对大肠杆菌、金黄色葡萄球菌、枯草芽孢杆菌三种细菌和白色假丝酵母、黑曲霉两种真菌均有明显的抑制作用。其中对细菌中的枯草芽孢杆菌的抑菌效果最好，最小抑菌浓度（MIC）和最小杀菌浓度（MBC）

值均是最小的，分别为 0.5 mg/mL 和 0.5 mg/mL。而对于真菌，其对白色假丝酵母抑菌效果更强，MIC 和 MBC 值分别是 0.25 mg/mL 和 0.25 mg/mL，说明水杨酸具有明显的抑制细菌和真菌的作用，而且抑菌谱较广，具有防止果蔬腐烂的功效。

七、影响作用效果的因素和注意事项

单纯的水杨酸的抑菌效果主要与其浓度有关。水杨酸复合消毒剂，如水杨酸碘消毒剂、水杨酸酒精合剂，则与两者的比例有关。

八、毒理学安全性

水杨酸消毒粉对雌性小鼠急性经口半数致死量（LD_{50}）为 2330（1600～3390）mg/kg 体重，属低毒；对雄性小鼠急性经口 LD_{50} 为 2710（1670～4410）mg/kg 体重，属低毒。5 倍应用液对雌、雄性小鼠急性经口 $LD_{50}>5000$ mg/kg 体重，属实际无毒。

九、应用范围（消毒对象）

在医药工业中，水杨酸常作为消毒防腐剂，用于局部角质增生及皮肤霉菌感染的治疗。

十、应用方法（消毒方法）

水杨酸的抑真菌作用被应用到医药、农业生产领域。用于皮肤科常见病的治疗，如溢脂性皮炎。在农药领域，水杨酸对核果类果实采摘后软腐病等植物的病害防治和果蔬的保藏具有重要意义。

第四节　乳　　酸

一、理化性质

1. 物理性质

乳酸（lactic acid），又称 2-羟基丙酸、α-羟基丙酸，分子式为 $C_3H_6O_3$，分子量为 90.08，熔点 18℃，沸点 122℃。乳酸是一种无色至黄色的无味浆状液体，溶于水、乙醇，微溶于醚，不溶于氯仿、二硫化碳及石油醚。

2.化学性质

乳酸是一种重要的有机酸，由于分子中存在羟基及羧基，因此具有这两种官能团的作用，与酸酐生成羧酸酯，与醇生成乳酸酯，与钠、钙、亚铁等离子可生成盐；乳酸还可以发生自酯化作用，生成线形聚酯，甚至可以生成环状化合物，即生成环状二聚物丙交酯；在缓慢条件下氧化后可生成丙酮酸，加热至 250℃ 以上时则断链分解，生成乙醛，放出二氧化碳和水。与氨或胺反应，可以生成乳酸酰胺。对金属和组织有腐蚀性，可作为消毒剂和食品防腐剂。

二、制备方法

（1）发酵法。用麦芽将淀粉、玉米、牛奶、马铃薯、葡萄糖和蔗糖进行糖化，加入碳酸钙和乳酸菌，在 49℃ 下发酵，调节 pH，使生成的乳酸被中和，将生成的乳酸钙过滤，再用 50%硫酸分解乳酸钙，生成硫酸钙，并游离出乳酸，蒸发，浓缩，可制得工业级乳酸。如果用于食品及医用，进一步用活性炭除去杂质，用亚铁氰化钠除去重金属，用离子交换树脂进一步除去杂质，可制得精品乳酸。

（2）工业上以蔗糖为原料，由乳酸菌发酵而得；也可用葡萄糖或蔗糖与碱加热生成。化学合成可由 σ-丙（撑）二醇用硝酸氧化或溴代丙酸与水（或稀碱液）加热生成乳酸。

（3）采用乙醛与一氧化碳在稀硫酸溶液中，于 130～200℃ 和 90 MPa 下反应生成。

三、检验方法

检验方法有高效液相色谱法、气相色谱法、毛细管电泳法、分光光度法、EDTA定钙法，还可利用生物传感器进行乳酸检测，如采用 ZnO 纳米线门控 AlGaAs/GaAs 高电子迁移率晶体管（HEMT）的优良生物传感器对乳酸进行检测、基于氧化锌（ZnO）纳米四脚的安培计生物传感器检测 L-乳酸。

四、抗微生物机制

乳酸对微生物细胞的作用机理尚不完全清楚，但推测是酸的非解离分子起着抗菌作用，乳酸可破坏细胞膜通透性导致细菌细胞外膜脂多糖和甘油酰磷脂大量释放从而导致菌体死亡。

五、杀灭微生物的类别

乳酸对细菌及细菌繁殖体、真菌、病毒具有良好的杀灭或抑制效果。

六、杀灭微生物效果

1. 实验室鉴定对微生物的作用（杀灭、灭活、抑制）效果

在实验室气雾罐中进行了 40%乳酸溶液对空气中细菌杀灭效果的观察。当喷药 460 mg/m^3，于温度 20℃、相对湿度 90%下作用 26 min，可杀灭金黄色葡萄球菌 99.99%；作用 8 min 可杀灭大肠杆菌达 100%。消毒时，最适相对湿度为 60%。苹果上污染的大肠杆菌 O 157∶H7 经 0.5%乳酸洗液处理后减少 3.35 个对数值。1 mol/L 浓度的乳酸对黑曲霉菌丝体的生长有抑制作用。

2. 现场试验对微生物的作用（杀灭、灭活、抑制）效果

用 10%和 15%的乳酸熏蒸消毒病房空气 20 min，空气中细菌总数由 2160～6310 个/m^3 分别降至 120～410 个/m^3 和 10～42 个/m^3，空气中真菌由 46 个/m^3 降至 2 个/m^3。

七、影响作用效果的因素和注意事项

影响作用效果的因素：
（1）在一定温度范围内，随着温度升高，乳酸杀菌能力增强。
（2）pH：在一定温度范围内杀菌效果随着 pH 的升高而降低。
（3）有机物：有机物的存在可降低其作用效果。

八、毒理学安全性

大鼠经口 LD$_{50}$ 为 3730 mg/kg。急性口服 LD$_{50}$ 值：大鼠 4936 mg/kg（雄）和 3543 mg/kg（雌）。对兔急性经皮 LD$_{50}$＞2000 mg/kg。

九、应用范围（消毒对象）

用于硬、无孔表面的消毒；空气消毒；皮肤消毒；水体消毒；食品及动物胴体消毒。

十、应用方法（消毒方法）

1. 用法

涂抹、冲洗、熏蒸、喷洒、浸泡。

2. 用量

用 10%的乳酸溶液作为新生儿皮肤的杀菌剂，用 16.7%的柔韧性胶体溶液去除疣和小的皮肤肿瘤。10%～15%的乳酸熏蒸 20 min 可用于病房空气消毒。过氧乙酸与乳酸联用可用于果蔬洗涤。1%的乳酸在 pH 3.0 和 21℃条件下浸泡至少 30 s 可有效杀灭鲜肉上的致病菌。2%乳酸进行酸洗或喷洒可显著减少屠宰过程中屠体和屠体进一步加工过程中的微生物总数。

第五节　草　　酸

一、理化性质

1. 物理性质

草酸（oxalic acid, ethanedioic acid），又称乙二酸，分子式为 $C_2H_2O_4$，分子量为 90.03，是一种白色粉末或晶体，味酸、无臭，具有吸湿性，易溶于水、乙醇，不溶于苯、氯仿。

2. 化学性质

草酸是二元羧酸中最强的酸。除具有一般羧酸的性质外，还具有还原性，能与许多金属反应生成草酸盐，除碱金属盐和二价铁盐外，其余草酸盐均难溶于水。某些金属盐虽然难溶于水，但能生成溶于水的络合物。草酸还可与醇反应生成酯。草酸加热的分解产物为二氧化碳、一氧化碳和水。

二、制备方法

草酸工业化生产方法主要有：甲酸钠法、氧化法、羰基合成法、乙二醇氧化法、丙烯氧化法、一氧化碳偶联法。

三、检验方法

检验方法有酸碱滴定法、原子吸收分光光度法、荧光分析法。

四、抗微生物机制

（1）草酸酸性极强，酸分子对细菌有直接破坏作用。

（2）草酸分子能透过细胞浆膜的脂质双分子层而起到杀死细菌的作用。

五、杀灭微生物的类别

细菌及繁殖体、真菌、病毒。

六、杀灭微生物效果

1. 实验室鉴定对微生物的作用（杀灭、灭活、抑制）效果

草酸含量为 10.0 g/L 的复合清洗剂能有效清除苹果表面菌落。草酸对大肠杆菌、枯草芽孢杆菌、金黄色葡萄球菌和猪链球菌的最小抑菌浓度值为 1300 mg/L，在 250 mg/L 时对油菜黄单胞菌、青枯病菌、根癌农杆菌、胡萝卜根癌杆菌、稻瘟病菌、轴霉、假单胞菌均有抗菌作用。

2. 现场试验对微生物的作用（杀灭、灭活、抑制）效果

主要成分为草酸的香菇培养滤液对植物致病菌青枯病菌有较强的抑菌活性。含有大量草酸的可可提取物能够还原硝酸银（$AgNO_3$）用以人工合成纳米银离子用于对抗耐药微生物。

七、影响作用效果的因素和注意事项

1. 影响作用效果的因素

（1）温度：一定范围内，温度越高，草酸的抗菌活性越强。

（2）有机物：有机物的存在会降低消毒剂有效成分的浓度从而削弱消毒效果。

（3）pH：pH 可影响草酸的解离，在一定范围内影响草酸的作用效果。

（4）金属离子。

2. 注意事项

（1）草酸可燃，有毒，具有强腐蚀性、强刺激性，搬运时要轻装轻卸，防止包装及容器损坏。储存于阴凉、干燥、通风良好的库房。远离火种、热源。保持容器密封。应与碱类、碱金属、食用化学品分开存放，切忌混储。

（2）草酸粉尘或浓溶液可导致皮肤、眼或黏膜的严重损害；口服腐蚀口腔和消化道，可在体内与钙离子结合而发生低血钙；长期吸入蒸气引起神经衰弱综合征、头痛、呕吐、鼻黏膜溃疡、尿中出现蛋白、贫血等，使用时应做好个人防护。

八、毒理学安全性

草酸的 LD_{50} 为：375 mg/kg（大鼠经口）；20000 mg/kg（兔经皮）。

九、应用范围（消毒对象）

物体表面、农作物、食品、果蔬、动物饲料等。

十、应用方法（消毒方法）

10.0 g/L 的草酸溶液冲洗可用于消毒果蔬；2.5%的草酸溶液可用于屠宰行业冷冻前的胴体清洗；20 μg/mL 草酸和多黏菌素可应用于控制临床 NDM-1 细菌感染。

（黄红英　张　杰）

第六章　酯类消毒剂

酯（ester）是酸（羧酸或无机含氧酸）与醇反应生成的一类有机化合物。酯具有官能团—COO—。酯的分子通式为 R—COO—R′（R 可以是烃基，也可以是氢原子，R′不能为氢原子，否则就是羧基）。酯类消毒剂是指具有杀灭或抑制微生物生长的一类化学消毒剂。常见的酯类消毒剂有乙型丙内酯、富马酸二甲酯、α-甲氨基甲酸-1-萘酯和 8-羟基喹啉二硫代磷酸酯。

富马酸二甲酯是 20 世纪 80 年代研制的一种新型防霉防腐剂，具有广谱、高效、杀菌作用。对防霉防腐剂的量子化学参数与抗菌活性的关系研究发现：α, β-不饱和羧基结构是防霉防腐剂表现抗菌活性的高效功能性结构。由于富马酸酯含有两个不饱和羧基结构，有研究者试图保留富马酸酯的 α, β-不饱和羧基结构，改变富马酸酯的疏水尾链，以期获得具有较好防霉性能的新型化合物。

第一节　富马酸二甲酯

一、理化性质

1. 物理性质

富马酸二甲酯（dimethyl fumarate），俗称"霉克星"和"霉敌"，又名反丁烯二酸二甲酯（trans-butenedioic acid dimethyl ester）、二甲基延胡索酸，简称 DMF，分子式为 $C_6H_8O_4$，分子量为 144.14，相对密度为 1.37，CAS 编号为 624-49-7。纯富马酸二甲酯为白色粉末状结晶体，略有辛辣味，熔点 102~105℃，沸点 192~193℃，易升华，可溶于乙酸乙酯、氯仿和乙醇，微溶于水，其水溶液 pH 为 4.0~6.0（10 g/L，H_2O，20℃）。

2. 化学性质

DMF 具有较高的稳定性，在阳光或紫外线下放置 72 h，没有发生变化；100℃加热 90 min 不分解；强酸、强碱均不分解 DMF；蛋白质、脂肪、氧化剂和还原剂：DMF 也具有较高的稳定性。DMF 进入人体，能很快被人体新陈代谢而生成富马酸，富马酸是机体代谢的正常组分。

二、制备方法

（1）富马酸和甲醇直接酯化合成 DMF：以富马酸和甲醇为原料，在一定量催化剂催化作用下，一步法合成 DMF 目标产物。

（2）以顺酐为原料合成 DMF：以顺酐，即顺丁烯二酸酐为原料合成 DMF，具有成本低的特点。

（3）以糠醛为原料合成 DMF：糠醛在氯酸钾或氯酸钠作用下，在一定量催化剂作用下，即可得到富马酸。

（4）以马来酸为原料合成 DMF：由马来酸转化为富马酸，再经酯化反应得到 DMF。

三、检验方法

检验方法有气相色谱法、液相色谱法、气相色谱-质谱联用法、分光光度法、薄层色谱法。

四、抗微生物机制

DMF 抗微生物的机制为：分子状态的 DMF，通过接触和熏蒸双重途径，顺利穿透微生物的细胞膜，从而进入细胞中来有效抑制微生物细胞的分裂，并通过三羧酸循环、磷酸己糖途径和酵解途径的酶活性抑制来抑制微生物的呼吸作用，从而有效控制微生物的生长繁殖。

五、杀灭微生物的类别

DMF 能有效抑制 30 多种霉菌、酵母菌及细菌，包括犁头霉属、链格孢菌、黄曲霉、黑曲霉、米曲霉、克鲁斯假丝酵母、解脂假丝酵母、木聚糖假丝酵母、芽枝霉属、隐球菌、克洛德巴利酵母、镰刀菌属、白地霉、异常汉逊酵母、指状青霉、展青霉菌、罗克福尔青霉菌、根霉、掷孢酵母属、枝霉、球拟酵母等共 24 种真菌；以及黏乳产碱杆菌、凝结芽孢杆菌、大肠杆菌、嗜酸乳杆菌、植物乳杆菌、干酪乳杆菌、荧光假单胞菌、伤寒沙门氏菌、金黄色葡萄球菌和副溶血性弧菌。

六、杀灭微生物效果

实验室鉴定对微生物的作用（杀灭、灭活、抑制）效果：

研究发现，0.025%的 DMF 溶液对食品中一些常见的霉菌，如黄曲霉、黑曲霉、串珠镰刀菌、交链孢霉、酵母、拟青霉与白地霉等，有明显的抑制作用。研究发现，在马铃薯葡萄糖琼脂培养基中，0.001%～0.01%的 DMF 就可以完全抑制下列细菌的生长，包括犁头霉属、链格孢菌、黄曲霉、黑曲霉、米曲霉、克鲁斯假丝酵母、解脂假丝酵母、木聚糖假丝酵母、芽枝霉属、隐球菌、克洛德巴利酵母、镰刀菌属、白地霉、异常汉逊酵母、指状青霉、展青霉菌、罗克福尔青霉菌、根霉、掷孢酵母属、枝霉、球拟酵母等共 24 种真菌；以及黏乳产碱杆菌、凝结芽孢杆菌、大肠杆菌、嗜酸乳杆菌、植物乳杆菌、干酪乳杆菌、荧光假单胞菌、伤寒沙门氏菌、金黄色葡萄球菌和副溶血性弧菌等，共 12 种细菌。

七、影响作用效果的因素和注意事项

1. 影响作用效果的因素

DMF 的 pH 应用范围很宽（pH=3～8），可在酸性或中性条件下使用，对真菌有特殊抑菌作用。DMF 的水溶液对热的酸、碱作用稳定性较差。

2. 注意事项

DMF 可经食道吸入，对人体肠道、内脏产生腐蚀性损害，还会影响儿童成长发育，同时会引发接触性皮炎，症状包括发痒、刺激、红肿和灼烧感等，且特别不易治愈，危害人体健康。随着欧美决定 2009/252/EC 的发布，要求各成员国确保不将含有 DMF 生物杀灭剂的产品投放市场或不可从市场获得此类产品。纯 DMF 本身刺激性很小，造成刺激性的主要因素是产品中含有一定量的不完全酯化产物富马酸一甲酯、马来酸一甲酯、甲醇等。

八、毒理学安全性

研究者发现，通过大鼠实验认为 DMF 的人每日允许摄入量应低于 0.25 mg/(kg·d)，即体重为 60 kg 的成人每日摄入量少于 15 mg。小鼠经口 LD_{50} 为 1229 mg/kg，大鼠 LD_{50} 为 2500 mg/kg±39（95% 置信区间为 2539～2461 mg/kg），属低毒化合物。国外报道 DMF 的 LD_{50} 为 2240 mg/kg，大鼠为 2628 mg/kg。DMF 的蓄积常数为 8.3，属低蓄积性物质。用含 500 mg/kg DMF 的饲料对蛋鸡进行试验，蛋鸡经解剖后，发现其心、肝、肺、胃、肠、肌肉均无病理性改变，仅在粪便中检出少量 DMF。Ames 试验证明，DMF 对鼠伤寒沙门氏菌 TA97、TA98、TA100 和 TA102 等 4 个菌株均无致突变作用。小鼠精子畸变试验和小鼠骨髓微核试验均为阴性。

九、应用范围（消毒对象）

可用作食品行业、皮革行业、饲料、建材、木制品、纺织产品和塑料制品的防霉。

（1）DMF 对许多霉菌有特殊的抑制效果，并且具有抗真菌能力，可应用于鱼、肉、蔬菜、水果等的防霉、防腐、防虫和保鲜。

（2）DMF 抑制皮革及其制品的霉菌生长。

十、应用方法（消毒方法）

DMF 经 80℃加热处理 20 min 后，不仅仍具有抑菌效果，而且具有升华作用，因此，可利用此特性，同时对产品进行接触杀菌和熏蒸杀菌。DMF 一般抑菌浓度为 500～800 mg/kg。常用的使用方法有混加法、喷洒法、DMF 药纸/PE 复合膜包封法、外加法等。

第二节　α–甲氨基甲酸–1–萘酯

一、理化性质

1. 物理性质

α-甲氨基甲酸-1-萘酯，即 1-萘基-N-甲基氨基甲酸酯（1-naphthyl-N-methyl carbamate），商品名为西维因（carbaryl），又称胺甲萘、甲萘威，分子式为 $C_{12}H_{11}NO_2$，分子量为 201.22，CAS 号为 63-25-2。白色结晶，相对密度为 1.233（20℃），熔点 142℃，蒸气压＜0.67 Pa（26℃时 0.67 Pa），微溶于水，水中溶解度＜0.1%，溶于极性溶剂，如丙酮、环己酮、二甲基甲酰胺、异佛尔酮等，不溶于有机溶剂。

2. 化学性质

遇明火、高热可燃，与强氧化剂可发生反应，受热分解放出有毒的氧化氮烟气；燃烧（分解）产物：一氧化碳、二氧化碳、氧化氮。对光、热（低于 70℃）稳定，遇碱（pH≥10）迅速水解为甲萘酚。应密封于阴凉干燥处避光保存。

二、制备方法

（1）以无水甲胺为原料，在常压、220～360℃下，与光气反应，生成甲氨基碳酰氯，再在甲苯的氢氧化钠溶液中与萘酚反应，生成粗制西维因，蒸发、浓缩结晶后，过滤，用冷水洗涤，在丙酮中重结晶，可制得西维因。

（2）以α-萘酚为原料，溶于甲苯溶液中，通入光气，并滴加 NaOH 溶液，保持 pH=6～7，生成氯甲酸萘，再加入甲胺，可制得西维因。

三、检验方法

气相色谱法（GC）、气相色谱–质谱联用法（GC-MS）、高效液相色谱法（HPLC）、液相色谱–质谱联用法（LC-MS）、酶联免疫法、分光光度法、酶抑制法、生物传感器法。

四、杀灭微生物效果

实验室鉴定对微生物的作用（杀灭、灭活、抑制）效果：

α-甲氨基甲酸-1-萘酯是广谱杀菌剂，50 mg/L，杀菌率达 65%，与苯酚配合效果较好，毒性低。

五、毒理学安全性

急性毒性：大鼠经口 LD_{50} 为 250～560 mg/kg；大鼠经皮 LD_{50} 为 4000 mg/kg；小鼠经口致死中浓度 LC_{50}（lethal concentration 50）为 171～200 mg/kg；人（女性）经口最小致死剂量 LDL_0（lowest dose causing lethality 0%）为 5 mg/kg。亚急性和慢性毒性：人经口连续 6 周喂食 0.12 mg/kg，尿中氨基酸/肝酐氮的比例降低；大鼠经口（0.7～70 mg/kg）×（6～12 月），脑下垂体、性腺、肾上腺和甲状腺有损害。

西维因具有中等毒性，可经皮肤、消化系统、呼吸系统进入生物体内。轻度中毒表现为头疼、恶心、呕吐、瞳孔缩小等；严重时发生昏迷、抽搐、肺水肿甚至死亡。同时，西维因在土壤、水果、粮食中的残留时间长，对人体内分泌有干扰作用，属于环境激素类物质（EDS）。

第三节　8-羟基喹啉二硫代磷酸酯

一、理化性质

8-羟基喹啉二硫代磷酸酯络合物（8-hydroxyquinoline dihiophosphate complex，HDPS），淡黄色粉末。熔点≥11.5℃。溶于水和极性有机溶剂。

二、制备方法

由二硫代磷酸酯与 8-羟基喹啉合成制得。

三、杀灭微生物的类别

广谱性杀真菌、细菌。

四、应用范围（消毒对象）

在循环冷却水系统、油田注水系统以及其他非食用的工业、民用、军工等部门用作杀菌防霉剂。

（李虹霖）

第七章　醚类消毒剂

醚（ether）类化合物是指含有醚键（醚键 R—O—R'，必须两端都不是羰基，但可以是碳碳双键）的化合物。醚是由一个氧原子连接两个烷基或芳基所形成，醚的通式为 R—O—R'。它还可看作是醇或酚羟基上的氢被烃基所取代的化合物。当 R 与 R'相同时，称简单醚；当 R 与 R'不同时，称混合醚。R'和 R 均为脂肪烃基者为脂肪醚；R 或 R'为芳香烃基者为芳香醚。醚类中最典型的化合物是乙醚，它常用作有机溶剂与医用麻醉剂。有抗微生物作用的醚主要有氯羟二苯醚、聚醇醚类和聚氧乙烯脂肪醇醚等。

氯羟二苯醚又名三氯生、三氯沙、三氯新等，三氯生广泛用于高效药皂（卫生香皂）、卫生洗液、除腋臭（脚气雾剂）、消毒洗手液、伤口消毒喷雾剂、医疗器械消毒剂、卫生洗面奶（膏）、空气清新剂及冰箱除臭剂等，会在人母乳或尿液中检测到，也用于卫生织物的整理和塑料的防腐处理。更高纯度的还广泛用于治疗牙龈炎、牙周炎及口腔溃疡等的疗效牙膏及漱口水中，建议使用浓度为 0.05%～0.3%，对于牙膏中三氯生会致癌的说法目前还没有科学研究可以证明牙膏中的三氯生会致癌，但最近的研究结果表明，三氯生会引起白鼠肝癌和肝脏纤维化，其对人体的毒副作用仍需密切关注。

聚醇醚是一类分子量大小介于几百至几千的化工原料，当它与某些分子结合时，就具有了消毒特性，最常见的是碘-聚醇醚。碘-聚醇醚溶液，是碘伏的一种，过去人们常用碘酒消毒，但是使用过程中有跟对缺点，如气味难闻、不易脱色、在破损的皮肤上使用时痛感明显等。但把碘和表面活性剂络合后，这些使用中的缺点都迎刃而解。对细菌、病毒、真菌及霉菌都有较强的杀灭作用，对皮肤和黏膜无刺激，黄染轻、易洗去，腐蚀性小。用于皮肤感染、术前刷手及皮肤、黏膜、伤口的消毒。

聚氧乙烯脂肪醇醚是非离子表面活性剂中发展最快、用量最大的品种。这种类型的表面活性剂是由聚乙二醇（PEG）与脂肪醇缩合而成的醚，当它与某些分子结合时，就具有了消毒特性，最常见的是聚氧乙烯脂肪醇醚-碘（POA-I）。它具有着色浅、褪色快的特点，具有较强的洗涤去污和杀菌能力。价格便宜，溶解性好，但是使用时黏度较大。

第一节　氯羟二苯醚

一、理化性质

氯羟二苯醚（2, 4, 4'-trichlor-2'-hydrxydiphenyl-ether）又名三氯生（triclosan）、三氯沙、三氯新等，学名"二氯苯氧氯酚"，化学分子式为 $C_{12}H_7Cl_3O_2$, 2, 4, 4'-三氯-2'-羟基二苯醚，分子量为 289.5，结构式如下。

羟基二苯醚常态为白色或灰白色晶状粉末，几乎不溶于水，易溶于碱液和乙醇、丙酮、乙二醇等有机溶剂，无臭无味，熔点为 55～58℃，沸点为 120℃。化学性质稳定，易于储存，在 280～290℃以下不会迅速分解；200℃加热 14 h，仅有 2%活性物质分解，甚至在长时间紫外光照射下，仅有轻微分解。

二、制备方法

羟基二苯醚的制备主要是化学合成法。根据选用的原料不同，常见的有以下几种。

（1）以 3, 4-二氯硝基苯为原料与 4-氯-2-甲氧基苯酚钠经 Williamson 反应制得 2, 4'-二氯-4-硝基-2'-甲氧基二苯醚，还原硝基后再经重氮化、Sandmeyer 反应，得 2, 4, 4'-三氯-2'-甲氧基二苯醚，脱甲基得产物三氯生。

（2）以 4-氯-2-异丙基苯酚为原料，在碱性条件下与 2, 4-二氯溴苯反应制得异丙基取代的二苯醚，氧化制得二苯三氯生的合成醚，得到过氧化物（CMe₂OOH），再经酸化水解得产物。

（3）以对二氯苯为原料，硝化后制得 2, 5-二氯硝基苯，再与 2, 4-二氯苯酚盐反应得 2, 4, 4-三氯-2-硝基二苯醚，还原后再经重氮化、水解，得产物。

三、检验方法

检验方法有液相色谱法、气相色谱法、质谱法、紫外分光光度法。

四、抗微生物机制

氯羟二苯醚可以通过改变细菌的细胞膜成分，使细菌的细胞质结构破坏而达到杀灭细菌繁殖体和真菌的作用。

五、杀灭微生物类别

羟基二苯醚是一种广谱抗菌剂，可杀灭多种细菌，对酵母菌、真菌和病毒也具有一定的杀灭和抑制作用。对革兰氏阳性菌的抑菌作用强于革兰氏阴性菌，特别是铜绿假单胞菌。羟基二苯醚对分枝杆菌属和假丝酵母菌属也有一定的杀灭活性，但是对细丝真菌的活性较弱。

六、杀灭微生物效果

1. 实验室载体定量实验杀灭微生物效果

在载体定量实验时，50 mg/L 的羟基二苯醚对不锈钢片载体表面金黄色葡萄球菌、大肠杆菌作用 10 min，200 mg/L 的羟基二苯醚对载体表面的白色念珠菌作用 10 min 的杀灭率均≥99.91%。杀菌效果随消毒剂浓度增加、作用时间延长而增强，随有机物含量的升高而降低。pH 对该消毒剂的消毒效果有较大的影响，当 pH 在 3.0～7.0 时变化不明显，但当 pH 上升为 9.0 时，消毒效果大幅下降。

2. 手消毒模拟试验

用含有效成分羟基二苯醚 2100 mg/L 的手消毒剂进行 50 人次手消毒实验。消毒前手皮肤表面平均细菌总数为 22000 cfu/只手，用手消毒剂涂抹后作用 3 min，平均细菌总数降为 259 cfu/只手，平均杀灭率为 98.82%。

七、影响作用效果的因素

1. 有机物的影响

在室温下，当菌悬液中小牛血清有机物含量增高时，羟基二苯醚对载体表面的金黄色葡萄球菌的杀灭效果降低。

2. 温度

当温度升高时，羟基二苯醚对无小牛血清保护的金黄色葡萄球菌的杀灭效果也在增强。

3. pH

在室温下，当 pH 在 3.0～7.0 时，羟基二苯醚对无小牛血清保护的金黄色葡萄球菌的杀灭效果差异无统计学意义，但当 pH 升高至 9.0 时，杀灭率明显下降，差异具有统计学意义。

八、毒理学安全性

氯羟二苯醚对雌、雄小白鼠口服 LD_{50} 分别为 3.16 g/kg 与 2.71 g/kg，95%可信区间分别为 2.71～5.01 g/kg 与 2.00～3.69 g/kg，属于低毒类。在家兔急性皮肤刺激试验中，未见皮肤红肿，属无刺激作用。小鼠骨髓微核试验阴性。对豚鼠皮肤致敏试验，按 Maghusson 分级标准，致敏率为 0。

九、应用范围（消毒对象）

因其毒性低而被广泛用于香皂、漱口水、头发定型水、化妆品等个人护理品，用于手、皮肤消毒，手术前消毒准备处理、医疗器械的消毒和口腔防龋，也可用于饮食行业、消毒剂以及织物抗菌防臭整理剂和纺织品出厂前的抗菌消毒处理等。

第二节　聚氧乙烯脂肪醇醚

参见本书第十五章含碘消毒剂第四节聚乙烯脂肪醇醚碘。

（郑　露）

第八章　酮类消毒剂

酮（ketone）是羰基（C＝O）与两个烃基相连的化合物。酮的通式为 RCOR′。根据分子中烃基的不同，酮可分为脂肪酮、脂环酮、芳香酮、饱和酮和不饱和酮。按羰基数目又可分为一元酮、二元酮和多元酮。酮分子间不能形成氢键，其沸点低于相应的醇，但羰基氧能和水分子形成氢键，所以以低碳数酮溶于水。低碳数酮是液体，有令人愉快的气味，高碳数酮是固体。具有抗微生物作用的酮类化合物主要有异噻唑啉酮类化合物、咪唑啉酮类化合物、喹诺酮类化合物等。

异噻唑啉酮类化合物。异噻唑啉酮类化合物在工业领域主要用作防腐杀菌剂，它在造纸、日化、涂料、化妆品、油田注水、污水处理等很多方面有广泛的应用。由于其高效、广谱、低毒、对环境安全等特点，被认为是水处理应用较为理想的杀菌剂品种之一。异噻唑啉酮类杀菌剂比我国过去常用工业防腐杀菌剂有明显的优势。具有高效广谱的杀菌性能、配伍性好，能在较大的 pH 范围内保持活性，添加量小，起效快，杀菌力强，使用方便，价格低，更重要的是它是环保型"绿色产品"，所以在发达国家已得到普遍的应用。我国异噻唑啉酮的开发和推广应用起步较晚。我国工业门类太多，对工业防腐杀菌有很大的需求。在造纸行业，异噻唑啉酮可有效地抑制纸浆或涂布用涂料的霉变，延长纸机的清洗周期，减少浆料的损失。在涂料行业，异噻唑啉酮可以解决由于前类污染而引起的产品破乳、变质、发霉、发酵、发臭等一系列问题。用于日化和化妆品中，可以杀灭各种有害微生物。用于油田注水可以杀菌灭藻。因此，异噻唑啉酮作为高效、强力、低毒的杀菌剂，应用前景十分广阔。

咪唑啉酮类化合物。1998 年，有法国研究人员在研究 2-甲硫基咪唑啉酮衍生物时，发现该类化合物表现出良好的杀菌活性，从而开发出第一个咪唑啉酮类杀菌剂：咪唑菌酮。自发现咪唑菌酮的杀菌活性后，又有许多取代咪唑啉酮衍生物合成出来，且大部分都具有杀菌活性。主要有以下几种：咪唑啉酮 2 位上的取代基为烷硫基、烷氧基和烷基时，均表现出杀菌活性，如欧洲专利报道了 2-烷氧基咪唑啉酮的合成，它是由 2-烷硫基咪唑啉酮与醇钠作用而得到的，在 1 g/L 浓度时，对葡萄霜霉病的防效为 75%～100%；3 位上的取代基为芳氨基、烷基和芳基时也具有杀菌活性，如 1999 年美国专利报道了 3-苄基咪唑啉酮，在 1 g/L 浓度时，对小麦锈病的防效大于 75%；5 位上取代基的变化也对杀菌活性有重要影响，如5-杂环基取代咪唑啉酮、5-肟基咪唑啉酮衍生物对小麦锈病和葡萄霜霉病都有很好的防治效果。

第一节　异噻唑啉酮

一、理化性质

异噻唑啉酮（isothiazole，Kathon 886）主要由 5-氯-2-甲基-4-异噻唑啉-3-酮（CIT）和 2-甲基-4-异噻唑啉-3-酮（MIT）活性成分组成，分子式为 $C_8H_9ClN_2O_2S_2$。透明呈微黄色液体，1%水溶液中的 pH 为 4.5～6.5，25℃时的相对密度为 1.10～1.20，黏度为 20～40 mPa·s，易溶于水，低分子醇、乙二醇等，有效成分含量≥4%。

二、制备方法

异噻唑啉酮的制备主要为化学合成，根据合成原料的不同，大致可以分为以下几种。

（1）由β-硫酮酰胺在惰性有机溶剂中卤化制得异噻唑啉酮。
（2）由β-硫氰丙烯酰胺或硫代丙烯酰胺经酸处理制得异噻唑啉酮。
（3）用 3-羟基异噻唑啉酮与卤化剂反应制得异噻唑啉酮。
（4）在惰性溶剂中将二硫代二酰胺与卤化剂反应制得异噻唑啉酮。
（5）以巯基酰胺为原料制得异噻唑啉酮。
（6）以二硫代二丙酰氯为原料进行闭环合成制得异噻唑啉酮。
（7）以邻-N-取代苯酰胺为闭环原料合成制得异噻唑啉酮。

三、检验方法

检验方法有高效液相色谱法、气相色谱-质谱联用法、液相色谱-质谱联用、化学滴定法、分光光度法。

四、抗微生物机制

作为杂环类化合物，异噻唑啉酮类衍生物是非氧化型杀菌剂，与各种细菌的作用已有广泛研究，其杀菌机理主要是对受体细胞膜和细胞壁具有极强的穿透能力，在穿透细胞外围后可与细胞内含硫的蛋白质、酶或简单分子相互作用，使其 S—N 键断裂，从而与受体形成 S—S 键，破坏细胞的正常功能，因此 S—N 键越弱越有利于抗菌。

五、杀灭微生物类别

异噻唑啉酮可以杀灭藻类、细菌繁殖体、酵母菌、霉菌，具有广谱抗菌效果。

六、杀灭微生物效果

1. 实验室最小抑菌浓度实验

有效活性浓度为 1.5%～1.6%的异噻唑啉酮，对金黄色葡萄球菌（ATCC6538）和白色念珠菌（ATCC10231）的 MIC 为 0.0016‰，对大肠杆菌（8099）和黑曲霉（ATCC16404）的 MIC 为 0.03‰。

2. 现场模拟应用实验

洗洁剂中加入低浓度的有效活性浓度为 1.5%～1.6%的异噻唑啉酮能有效地抑制金黄色葡萄球菌在其内生长，浓度为 0.9‰时，含菌洗洁剂室温放置 5 d 仍无菌生长，当浓度提高到 1‰后，则使洗洁剂对金黄色葡萄球菌的抑菌性保持至 4周以上。

七、影响作用效果的因素

温度和酸碱度可以影响异噻唑啉酮的消毒效果，一般在 40℃以下、pH＜8.5时可保持稳定，而随着温度或 pH 的升高，分解将加快，异噻唑啉酮的活性成分降低，影响消毒效果。

八、毒理学安全性

异噻唑啉酮对卤虫无节幼体 96 h 的半数致死浓度（LC_{50}）为 10.4 mg/L，生物毒性较小。MIT 对蝌蚪的 96 h 半数致死浓度（96 h-LC_{50}）为 758 mg/L，对黑斑蛙胚胎的 96 h-LC_{50} 为 5.30 mg/L，96 h 半数致畸浓度为 2.36 mg/L，最小生长抑制浓度为 2.59 mg/L。根据《化学农药环境安全评价试验准则报批稿》中两栖动物蝌蚪急性毒性的分级标准，判定 MIT 的毒性等级为中等。

九、应用范围（消毒对象）

异噻唑啉酮类衍生物具有在环境中快速降解及快速隔离不形成生物积累的特性，因此应用广泛且对环境的影响非常小，可以应用于船舶渔网的防腐以及地下水的抑菌，可用于除草剂及水果的辅助保鲜，在医学方面，主要用作抗副交感神经药、血小板聚集抑制剂，是医治血管阻塞疾病的有效药物。

第二节　咪 唑 菌 酮

一、理化性质

咪唑菌酮（fenamidone），(S)-1-苯氨基-4-甲基-2-甲硫基-4-苯基-2-咪唑啉-5-酮［(S)-1-anilino-4-methyl-2-methylthio-4-phenyl-2-imidazolin-5-one］，为白色羊毛状粉末，分子式为 $C_{17}H_{17}N_3OS$。熔点为 137℃，相对密度为 1.285，水溶性：7.8 mg/L（20℃）。正辛醇/水分配系数：$\log P_{ow}$=2.8（20℃）。蒸气压：3.4×10^{-7} Pa（25℃）。

二、制备方法

咪唑菌酮的合成是从苯基甲基甘氨酸出发，经与二硫化碳和碘甲烷反应，再与苯肼发生成环反应，得到杀菌剂咪唑菌酮，分子式如下。

三、抗微生物机制

它是一种新型的线粒体呼吸抑制剂，线粒体呼吸抑制剂由于作用方式独特、杀菌谱广，尤其对抗性菌株有效而备受关注。菌体所需的能量来自体内的糖类、脂肪、蛋白质等营养物质的氧化分解，最终生成二氧化碳和水，其中伴随着脱氢过程和电子传递的一系列氧化还原反应，即生物呼吸。通过抑制菌体线粒体呼吸进而抑制能量生成来达到杀菌作用，正是线粒体呼吸抑制剂独特的作用机制。

四、杀灭微生物类别

可高效防治如葡萄和蔬菜霜霉病、马铃薯和番茄晚疫病及各类猝倒病的系列卵菌病害的杀菌剂。

五、毒理学安全性

急性经口 LD_{50} 为（大鼠）＞5000 mg/kg，急性经皮 LD_{50}（大鼠）＞2000 mg/kg。眼睛/皮肤刺激：（家兔）无刺激性；皮肤敏感性：（豚鼠）阴性。Ames 测试：阴性。微核试验：阴性。致畸性：对大鼠和家兔无。

六、应用范围（消毒对象）

在田间实验中具有触杀、渗透、内吸活性，表现出良好的保护和治疗活性，尤其对由卵菌引起的霜霉病、疫病等具有很好的活性。而由卵菌引起的植物病害大多难以控制，尤其是霜霉病和疫病潜育期短，再浸染次数多，在植物的一个生长季节内可迅速发展造成病害流行，咪唑啉酮类杀菌剂可以很好地预防治疗这些田间植物病害。

（郑　露）

第九章 酚类消毒剂

酚（phenol）是羟基（—OH）与芳烃核（苯环或稠苯环）直接相连形成的有机化合物。酚类化合物种类多，有苯酚、甲酚、氨基酚、硝基酚、萘酚、氯酚等。苯酚简称酚，又称石炭酸，甲酚又称煤酚。酚类消毒剂（phenol disinfectant）是指以酚类化合物为主要原料，以表面活性剂、乙醇或异丙醇为增溶剂，以乙醇或异丙醇或者水作为溶剂，不添加其他杀菌成分的消毒剂。常用的酚类消毒剂有苯酚、甲酚、二甲酚、对氯间二甲苯酚、三氯羟基二苯醚。酚类消毒剂是一种中效消毒剂，可以杀灭除细菌芽孢以外的各种病原微生物。

第一节 苯 酚

一、理化性质

1.物理性质

苯酚（phenol），分子式为 C_6H_6O，分子量为 94.11，是一种有特殊气味的无色针状晶体。熔点为 40.6℃，常温下微溶于水，当温度高于 65℃时，能与水以任意比例互溶，易溶于乙醇、乙醚、氯仿等有机溶剂；其水溶液呈弱酸性。

2.化学性质

苯酚，俗称石炭酸，在空气中会出现氧化的现象，呈现出粉红色，有特殊的味道，其腐蚀性很强。苯酚可以和醛、酮反应可以分别生成酚醛树脂、双酚 A；与乙酐、与水杨酸反应可以分别生成乙酸苯酯、水杨酸酯。

二、制备方法

（1）异丙苯法是进行苯酚制备使用最广泛的方法，其过程是先利用气相法和液相法将丙烯与苯反应生成异丙苯，再进行氧化操作生成氧化氢异丙苯，分解后生成苯酚和丙酮。

（2）甲苯-苯甲酸反应法，以空气为氧化剂，使用甲苯的液相作用氧化生成苯甲酸，该反应的副产物是苯甲酸苯酯、联苯和二氧化碳等，然后加入催化剂，使苯甲酸继续氧化，生成苯酚。

（3）苯直接氧化法是使用一氧化二氮、过氧化氢、分子氧等为氧化剂，将苯直接氧化成苯酚。

三、检验方法

消毒剂中苯酚含量的测定方法有气相色谱法、高效液相色谱法、滴定分析法。滴定分析法是《酚类消毒剂卫生要求》（GB 27947—2011）推荐的苯酚测定方法。

四、抗微生物机制

苯酚可以作用于微生物的细胞壁和细胞膜，破坏其通透性，并渗入细胞，破坏细胞的基本结构，同时也可使菌体内容物溢出；作用于胞质蛋白质，使其凝固和沉淀；作用于微生物的酶，使其失去生物活性。

五、杀灭微生物的类别

苯酚属于中等效果的消毒剂，可有效杀灭细菌繁殖体、真菌、结核杆菌和灭活大部分病毒，但不能杀灭细菌芽孢，对乙型肝炎病毒的灭活效果也不肯定。

六、杀灭微生物效果

实验室鉴定对微生物的作用（杀灭、灭活、抑制）效果：

20 g/L 苯酚作用 10 min 可灭活大部分亲脂性病毒，如痘病毒类；但对亲水性病毒灭活效果不理想，特别是对乙型肝炎病毒基本无效；用 20 g/L 苯酚水溶液浸泡 30 min 可杀灭结核分枝杆菌；12.5 g/L 苯酚在 20℃条件下，作用 20 min 可杀灭真菌孢子；用含 2000 mg/L 苯酚在常温下作用 10 min，可完全杀灭金黄色葡萄球菌、大肠杆菌、伤寒杆菌和铜绿假单胞菌。

七、影响作用效果的因素和注意事项

1. 影响作用效果的因素

（1）浓度与作用时间：苯酚的杀菌效果与浓度、作用时间成正比。浓度越高，时间越长，其杀菌效果越好。

（2）有机物：有机物对杀菌效果有一定的影响，能减弱其杀菌力，但对较高分子量的酚类影响较小。

（3）温度：温度升高可加速苯酚的杀菌作用。

（4）氯化钠和氯化钙：氯化钠和氯化钙可以增强其杀菌效果，因此可以用生理盐水配制苯酚消毒液以增强消毒作用。

（5）酸碱度：pH 可明显地影响消毒效果，消毒液 pH 越低，消毒效果越好。Loosemore 在 1964 年指出，在 pH 5.8～8.1 范围内，苯酚在酸性时的杀菌作用要强。

（6）其他物质：苯酚中加入乙醇、氯化铁、氯化亚铁，可明显地提高其杀菌能力。

2. 注意事项

苯酚对人体有毒性，在对环境和物体表面进行消毒处理时，应做好个人防护，如有高浓度溶液接触到皮肤，可用乙醇擦去或用大量清水清洗。消毒结束后，应对所处理的对象以清水进行擦拭或洗涤，去除残留的消毒剂。

八、毒理学安全性

该品忌与碘、溴、高锰酸钾、过氧化氢等配比应用。苯酚对皮肤和黏膜有强烈的腐蚀性作用，可抑制中枢神经或损害肝、肾功能（LD$_{50}$ 为 530 mg/kg）。因毒性较强，不宜用于创伤、皮肤的消毒。

九、应用范围（消毒对象）

以苯酚为主要杀菌成分的消毒剂适用于物体表面和织物等的消毒，但不能用于细菌芽孢污染物品的消毒，不能用于医疗器械高、中水平的消毒，也不适用于皮肤和黏膜的消毒。

十、应用方法（消毒方法）

用 2%～5% 水溶液处理污物、消毒用具和外科器械，并可用作环境消毒。1% 的水溶液用于皮肤止痒。应用浓度及时间：以苯酚为主要杀菌成分的消毒剂应用液中有效成分含量≤5.0%，且 pH 在 6.0～10.0，对物体表面和织物等的消毒擦拭后作用时间≤15 min；浸泡消毒作用时间不超过 30 min。

第二节　甲　　酚

一、理化性质

1. 物理性质

甲酚（cresol）又称煤酚，其分子式为 C_7H_8O，分子量为 108.14，通常是邻位、间位、对位三种甲酚异构体的混合物。

2. 化学性质

该品新制得时为无色液体，遇日光则色泽逐渐变深。商品多为浅棕黄色或暗红色浓稠的澄明液体，呈中性或弱酸性反应。能溶于乙醇及醚，难溶于水，与水混合则成浑浊的乳状液。该品有类似苯酚的臭味。

二、制备方法

合成甲酚的方法有多种，各种方法得到的产品中异构体的含量也有所不同。

1. 甲苯磺化法

该法与苯磺化制苯酚的过程类似。首先将甲苯磺化得到甲苯磺酸，而后用氢氧化钠处理熔融的磺化物，得到甲酚钠盐。将钠盐与水混合，通入二氧化硫或加入硫酸酸化得到甲酚。

2. 甲基异丙基苯氧化法

这是美国赫格里斯炸药公司采用的方法。甲苯用丙烯进行烷基化，得到间、对位异构体比例为 2.5 : 1～3 : 1 的甲基异丙苯混合物，其中邻位异构体很少。然后在 25～35℃通入含氧气体，将甲基异丙苯氧化为甲基异丙基苯过氧化物，再经硫酸处理，得到富含间、对位异构体的甲酚，同时联产丙酮。该法与异丙苯法生产苯酚和丙酮的工艺相似。

3. 煤焦油分馏法

由高温炼焦副产粗酚经分馏而得。

三、检验方法

气相色谱法。

四、抗微生物机制

甲酚可以破坏细胞膜的结构；也可以穿透和破坏细胞壁，进而使菌体蛋白凝集沉淀；使细菌的酶系统失去活性。作用机制归纳如下：①引起蛋白变性；②使细胞主要酶系统失去活性；③增加细胞壁通透性，使菌体内含物逸出；④其羟基与蛋白质的氨基起反应，破坏细胞的功能。

五、杀灭微生物的类别

能杀灭细菌繁殖体，对结核杆菌、真菌有一定的杀灭作用，能杀灭亲脂性病毒。但不能杀灭亲水性病毒，也难以杀灭芽孢。

六、杀灭微生物效果

30 g/L 煤酚皂溶液 30 min 可杀灭结核杆菌，可灭活普通病毒但不能灭活肝炎病毒；20 g/L 煤酚皂溶液可在 15 min 内杀灭肠道致病菌，对革兰氏阳性菌杀灭效果更好。

七、影响作用效果的因素和注意事项

1. 影响作用效果的因素

（1）浓度与作用时间：浓度越高，时间越长，其杀菌效果越好。

（2）有机物：有机物可降低其杀菌作用，但与其他高沸点煤焦油消毒剂相比，影响较小。

（3）温度：温度升高可加速其杀菌作用。

（4）其他物质：乙醇、氯化铁、氯化钠、氯化亚铁，可增强其杀菌能力，肥皂可降低表面张力，但用量适当也可增强其杀菌能力。

2. 注意事项

用硬水配制甲酚溶液可使其中肥皂沉淀，降低其杀菌作用；煤酚皂溶液的杀菌性能稳定，耐储存但毒性较大，气味易滞留，勿用于食品和食具的消毒；该品对皮肤有一定的刺激和腐蚀作用，可引起刺麻感，高浓度可使皮肤发白或产生红斑，甚至引起皮炎，不宜用于黏膜消毒处理。该品对皮肤有刺激性，若用其 1%～2% 溶液消毒手和皮肤，务必精确计量。该品有特殊臭味，不宜在乳、肉加工厂等使用。

八、毒理学安全性

本品属于天然酚，不易裂解，污染水源及其他环境引起公害，已被公认为对人体具有毒性作用，近年来已逐渐被其他消毒剂所取代。

九、应用范围（消毒对象）

该品在水中溶解度低，故常以 50% 肥皂溶液（即煤酚皂溶液）用于器械消毒和排泄物处理。稀溶液可用于皮肤的消毒。1%～2% 的煤酚皂溶液用于体表、手指和机器消毒，5% 溶液用于厕舍、污物等消毒。

十、应用方法（消毒方法）

稀释成 1% 以下的浓度内服，可治疗家畜肠臌胀、腹泻、便秘等疾病。1 次内服量，马 5～10 mL，牛 5～15 mL，羊 1～3 mL 升，猪 1～2 mL。

第三节　对氯间二甲苯酚

一、理化性质

1. 物理性质

对氯间二甲苯酚（chloroxylenol）化学名称为 4-氯-3, 5-二甲酚，简称 PCMX（p-chloro-m-xylenol），分子式为 C_8H_9OCl，分子量为 156.61，呈白色结晶形粉末，有挥发性，有酚气味，熔点 115.5℃，沸点 246℃。易溶于醇、醚、聚二醇等有机溶剂和强碱水溶液。

2. 化学性质

化学性质稳定，通常储存条件下不会失活。

二、制备方法

（1）以 3, 5-二甲酚为原料，以 Zn 为催化剂，用氯气在 80℃ 下进行氯化，可得甲酚。

（2）以间二甲苯为原料磺化，生成 3, 5-二甲基苯磺酸，再经熔融，制得 3, 5-二甲基苯酚，用氯磺酰氯化，可制得对氯间二甲苯酚。

三、检验方法

检验方法有紫外分光光度法、气相色谱法、高效液相色谱法和反相液相色谱法。

四、抗微生物机制

PCMX 杀菌作用机理是裂解并穿透细胞壁，使菌体蛋白质变性，使微生物主要酶系失活，进而改变细胞膜的渗透性，造成细胞膜的渗透破坏，阻止活性物运输，代谢物堆积，从而使菌体死亡。

五、杀灭微生物的类别

PCMX 复方消毒剂对革兰氏阳性和革兰氏阴性细菌繁殖体及真菌、酵母菌均具有良好的杀灭效果。

六、杀灭微生物效果

1. 实验室鉴定对微生物的作用（杀灭、灭活、抑制）效果

用浓度为 165 mg/L 的对氯间二甲苯酚消毒液，对悬液内金黄色葡萄球菌和大肠杆菌分别作用 5 min 和 10 min，平均杀灭对数值均＞5；用浓度为 500 mg/L 的对氯间二甲苯酚消毒液，对悬液内白色念珠菌作用 10 min，平均杀灭对数值＞5。

2. 现场试验对微生物的作用（杀灭、灭活、抑制）效果

1）模拟现场试验

物体表面消毒模拟现场试验用无菌棉拭蘸取浓度为含 PCMX 2200 mg/L 的消毒液涂擦于木制方桌（油漆表面）进行消毒作用 3 min，对染于木质油漆表面上自然菌的平均杀灭对数值为 1.71。

织物消毒模拟现场试验用浓度为含 PCMX 2200 mg/L 的消毒液浸泡棉质白平纹布片（5 cm×5 cm）消毒作用 3 min，对棉质白平纹布片上自然菌的平均杀灭对数值为 1.28。

2）现场试验

随机选定受试者 30 人次进行皮肤消毒现场试验。消毒前，用无菌棉拭蘸取 10 mL 稀释液，在受试者左前臂内侧中段 3.0 cm×10.0 cm 区域内作涂抹采样，作为阳性对照组。然后用浓度为 10 g/L 对氯间二甲苯酚消毒液对受试者右侧前臂皮肤进行喷雾消毒，作用 5 min。用无菌棉拭按上述方法对受试者右前臂内侧皮肤作涂抹采样，作为试验组。将采样后无菌棉拭头无菌方式剪入装有 10 mL 中和剂的试管内，经中和作用 10 min 后，充分振荡洗脱，取洗脱液 1.0 mL 作活菌计数培养计数，计算杀灭对数值。试验结果表明，用浓度为 10 g/L 对氯间二甲苯酚消毒液对受试者前臂皮肤喷雾消毒作用 5 min，对皮肤上自然菌的平均杀灭对数值＞1.00。

七、影响作用效果的因素和注意事项

1. 影响作用效果的因素

对氯间二甲苯酚会随浓度增加、作用时间延长、温度的升高杀菌作用增强，此与一般化学消毒剂的杀菌规律一致。在一定的 pH 范围内，该消毒剂会随溶液 pH 升高，杀菌效果降低；有机物对该消毒剂杀菌效果有一定影响。

2.注意事项

对氯间二甲苯酚毒性较低，但对黏膜有刺激作用，不宜做皮肤、黏膜的消毒，且对环境有污染，使用应有所限制。

八、毒理学安全性

对大鼠和小鼠的急性经口 LD_{50} 均>5000 mg/kg 体重，属实际无毒级；多次完整皮肤刺激试验属轻刺激性；眼刺激试验：结膜有充血和水肿反应，角膜有弥漫性混浊，属轻刺激性；雌雄小鼠骨髓嗜多染红细胞微核试验为阴性，未发现对体细胞有诱变作用；大鼠亚急性毒性试验一般生理体征、行为、大小便、皮毛等均无异常；对大鼠生长无明显影响；血常、生化指标、脏器重与脏体系数指标无异常；组织病理学检查大鼠的肝脏、肾脏、胃及小肠，未见与受试物有关的特殊病理改变。

九、应用范围（消毒对象）

以对氯间二甲苯酚为主要杀菌成分的消毒剂，适用于卫生洗手、皮肤、黏膜、物体表面和织物等消毒，其中黏膜消毒仅限于医疗机构诊疗处理前后使用。

十、应用方法（消毒方法）

卫生手消毒：应用液中的有效成分含量≤1.0%，对手擦拭或浸泡消毒，作用时间≤1 min。

皮肤消毒：应用液中的有效成分含量≤2.0%，擦拭消毒，作用时间≤5 min。

物体表面消毒：应用液中的有效成分含量≤2.0%，擦拭后作用时间≤15 min，浸泡消毒作用时间≤30 min。

黏膜消毒：应用液中的有效成分含量≤1.0%，擦拭或冲洗消毒作用时间≤5 min。

第四节　5-氯-2-(2,4 二氯苯氧基)苯酚

一、理化性质

1.物理性质

5-氯-2-(2,4-二氯苯氧基)苯酚（triclosan），也称 2,4,4-三氯-2-羟基二苯醚（三氯羟基二苯醚），俗称玉洁新、三氯生、特可新，简称 TCS。分子式为 $C_{12}H_7Cl_3O_2$，

分子量为 289.544，熔点 56～60℃，沸点 120℃。

2. 化学性质

该品为白或灰白色晶状粉末，有酚臭味，微溶于水，极易溶于脂肪、乙醇、乙醚及类似 1 mol/L 氢氧化钠的强碱性溶液和有机溶剂，且具有良好的皮肤相容性。

二、制备方法

按照获得酚羟基方式的不同，三氯新的合成工艺可分为：①重氮化工艺，即先制得相应的重氮盐，然后对重氮盐进行水解得到三氯新；②酯交换工艺，即先获得三氯新的酯，然后和醇进行酯交换，制得三氯新；③先制得三氯新的过氧化化合物，然后在一定条件下水解得到三氯新的氧化法工艺；④由三氯新的醚类化合物在一定条件下脱去烷基得到三氯新的脱烷基化工艺。

三、检验方法

高效液相色谱法。

四、抗微生物机制

5-氯-2-(2, 4-二氯苯氧基)苯酚可直接作用于微生物细胞壁，破坏细胞壁的通透性，使细胞内容物大量漏出或有害物质大量渗入，均可使微生物致死。本品对细菌繁殖体有较强的杀灭作用，对革兰氏阳性菌比革兰氏阴性菌作用强，对真菌也有明显的杀菌作用。其杀菌作用与氯己定类似，比季铵盐类作用略强，对耐甲氧西林金黄色葡萄球菌的杀灭作用比氯己定强，但对铜绿假单胞菌效果不如氯己定。

五、杀灭微生物的类别

5-氯-2-(2, 4-二氯苯氧基)苯酚可杀死金黄色葡萄球菌、大肠杆菌和白色念珠菌，对化脓性球菌、肠道致病菌和真菌具有消毒作用，同时对乙型肝炎病毒等病毒也有抑制作用。

六、杀灭微生物效果

1. 实验室鉴定对微生物的作用（杀灭、灭活、抑制）效果

5-氯-2-(2, 4-二氯苯氧基)苯酚消毒剂含 1200 mg/L 三氯羟基二苯醚的稀释液作

用 2 min 或含 600 mg/L 三氯羟基二苯醚的稀释液作用 10 min 对金黄色葡萄球菌、大肠杆菌杀灭率均为 99.90% 以上，含 1200 mg/L 三氯羟基二苯醚的稀释液作用 10 min 或含 900 mg/L 三氯羟基二苯醚的稀释液作用 15 min 对金黄色葡萄球菌、大肠杆菌杀灭率均为 100.00%；含 1500 mg/L 三氯羟基二苯醚的稀释液作用 2 min 或含 900 mg/L 的稀释液作用 10 min，对白色念珠菌杀灭率为 99.90% 以上，含 1500 mg/L 三氯羟基二苯醚的稀释液作用 10 min 或含 1200 mg/L 的稀释液作用 15 min 对白色念珠菌杀灭率为 100.00%，含 5000 mg/L 三氯羟基二苯醚的丙二醇溶液作用 40 min 对枯草杆菌芽孢的平均杀灭率为 66.07%。

2. 现场试验对微生物的作用（杀灭、灭活、抑制）效果

现场试验：选择一木制桌面用规格板标定 2 块各为 5 cm×5 cm 区块进行物体表面消毒现场实验，一块供消毒前采样，一块用棉拭蘸取含 1500 mg/L 三氯羟基二苯醚的稀释液涂抹消毒至预定时间后采样。涂抹采样后将棉拭子投入 5 mL 中和剂中中和 10 min 后，进行活菌计数。试验观察 30 人次。对物体表面消毒效果：19～23℃，用三氯生消毒剂含 1500 mg/L 三氯羟基二苯醚的稀释液对木制桌面进行涂抹消毒试验，作用 5 min 对自然菌平均杀灭率为 98.36%（91.23%～ 100.00%），残留菌数为 4.7 cfu/cm^2（0 cfu/cm^2～13.2 cfu/cm^2）。

七、影响作用效果的因素和注意事项

1. 影响作用效果的因素

有研究发现，以 TCS 为主要成分的消毒剂对脊髓灰质炎病毒的灭活效果受溶液酸碱度影响较大，酸性条件下灭活效果好。也有研究发现，三种含三氯羟基二苯醚与乙醇的复方消毒剂的 pH 范围在 3.23～5.10，随 pH 降低，其对脊髓灰质炎病毒和大肠杆菌杀灭效果明显增加。

2. 注意事项

三氯生经口急性毒性为低毒，但对人体皮肤、黏膜具有一定的局部刺激作用，因此作为日常化学品或日用洗涤产品在生产和使用过程中均应严格遵守使用限量，避免大剂量长期接触，尤其不建议消费者使用含有三氯生的免漂洗产品。

八、毒理学安全性

1. 皮肤/眼睛刺激数据：标准 Draize 测试，人直接接触皮肤：750μg/3D（间歇）：中度；兔子皮肤给药，10%，中度。

2. 急性毒性：大鼠经口 LD$_{50}$：3700 mg/kg；大鼠经腹腔 LD$_{50}$：89 mg/kg；大鼠经皮下 LD$_{50}$：3900 mg/kg；大鼠经静脉 LD$_{50}$：29 mg/kg；小鼠经口 LD$_{50}$：450 mg/kg；小鼠经腹腔 LD$_{50}$：84 mg/kg；小鼠经皮下 LD$_{50}$：3800 mg/kg；家兔皮肤给药 LD$_{50}$：

9300 mg/kg。

　　3. 生殖毒性：小鼠经口 TDL$_0$：4400 mg/kg（母鼠受孕 7～17 天后）。

　　4. 致突变性：DNA 修补测试枯草芽孢杆菌 5 mg/disc。

九、应用范围（消毒对象）

　　广泛用于香皂、漱口水、头发定型水、化妆品等个人护理品，也用于器械、手、皮肤消毒，还用于饮食行业及织物抗菌防臭处理等一系列产品。

十、应用方法（消毒方法）

　　皮肤黏膜的消毒：0.5%～1%乙醇溶液，直接浸泡、冲洗或擦拭。

　　表面消毒：0.5%～1%水溶液，适宜怕腐蚀表面的消毒。

　　口腔黏膜的消毒：0.5%水溶液，漱口、涂擦或冲洗。

第五节　邻 氯 苯 酚

一、理化性质

　　1. 物理性质

　　邻氯苯酚（2-chlorophenol），无色至黄棕色液体。有不愉快的刺激气味。相对密度 1.265（15.5℃），熔点 8.7℃，沸点 175℃。

　　2. 化学性质

　　易溶于醇、醚、氯仿、甘油和苯，微溶于水，能与水蒸气一同挥发。

二、制备方法

　　邻氯苯酚的制备方法主要有以下几种途径：①由苯酚钠经氯化、酸析制备；②由苯酚在溶剂苯中通氯氯化，然后蒸馏制备；③以苯酚为原料，在特定的溶剂和催化剂条件下，进行选择性氯化，经精馏制备。

三、检验方法

　　检验方法有比色法、毛细管气相色谱法、液相色谱法。

第六节　2, 3-二氯苯酚

一、理化性质

1. 物理性质

2,3-二氯苯酚（2,3-dichlorophenol），分子式为 $C_6H_4Cl_2O$，分子量为 163，熔点 56℃，沸点 214℃。

2. 化学性质

白色结晶，溶于乙醚、氯仿和热乙醇，难溶于水及苯。明火可燃；受热放出有毒氯化物气体。

二、制备方法

由 1, 2, 3-三氯苯经磺化成盐，高压水解得 3, 4-二氯-2-羟基苯磺酸，再经硫酸水解去磺酸基而得。

第七节　2, 4-二氯苯酚

一、理化性质

1. 物理性质

2,4-二氯苯酚（2,4-dichlorophenol）分子式为 $C_6H_4Cl_2O$，分子量为 163，熔点 42～43℃，沸点 210℃。

2. 化学性质

白色针状结晶，能随水蒸气挥发，溶于乙醇、乙醚、苯和四氯化碳，微溶于水，对组织有强烈刺激性。

二、检验方法

在水中的测定：用二氯甲烷提取，以带有火焰离子化检测器或电子俘获检测器的气相色谱法分析，或气相-质谱联用法分析。固相萃取-高效液相色谱法。

三、影响作用效果的因素和注意事项

易挥发，腐蚀性强，能灼烧皮肤，刺激眼睛及皮肤，中毒严重者，可产生贫血及各种神经系统症状，对皮肤过敏者，可引起皮炎而难治愈，车间应通风良好，设备应密闭。操作时应戴口罩、眼镜和胶皮手套。若不慎溅及皮肤，应立即用酒精擦洗，或用稀碱水清洗。若已入口，应立即用水和氧化镁（30 g/L）洗胃，飞溅衣服上，应立即更换衣服并洗澡，以防渗入皮肤。

四、毒理学安全性

对人的皮肤和眼睛有刺激性，其尘埃对人的呼吸系统也有刺激性。属较低毒性物质，老鼠急性口服 LD_{50} 为 0.58 g/kg。具有腐蚀性，能引起烧伤。

第八节　2, 4, 5-三氯苯酚

一、理化性质

1. 物理性质

2, 4, 5-三氯苯酚（2, 4, 5-trichlorophenol），分子式为 $C_6H_3Cl_3O$，分子量为 197.45。

2. 化学性质

无色针状结晶或灰色片状物，有强烈的苯酚气味。熔点为 68℃，沸点为 246℃。

二、制备方法

将 2, 3, 5, 6-四氯苯、固碱、甲醇投入高压釜，控制温度为 135～152℃，压力为 0.5～1.4 MPa，保持 14 h。将反应液冷至 60℃，蒸馏回收甲醇，放出残液，冷却结晶，过滤。将结晶物溶于水，加热至 70℃，加入保险粉，调节 pH=9.2～9.6，加入活性炭，于 95℃脱色 30 min。过滤，滤液冷至 15℃以下，加盐酸至 pH=2～3，滤取 2, 4, 5-三氯苯酚，于 45℃干燥得成品。

三、检验方法

固相萃取-高效液相色谱法。

四、毒理学安全性

（1）急性毒性：大鼠经口 LD_{50} 为 820 mg/kg；大鼠经腹腔 LD_{50} 为 355 mg/kg；大鼠经皮下 LD_{50} 为 2260 mg/kg；小鼠经口 LD_{50} 为 600 mg/kg；小鼠经静脉 LD_{50} 为 56 mg/kg；豚鼠经口 LD_{50} 为 1 mg/kg；哺乳动物 LD_{50} 为 150 mg/kg。

（2）其他多剂量毒性：大鼠经口 TDLo 为 98 mg/kg/98D-C。

（3）慢性毒性/致癌性：小鼠经皮肤接触 TDLo 为 6700 mg/kg/16W-I。

（4）生殖毒性：小鼠经口 TDLo 为 4 mg/kg（母鼠受孕 8～12 天后）。

（5）致突变性：微生物鼠伤寒沙门氏菌突变为 10 μg/plate（平血或平板）；仓鼠卵巢的细胞遗传学分析为 150 mg/L。

第九节　五　氯　苯　酚

一、理化性质

1.物理性质

五氯苯酚（pentachlorophenol）简称五氯酚或 PCP。分子式为 C_6HCl_5O，分子量为 266.3。白色针状结晶，熔点 190℃，沸点 310℃（分解）。

2.化学性质

几乎不溶于水，易溶于乙醇、丙酮、乙醚、苯等有机溶剂和稀碱溶液，呈酸性。与氢氧化钠反应生成能溶于水的白色钠盐晶体。

二、制备方法

（1）由苯酚氯化制得。

（2）苯酚为原料在 100～180℃，以 $AlCl_3$、$FeCl_3$ 作催化剂，直接氯化制得。也可利用六六六无效体为原料，经高压水解制得五氯酚钠，再经酸化制得。

三、检验方法

检验方法有分光光度法、高效液相色谱法、气相色谱法、离子选择性电极法。

四、杀灭微生物的类别

对防治霉菌与一般虫类（如白蚁）均有效，其钠盐用于消灭血吸虫中间宿主钉螺和防治稗草等。

五、毒理学安全性

对鱼类等水生动物敏感，水中含量达 0.1～0.5 ppm 即致死。有机毒品，可通过皮肤吸收，对肝、肾有损害。误食会中毒，严重时导致死亡。

（孙华杰）

第十章　季铵类消毒剂

季铵（quaternary ammonium）是铵离子中的四个氢原子都被烃基取代形成的化合物。通式为 $R_4N^+X^-$，其中四个烃基 R 可相同，也可不同，X 多为卤素阴离子（F^-、Cl^-、Br^-、I^-），或是酸根（HSO_4^-、$RCOO^-$ 等）。季铵类消毒剂（quaternary ammonium disinfectant）是指用具有消毒作用的季铵（quaternary ammonium）类化合物为有效成分制成的消毒剂。季铵也称季铵盐或四季铵盐，是一类阳离子表面活性剂，季铵盐上四个碳原子通过共价键直接与氮原子相连，阴离子在烷基化试剂作用下通过离子键与氮原子相连。季铵类消毒剂常称季铵盐类消毒剂（quaternary ammonium salt disinfectant）。季铵盐的分子通式如下：

$$\left[\begin{array}{c} R_1 \\ | \\ R_4{-}N{-}R_2 \\ | \\ R_3 \end{array} \right]^+ X^-$$

结构中烷基 R_1、R_2、R_3 和 R_4 可以相同或不同，取代的或非取代的，饱和的或不饱和的，可以有分支或没有分支，可以为环状结构或直链结构，可以包括醚、酯、酰胺，也可以是芳香族或芳香族取代物。通过离子键与氮原子相连的多为卤素阴离子（F^-、Cl^-、Br^-、I^-）或酸根（HSO_4^-、$RCOO^-$ 等），以氯和溴最为常见。

季铵类消毒剂的发展经历了许多阶段，20 世纪初，Jacobs 等首次合成了季铵盐，指出该物质具有一定的杀菌能力，经过几十年的发展，出现了几代重要的季铵盐类抗菌产品。我国于 20 世纪 60 年代初先后合成单链季铵类消毒剂，如苯扎溴铵、度米芬、消毒净等，到 20 世纪 80 年代，国内外相继研究开发双长链季铵盐。季铵盐类消毒剂属于低效消毒剂，在有效浓度下能杀死细菌和真菌繁殖体（真菌孢子除外），对革兰氏阳性菌杀灭效果较强，对革兰氏阴性菌杀灭效果较差；对亲脂病毒的灭活效果较好，对亲水病毒的灭活效果较差；不能杀死结核杆菌和其他分枝杆菌，但可以抑制分枝杆菌的生长。这类化合物杀灭微生物的作用机制是：首先，季铵盐分子吸附到菌体的表面，改变了细胞膜的渗透性，溶解损伤细胞膜使菌体破裂，细胞内容物外流；其次，季铵盐分子依靠其表面活性的作用在菌体表面浓集，使细胞膜结构紊乱，阻碍细菌代谢；再次，季铵盐分子有渗透作用，能渗透到菌体内，使细菌蛋白质发生变性和沉淀；最后，季铵盐分子对细菌酶系统有破坏作用，特别是对脱氢酶类、氧化酶类的活性产生影响。

季铵类消毒剂的杀菌效果受外界影响较大，主要有以下因素：温度，一般情况下杀菌效果随温度升高而逐渐加强；酸碱度，在碱性溶液中杀菌效果较强；拮抗物质，阴离子的洗涤剂（肥皂、洗衣粉等）、碘类化合物、酸类化合物、过氧化物、磺胺类药物等，以及钙、镁、铁、铝等金属离子对季铵盐类消毒剂都有拮抗作用，大大降低了杀菌效果；水质硬度，硬水中钙、镁等离子含量较高，过高的硬度会降低杀菌效果；有机物，如蛋白质、高分子糖类、脂类等有机物会减弱杀菌作用；吸附，溶液中的消毒剂可被棉花、纤维织物等吸附，降低了药物的有效浓度，影响杀菌效果；协同杀菌作用，乙醇、氯己定、热、微波、甲醛、戊二醛、碱性溶液等因子有协同杀灭细菌的作用。

季铵类消毒剂因性质稳定、易于存储、毒性小、腐蚀小、刺激性小等特点，现已被广泛使用，使用较多的有苯扎溴铵、苯扎氯铵、度米芬、消毒净和有机硅季铵盐等。

第一节　苯 扎 溴 铵

一、理化性质

1. 化学性质

苯扎溴铵（benzalkonnium bromide）又名十二烷基二甲基苄基溴化铵（benzyldodecyl dimethyl ammonium bromide），别名新洁尔灭（bromogeramine），分子式为 $C_{21}H_{38}NBr$，分子量为 384.46，结构式如下：

$$\left[\text{苯环} - CH_2 - N^+ \genfrac{}{}{0pt}{}{CH_3}{CH_3} - C_{12}H_{25} \right] Br^-$$

2. 物理性质

苯扎溴铵在常温下为无色至淡黄色胶状体，低温时可逐渐形成蜡状固体，有芳香气，味极苦。强力振荡时能产生大量泡沫。密度（25℃）为 0.96～0.98 g/cm^3，溶于水和乙醇。其水溶液无色透明，呈碱性，富有泡沫，挥发性低，性能稳定，可长期储存。由于纯品黏稠，使用不便，所以市面上消毒用的多为5%苯扎溴铵水溶液。

二、制备方法

（1）以十二醇和溴化氢为原料，先合成溴代十二烷，然后再与氯代甲苯和二

甲胺合成的 *N, N*-二甲基苄胺反应制得产品，反应式如下：

$$\text{C}_6\text{H}_5-\text{CH}_2\text{Cl}+(\text{CH}_2)_6\text{N}_4 \xrightarrow{40\sim60℃} \text{C}_6\text{H}_5-\text{CH}_2[(\text{CH}_2)_6\text{N}_4]\text{Cl}$$

$$\xrightarrow[\text{水解}]{+4\text{HCOOH}} \text{C}_6\text{H}_5-\text{CH}_2\text{N}(\text{CH}_3)_2 \xrightarrow{\text{C}_{12}\text{H}_{25}\text{Br}} \left[\text{C}_6\text{H}_5-\text{CH}_2-\overset{\overset{\text{CH}_3}{|}}{\underset{\underset{\text{CH}_3}{|}}{\text{N}^+}}-\text{C}_{12}\text{H}_{25}\right]\text{Br}^-$$

（2）甲醛和甲酸的水溶液在 90℃下与苄胺反应制得二甲基苄胺，二甲基苄胺再与溴代十二烷在 90℃下进行季铵化反应得到产品。也可用溴代十二烷与苄基二甲胺在水介质中于 95~110℃下反应制得产品。

（3）十二醇与二甲胺在常压催化下合成十二叔胺，十二叔胺再与溴化苄反应制得苯扎溴铵。

三、检验方法

苯扎溴铵的常用检测方法有双相络合滴定法、硝酸银滴定法（银量法）、紫外分光光度法、双相萃取分光光度法。

四、抗微生物机制

作为一种阳离子表面活性剂类杀菌剂，苯扎溴铵能改变细菌胞浆膜通透性，使菌体胞质物质外渗，阻碍其代谢而起杀灭作用。

五、杀灭微生物的类别

对革兰氏阳性细菌繁殖体杀灭作用较强，对铜绿假单胞菌、抗酸杆菌和细菌芽孢无效。

六、杀灭微生物效果

1. 实验室鉴定对微生物的作用（杀灭、灭活、抑制）效果

0.2%苯扎溴铵作用大肠杆菌、金黄色葡萄球菌和白色念珠菌 30 min，杀菌率均＞99.9%；100 mg/mL 苯扎溴铵作用蜡样芽孢杆菌 5 min，杀菌率为 99.5%；1000 mg/mL 苯扎溴铵作用蜡样芽孢杆菌 5 min，杀菌率＞99.9%；500 mg/mL 苯扎溴铵作用泛耐药鲍曼不动杆菌 5 min，杀灭对数值＞5.00；苯扎溴铵 1∶400 的稀

释液与 H_3N_2 猪流感病毒作用 5 min，病毒杀灭率为 99.99%，作用 10 min，病毒杀灭率为 100%。

2. 现场试验对微生物的作用（杀灭、灭活、抑制）效果

模拟现场试验：物体表面消毒模拟现场试验，随机选取物体表面（桌面），用规格板标出 2 块面积各为 25 cm² 的相邻区域，取菌悬液污染区域台面，待菌悬液自然干燥后，用棉拭子涂抹法采集消毒前样品作为对照组样液。用无菌纱布蘸取消毒液擦拭另一区域进行消毒，作用规定时间后按上述方法进行消毒后采样。将采样棉拭子投入含 5 mL 中和剂试管中，作为试验组样液。分别对对照组和试验组样液进行活菌计数培养，计算杀灭对数值。结果显示 500 mg/mL 苯扎溴铵作用 3 min，对鲍曼不动杆菌的杀灭对数值＞5.00。

七、影响作用效果的因素和注意事项

1. 影响作用效果的因素

苯扎溴铵等单链季铵盐消毒剂受有机物、温度、pH 等环境因素影响。能与蛋白质迅速结合，遇有血、棉花、纤维和其他有机物存在，作用显著降低。

2. 注意事项

（1）配制消毒液时需用新鲜蒸馏水，容器要清洁，配好后要加盖，现配现用。

（2）由于苯扎溴铵不能杀灭结核杆菌和细菌芽孢，因此不能用作灭菌剂来浸泡医疗器械以及被其污染的物品。

（3）不要与肥皂、洗衣粉类的阴离子表面活性剂混用，也不可与其拮抗物质配伍使用。

（4）不适合处理被大量有机物污染的物品，尤其如脓、血及排泄物等。

（5）苯扎溴铵对铝制品有腐蚀性，可使其生锈。

八、毒理学安全性

苯扎溴铵的毒性很小，无刺激性，对过敏体质者偶尔会引发皮疹、水肿等过敏反应。

九、应用范围（消毒对象）

适用于医疗器械的预防性消毒，手术前皮肤的消毒，妇产科、泌尿科、眼科的黏膜冲洗消毒，伤口的冲洗消毒，还用于工业水处理及便器、地板的消毒等。

十、应用方法（消毒方法）

1. 用法

对皮肤表面及细菌繁殖体一般性污染的物品表面，用苯扎溴铵溶液浸泡、喷洒或擦拭即可。

2. 用量

使用 0.1%～0.5%苯扎溴铵溶液浸泡、喷洒或擦拭物体表面，作用时间为 10～60 min；也可使用 1∶5000～1∶10000（体积比）的稀释液用于妇产科、泌尿科、眼科黏膜的冲洗。

第二节　苯 扎 氯 铵

一、理化性质

1. 化学性质

苯扎氯铵（benzalkonium chloride），学名氯化十二烷基二甲基苄基铵，又名洁尔灭（geramine），分子式为 $C_{21}H_{38}ClN$。分子量为 340.05，结构式如下：

$$\left[C_{12}H_{25} - \overset{\overset{\displaystyle CH_3}{|}}{\underset{\underset{\displaystyle CH_3}{|}}{N^+}} - CH_2 - \text{〇} \right] Cl^-$$

2. 物理性质

苯扎氯铵为无色至淡黄色的固体，熔点 42℃，易溶于水，在水中解离成阳离子活性基团，溶于乙醇和丙酮，微溶于苯，不溶于乙醚。其水溶液呈弱碱性。苯扎氯铵是一种阳离子表面活性剂，无挥发性。具有良好的泡沫性和化学稳定性，耐热、耐光、耐压，通常工业品是含 40%或 50%有效成分的水溶液，呈无色或浅黄色黏稠液体,有芳香气味并带苦杏仁味。含有效成分 50%的产品密度为 0.980 g/cm³,pH 为 6～8。

二、制备方法

（1）由十二醇和氢溴酸反应先生成溴代十二烷，溴代十二烷与二甲胺反应生成十二烷基二甲基叔胺，叔胺再与氯化苄反应制得；或由十二烷醇经氯化，再与二甲胺反应生成十二烷基二甲基叔胺，叔胺与氯化苄反应制得。

（2）由十二碳伯胺、甲酸、甲醛反应，制得十二烷基二甲基叔胺，十二烷基二甲基叔胺再与氯化苄反应制得。

（3）由十二醇和二甲胺直接胺化，再进行季铵化反应制得。

三、检验方法

高效液相色谱法。

四、抗微生物机制

作为一种阳离子表面活性剂类杀菌剂，苯扎氯铵能改变细菌胞浆膜的通透性，使菌体胞质物质外渗，阻碍其代谢而起杀灭作用。

五、杀灭微生物的类别

对革兰氏阳性细菌繁殖体杀灭作用较强。0.1%以下浓度对皮肤无刺激性。

六、杀灭微生物效果

1. 实验室鉴定对微生物的作用（杀灭、灭活、抑制）效果

采用 1000 mg/mL 苯扎氯铵作用 1 min，对大肠杆菌、金黄色葡萄球菌和白色念珠菌的平均杀灭对数值均达 5.0 以上；苯扎氯铵对单核增生李斯特氏菌和蜡样芽孢杆菌的最小杀菌浓度（MBC）分别为 140 mg/mL 和 160 mg/mL；采用 500 mg/mL 的苯扎氯铵作用 1 min，对铜绿假单胞菌、大肠杆菌、金黄色葡萄球菌和白色念珠菌的平均杀灭对数值分别为 5.18、7.02、7.13 和 4.48。

2. 现场试验对微生物的作用（杀灭、灭活、抑制）效果

现场试验：

选择 30 名成年志愿者，在受试者双手相互充分搓擦后，让受试者左手五指并拢，用无菌棉拭在含 10 mL 稀释液试管中浸湿，于管壁上挤干后，在五指的屈面至指根，往返涂擦 2 次，以无菌操作方法将棉拭采样端剪入原稀释液试管中，混匀，作为阳性对照组样本。然后取该消毒液 3 mL 置受试者右手上，擦拭作用 1 min，用 D/E 肉汤中和剂代替稀释液，依前法对右手残菌进行采样，作为试验组样本。将 2 组样液充分振荡，取样进行活菌计数。以 1.35 g/L 浓度对手消毒作用 1 min，对手上自然菌的平均杀灭对数值为 1.65。

七、影响作用效果的因素和注意事项

1. 影响作用效果的因素

苯扎氯铵等单链季铵盐消毒剂受有机物、温度、pH 等环境因素影响。能与蛋白质迅速结合，遇有血、棉花、纤维和其他有机物存在，杀菌效果显著降低。

2. 注意事项

（1）避免与阴离子表面活性剂共同使用，因为易产生沉淀而失效。但与非离子型表面活性剂共用时无不良影响。

（2）当水中有机物含量较高时，应适当提高苯扎氯铵的作用浓度。

（3）不能与氯酚类消毒剂共用。

八、毒理学安全性

苯扎氯铵对人体无害，对皮肤和眼睛黏膜刺激性低。

九、应用范围（消毒对象）

适用于手术前皮肤、黏膜、伤口和手术器材消毒，也适用于医院消毒及工业水处理消毒等。

十、应用方法（消毒方法）

1. 用法

苯扎氯铵的使用方法与苯扎溴铵基本相同。

2. 用量

使用含 800 mg/mL 苯扎氯铵消毒液擦拭手，作用 1 min。

第三节 双 链 季 铵

一、理化性质

双链季铵（double-chain quaternary ammonium）化合物带有一个亲水基和两个亲油基，具有更好的成胶束性和更强的降低表面张力的能力，能增加它们的水溶性，即使在水质硬度较大的情况下也呈现相当好的溶解性，表现出较好的稳定性。

当双烷基碳原子数在 $C_8 \sim C_9$ 时，杀菌效果最佳。具有毒性低、无刺激性、无不良气味等特性。代表性化合物主要有二癸基二甲基溴化铵、二癸基二甲基氯化铵及双（十二烷基二甲基）乙撑二胺溴化铵。

二、制备方法

以二癸基二甲基氯化铵制备为例，以正癸醇和甲胺为原料，在催化剂存在下反应，合成二癸基甲基叔胺，叔胺与氯甲烷反应合成二癸基二甲基氯化铵，反应式如下：

$$C_{10}H_{21}Cl + CH_3NH_2 \xrightarrow{KI} \underset{\underset{C_{10}H_{21}}{|}}{\overset{\overset{CH_3}{|}}{N}} + 2HCl$$

$$\underset{\underset{C_{10}H_{21}}{|}}{\overset{\overset{CH_3}{|}}{C_{10}H_{21}-N-C_{10}H_{21}}} + CH_3Cl \longrightarrow \left[\underset{\underset{C_{10}H_{21}}{|}}{\overset{\overset{CH_3}{|}}{C_{10}H_{21}-N^+-CH_3}} \right] Cl^-$$

三、检验方法

高效液相色谱法。

四、抗微生物机制

双链季铵主要是通过吸附于细菌表面，其疏水基逐步渗入细胞的类脂层，改变细胞壁、膜的通透性，使胞内物质泄漏，酶或蛋白质变性，最后导致菌体死亡。其杀菌作用方式为：破坏细胞的壁、膜结构，抑制酶或蛋白质的活性，影响细胞代谢过程。同时，其还会干扰核酸和蛋白质的合成。

五、杀灭微生物的类别

双长链季铵在清洁环境下杀菌效果更好，可杀灭多数细菌繁殖体、真菌和酵母菌。

六、杀灭微生物效果

1. 实验室鉴定对微生物的作用（杀灭、灭活、抑制）效果

采用 4000 mg/mL 二癸基甲基溴化铵作用枯草杆菌黑色变种 ATCC 9372 芽孢

5 h，杀灭率为 97%，用 2000 mg/mL 作用 5 h，杀灭率为 95%；一种双链季铵盐使用浓度为 4000 mg/mL，作用黑曲霉 10 min，杀灭对数值＞5.58；一种以二癸基二甲基氯化铵为主要成分的双链季铵盐消毒剂，使用浓度为 460 mg/mL，对金黄色葡萄球菌、大肠杆菌和铜绿假单胞菌作用 0.5 min，杀灭对数值＞5.00，对白色念珠菌作用 1 min，杀灭对数值＞4.00。

2. 现场试验对微生物的作用（杀灭、灭活、抑制）效果

模拟现场试验：选择光滑木质表面、不锈钢表面和塑料表面三种材质为代表，每种材质表面均要划出面积 5 cm×5 cm 的区块，分别作为双链季铵盐试验组和阳性对照组，一组 30 个区块。用 850 mg/mL 双链季铵盐消毒液对各实验区块均匀喷雾消毒；阳性对照组区块用无菌蒸馏水喷雾。结果表明，850 mg/mL 双链季铵盐消毒液分别作用于木质、不锈钢和塑料表面喷雾消毒 4 h 后，对污染大肠杆菌、金黄色葡萄球菌和白色念珠菌作用 20 min，平均杀菌率分别为 99.67%、99.99% 和 97.34%。

七、影响作用效果的因素和注意事项

1. 影响作用效果的因素

双长链季铵盐消毒剂受有机物、温度、pH 等环境因素影响，使用时应予以注意。不宜用作对粪便、痰液等排泄物与分泌物的消毒。

2. 注意事项

不宜与阴离子表面活性剂合用，如肥皂、洗衣粉等；也不能与碘或过氧化物同用，如高锰酸钾、过氧化氢等，否则会影响消毒效果。应避免使用铝制用具或容器。

八、毒理学安全性

毒性低，无刺激性，无不良气味。

九、应用范围（消毒对象）

主要用于环境消毒和物体表面消毒，如医院病房环境消毒和各种物体表面消毒。

十、应用方法（消毒方法）

1. 用法

采用擦拭或者喷洒消毒，也可以采用浸泡或者喷雾消毒。

2. 用量

使用浓度为 600 mg/mL，作用时间为 10～30 min。

第四节　十二烷基二甲基–2–苯氧乙基溴化铵

一、理化性质

1. 化学性质

十二烷基二甲基-2-苯氧乙基溴化铵（dodecyl dimethyl-2-phenoxyethyl ammonium bromide），又名度米芬（domiphen bromide）、消毒宁，分子式为 $C_{22}H_{40}ONBr$，分子量为 400.46，结构式如下：

$$\left[\begin{matrix} & CH_3 & \\ C_{12}H_{25}N^+ & - C_2H_4 & - O - \bigcirc \\ & CH_3 & \end{matrix} \right] Br^-$$

2. 物理性质

度米芬产品为白色或淡黄色晶粉，熔点 112～117℃。味苦，略带皂香气味。可溶于水或醇，水中溶解度（25℃）为 50%，水溶液呈弱碱性，使用液偏中性，富有泡沫。溶液性能稳定，可长期储存。

二、制备方法

用苯酚和二溴化铵为原料，先制得β-溴乙基苯基醚，然后再进一步与十二烷基二甲基叔胺反应，用乙酸乙酯重结晶制得度米芬。

1. β-溴乙基苯基醚的制备

在 NaOH 溶液中，以季铵盐为相转移催化剂，苯酚和过量二溴乙烷反应如下：

$$\bigcirc - OH + BrC_2H_4Br \xrightarrow{NaOH} \bigcirc - O - C_2H_4Br$$

2. 度米芬的制备，反应式如下：

$$\bigcirc - O - C_2H_4Br + C_{12}H_{25}N(CH_3)_2 \longrightarrow \left[\begin{matrix} & CH_3 & \\ C_{12}H_{25}N^+ & - C_2H_4 & - O - \bigcirc \\ & CH_3 & \end{matrix} \right] Br^-$$

三、检验方法

高效液相色谱法。

四、抗微生物机制

可使蛋白质沉淀、变性或与蛋白质结合成复合物而使菌体溶解，除去病毒的活力。

五、杀灭微生物的类别

对革兰氏阳性、阴性菌及病毒等均有效。

六、杀灭微生物效果

实验室鉴定对微生物的作用（杀灭、灭活、抑制）效果：

探讨邻苯二甲醛与度米芬复方消毒液消毒效果，含 5 g/L 邻苯二甲醛和 2 g/L 度米芬的复方消毒液对金黄色葡萄球菌、大肠杆菌和白色念珠菌作用 2 min 的杀灭率分别为 99.97%、99.98% 和 100%，该复方消毒液对枯草杆菌黑色变种芽孢作用 30 min 的杀灭率为 96.82%，作用 60 min 的杀灭率为 99.9%。

七、影响作用效果的因素和注意事项

1. 影响作用效果的因素

稍受环境中有机物的影响，如 1 : 5000 稀释 15 min 可杀死一般细菌，而在血清环境中需 60 min。

2. 注意事项

度米芬不应与肥皂、盐类或其他阴离子消毒剂同时使用，避免使用铝制容器。外用消毒时不可与碘酊或阴离子消毒剂合用，皮肤上如有肥皂，需先洗去。

八、毒理学安全性

度米芬对皮肤和眼睛黏膜刺激性低，对人体无害。

九、应用范围（消毒对象）

用于临床方面，如皮肤黏膜消毒、伤口冲洗消毒、擦拭消毒；用于食品行业操作人员手及皮肤消毒；精密仪器擦拭消毒。

十、应用方法（消毒方法）

1. 用法

用无菌棉拭或无菌纱布蘸取消毒剂，在皮肤消毒部位或精密仪器进行擦拭即可，也可采用浸泡方法消毒。

2. 用量

使用浓度为 0.05%～0.1%溶液用于皮肤黏膜消毒，水以及皮肤消毒需用 0.1%溶液。

第五节　十四烷基–2–甲基吡啶溴化铵

一、理化性质

十四烷基-2-甲基吡啶溴化铵（tetredecyl methylpyridinium bromide），是一种阳离子表面活性剂，对微生物的杀灭能力介于苯扎溴铵与度米芬之间。产品为白色晶粉，味苦但无不良气味，易溶解于水和乙醇，其水溶液偏碱性并富有泡沫，具有去污能力。性质稳定，可长期储存。十四烷基-2-甲基吡啶溴化铵，分子式为 $C_{20}H_{36}NBr$，分子量为 370.40，结构式如下。

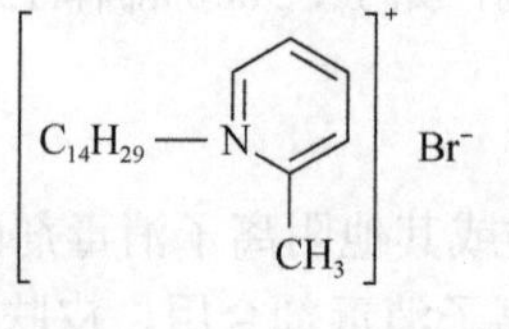

$$\left[C_{14}H_{29} - \underset{CH_3}{\overset{+}{N}} \right] \quad Br^-$$

二、制备方法

用等质量的溴十四烷与 2-甲基吡啶在密闭的反应器中，加热到 100℃左右，反应 2～3 d。得到的固体产物在乙醚或丙酮中重结晶，再真空干燥即可，反应式如下：

$$C_{14}H_{29}Br + \text{（2-甲基吡啶）} \longrightarrow \left[C_{14}H_{29}-\text{（N-甲基吡啶）} \right]^+ Br^-$$

三、杀灭微生物效果

消毒净的杀菌谱与苯扎溴铵类似，革兰氏阴性杆菌对其抗力比革兰氏阳性球菌强，对病毒的灭活也只限于亲脂性病毒。常温下，0.1%消毒净水溶液杀灭铜绿假单胞菌需要 30 min，杀灭大肠杆菌和痢疾杆菌需要 5 min，杀灭金黄色葡萄球菌则只需要 2 min。消毒净对大多数亲脂性病毒具有灭活作用，对肠道病毒灭活效果较差，不能灭活乙型肝炎病毒等。

四、应用范围

0.02%～0.05%消毒净水溶液可以用于皮肤黏膜消毒，0.1%浓度溶液用于皮肤卫生消毒，用 0.1%～0.5%消毒净水溶液对光滑表面作擦拭或浸泡消毒。

第六节　十二烷基苄基三甲基氯化铵

一、理化性质

十二烷基苄基三甲基氯化铵（dodecylbenzyl trimethylammonium chloride），分子式为 $C_{22}H_{40}NCl$，分子量为 354.01，结构式如下：

$$C_{12}H_{25}-\text{（苯环）}-CH_2N^+(CH_3)Cl^-$$

十二烷基苄基三甲基氯化铵成品为浅黄色液体，易溶于水、乙醇，水溶液呈弱碱性，振荡时产生大量泡沫，具有杀菌抑菌作用。由等摩尔的十二烷基苄基铵和三甲胺在 0.2～0.3 MPa 下加热到 70～80℃反应 4 h 制成。用作工业水处理或油田注水杀菌剂，用量一般为 25～100 mg/L。

二、杀菌作用

十二烷基苄基三甲基氯化铵分子中有带正电的铵基阳离子，而细菌常带有负电，因此通过异种电荷的相互吸引形成较强的亲和力，进而在菌体表面形成一种膜，可以阻断细菌的呼吸而死亡；另外十二烷基苄基三甲基氯化铵作为一种盐，可以与菌体蛋白质结合，致使细菌失去营养而死亡。

三、杀灭微生物效果

十二烷基苄基三甲基氯化铵是一种广谱强消毒剂，对芽孢、真菌、细菌及病毒都有一定的效果。研究表明，利用其 3000 倍液在鸡场、猪场进行现场消毒试验，鸡舍平均杀菌率为 99.33%，猪舍的杀菌率为 99.98%。据国外相关报道，该消毒剂还可以用于饮水消毒，其杀菌率可以达到 99.999%。

四、应用范围

十二烷基苄基三甲基氯化铵广泛应用于畜牧业领域。

第七节　十四烷基三甲基溴化铵

一、理化性质

十四烷基三甲基溴化铵（myristyltrimethylammonium bromide），又名西曲溴铵（cetrimonium bromide），分子式为 $C_{17}H_{38}NBr$，分子量为 336.39，是一种季铵盐类阳离子表面活性剂。本产品为白色粉末，纯度＞99%，易溶于甲醇、乙醇、异丙醇，可溶于水，振荡时产生大量泡沫，能与阳离子、非离子、两性表面活性剂有良好的配伍性，具有优良的渗透、柔化、乳化、抗静电、生物降解性及杀菌等性能。忌与阴离子表面活性剂配伍使用，不宜在 120℃以上长时间加热，具有一定的腐蚀性。它的结构式如下。

$$CH_3(CH_2)_{13}N^+(CH_3)Br^-$$

二、杀灭微生物效果

研究一种主要成分为西曲溴铵和葡萄糖酸氯己定的复合消毒液杀菌效果，结果显示含有 1033 mg/mL 西曲溴铵和 103 mg/mL 葡萄糖酸氯己定的复合液作用大肠杆菌和金黄色葡萄球菌 5 min，杀灭率均为 99.97%，作用白色念珠菌 10 min，杀灭率为 99.97%。

三、应用范围

作为化妆品乳化调理剂广泛应用于各类香波、护发素产品中。因其具有杀菌、抑制霉菌等功效，又可以作为防腐剂应用于其他类别的化妆品中。由于西曲溴铵对眼睛、皮肤具有一定的刺激性，对部分人群有致敏的可能，超量使用还会对人体产生危害。我国《化妆品卫生规范》对化妆品中西曲溴铵的使用浓度和范围作了相关规定，用量为不超过 2.5%。

第八节　二癸基二甲基溴化铵

一、理化性质

二癸基二甲基溴化铵（di-n-decyl dimethylammonium bromide, didecyldime-thylammonium bromide），是一种双长链阳离子表面活性剂，季铵阳离子能主动吸引并富集于带负电荷的细菌和病毒表面，阻碍细菌代谢，导致其膜的通透性发生改变。癸甲溴铵的丙二醇溶液俗称百毒杀，为无色或微黄色黏稠性液体，振荡时产生泡沫，性能稳定，水溶性较差，易降解，无刺激性，无腐蚀性，无蓄积毒性。化学结构式如下：

$$
CH_3(CH_2)_8CH_2 - \overset{\displaystyle CH_3}{\underset{\displaystyle CH_3}{N^+}} - CH_2(CH_2)_8CH_3 \ Br^-
$$

二、杀菌作用

（1）二癸基二甲基溴化铵是世界上拥有最长碳链数的一种消毒剂，碳链数越大，表面活性越大。所以癸甲溴铵可高度聚集于菌体表面，影响细菌的新陈代谢，使其发生质变而死亡。

（2）损伤微生物细胞的胞壁及胞膜，破坏其表面结构，使菌体胞质内成分漏出细胞外，以致细胞死亡。

（3）进而使病原体的蛋白质凝固变性。

（4）灭活菌细胞内的脱氢酶、氧化酶，以及能分解葡萄糖、琥珀酸盐（suecinate）、丙酮酸盐（pyruvate）等的酶系统。

三、杀灭微生物效果

二癸基二甲基溴化铵的有效性可以从三个方面讲：①广效性，能完全杀灭各种细菌、病毒（有囊膜及无囊膜）、支原体、霉菌、藻类等致病微生物；②长效性，为阳离子表面活性剂，消毒杀菌后可覆盖物体表面，且效力维持 10～14 天之久；③速效性，渗透力超强，能深入裂缝及各种有机物内杀灭各种病原体，低浓度瞬间消毒杀菌。研究表明，癸甲溴铵在 24℃和 32℃对鳗弧菌和副溶血性弧菌的最小杀菌浓度（MBC）分别为 5 mg/L 和 10 mg/L；采用 500 mg/L 癸甲溴铵消毒液作用 1 min，对大肠杆菌和金黄色葡萄球菌的杀灭率均在 99.5%以上，将链球菌、巴氏杆菌和沙门氏菌加入 344 mg/L 癸甲溴铵消毒液作用 1 min 均被杀死；评价戊二醛-癸甲溴铵复合剂对大肠杆菌和金黄色葡萄球菌的杀灭作用，结果显示在 167 mg/L 的复合剂作用 5 min 可以完全杀灭上述两种菌。

四、应用范围

广泛用于各种养殖场、宠物诊所的舍内环境、饮水、动物体表喷雾及各种设备、器具和工作人员等的消毒。

第九节　有机硅季铵

一、理化性质

有机硅季铵（organosilicon quaternary ammonium）是一类新型的阳离子表面活性剂，分子结构中含有聚硅氧烷、阳离子季铵基、脂肪烃 3 种基团，具有良好的抗菌、柔软、吸湿性能，表面张力小，无毒无害，抑菌范围广。有机硅季铵盐的结构通式如下：

$$\text{R} - \underset{\underset{\text{R}}{|}}{\overset{\overset{\text{R}}{|}}{\text{Si}}} - \text{R}_1 - \underset{\underset{\text{R}_2}{|}}{\overset{\overset{\text{R}_2}{|}}{\text{N}^+}} - \text{R}_2 \ \text{X}^-$$

式中，R 为活性基团，如—Cl、—OCH_3、—OC_2H_5 等，可水解成易起交联反应的硅羟基，与织物表面上的羟基脱水缩合，由共价键将它附着和固定在织物表面，同时通过有机硅的接枝聚合，形成一层能够杀菌抑菌的牢固薄膜。此薄膜无毒，无刺激性气味，对人体无害，安全可靠。R_1 为烃基、含氧或含氮基团，如—$(CH_2)_3NHCH_2CH_2$—、—CH_2—、—$CHCOCH_2CH_2$—等。R_2 为含碳原子 1～20 个的烃基。X 为酸根阴离子。

二、杀菌机理

有机硅季铵盐作为一种新型的表面活性剂，具有耐高温、耐水洗、持久的效果，抑菌范围广，能有效地抑制革兰氏阳性菌、革兰氏阴性菌、酵母菌和真菌。其杀菌机理是：以有机硅作为媒介，将具有杀菌性能的铵阳离子基团强有力地吸附于细菌的表面，改变细菌细胞壁的通透性，使菌体内的酶、辅酶和代谢中间产物溢出，致使微生物停止呼吸功能而致死，从而达到杀菌、抑菌的作用，即发生了"接触死亡"。

三、杀灭微生物效果

将改性氨基硅油季铵盐类抗菌剂用于纯棉织物整理，发现对金黄色葡萄球菌、大肠杆菌和白色念珠菌作用 24 h 后的抑菌率分别达 98.12%、96.86%、95.14%，显示出广谱抗菌效果和较高的抗菌率。用叔胺基硅油与氯化苄反应制得的聚硅氧烷季铵盐对大肠杆菌的抑菌率达到了 100%，对霉菌也有一定的抑制作用。日本相关专利报道，将三甲氧基硅基取代的异氰脲化合物、含有 $C_{10\sim30}$ 季铵基团的三甲氧基硅烷及 CH_2C_2 配成整理剂，用来处理聚酯织物，100℃热处理 10 min 后可使织物具有优异的抗菌及耐洗性。

四、合成方法

（1）卤烷基硅烷的季铵化，利用卤烷基硅烷与长碳链叔胺进行反应，是制备该类化合物最简单的途径。将不同结构的长碳链叔胺(如 N, N-二甲基十八胺，N, N-二甲基 $C_{12\sim14}$ 烷基叔胺等)与 γ-氯丙基硅烷进行反应，可合成系列季铵化硅烷。其中无机碘还可以作为该类有机硅季铵盐消毒剂合成的催化剂。

（2）氨基硅油（硅烷）的季铵化，氨基硅油（硅烷）中的氨基与不同的季铵化试剂反应，可以得到不同季铵基团的硅油。

（3）含氢硅油（硅烷）的硅氢化加成反应，利用聚硅氧烷与亲水性物质聚合后再进行季铵化，可得到聚硅氧烷季铵盐。例如，以含氢硅油与缩水甘油烯丙醚反应，生成带环氧基团的硅油，然后与二甲胺反应生成有机硅叔胺，再与一氯甲烷在压力下反应也可合成有机硅季铵盐。

（4）甲基硅油与季铵盐反应，可通过平衡反应或缩聚反应把季铵基团引入聚硅氧烷中。使用的甲基硅油可以是三甲硅基封端的聚二甲基硅氧烷、羟基封端的聚二甲基硅氧烷、硅烷醇封端的聚二甲基硅烷或直接用八甲基环四硅氧烷代替甲基硅油。

此外，通过阴离子硅酮金属盐或有机表面活性剂与其他硅酮季铵盐或有机表面活性剂之间的交换反应，可以得到不同阴离子的有机硅季铵盐化合物。

五、应用范围

广泛用于纺织品抗菌整理，在皮革、金属和涂料中适当添加有机硅季铵盐，抗菌防霉效果却大大加强。另外，日化产品、污水处理、个人护肤品及农药等领域也有应用。

（陈血建　黄建飞　刘　斌）

第十一章 胍类消毒剂

1861 年，Streeker 首次分离得到有机物胍（guanidine）。胍是具有胍基（guanidyl）的含氮有机化合物，也称"亚胺脲""亚氨脲""氨基甲脒"。胍基化学式为—CN₃H₅，一个 C 与 3 个 N 连接，其中与一个 N 是以双键相连的，其余的 2 个 N 是以单键与 C 相连的。胍基化合物因具有强碱性、高稳定性、较好的生物活性等优良特性，应用领域十分广泛，其衍生物广泛用于药物、染料、炸药、农用化学品、塑料的生产及生物技术等方面，应用于杀菌、消毒与防腐领域只是其中部分化合物。

胍类消毒剂因其化学结构式中具有生物活性的烷基胍而得名，主要分为双胍类消毒剂和单胍类消毒剂两大类，其中双胍类消毒剂有氯己定、聚六亚甲基双胍盐、聚亚己基双胍、聚胺丙基双胍等；单胍类消毒剂有聚六亚甲基胍盐酸盐、聚六亚甲基胍硬脂酸盐、聚六亚甲基胍丙酸盐、聚六亚甲基胍磷酸盐等。目前，我国应用和研究较多的有氯己定、聚六亚甲基双胍盐类、聚六亚甲基胍盐类及其衍生物。

聚六亚甲基胍（polyhexamethylene guanidine，PHMG）出现于 20 世纪 90 年代，主要有双胍盐和单胍盐，常用的有聚六亚甲基双胍盐酸、聚六亚甲基胍盐酸盐及聚六亚甲基胍衍生物等。聚六亚甲基单胍盐与双胍盐的杀菌性能相近，单胍盐合成成本较低，双胍盐更温和，安全性更高，盐酸盐比其他盐类杀菌效果更好。聚六亚甲基胍盐消毒剂具有优越的杀菌活性，是新一代杀菌剂，其优越性主要体现在：高效；安全、无毒副作用；对光、热稳定；不产生细菌耐药性，持久有效；无色、无味、不挥发；不含重金属、酚类物质；对各类处理表面无腐蚀；环境友好。近几年，在国内外作为新一代胍类消毒剂陆续被报道，其高分子聚合物结构，使之毒性降低，且杀菌效果更加优异，已被广泛应用于医疗卫生、家庭生活、食品工业和畜牧养殖等各个领域。通过越来越多的学者对胍类消毒剂性质和功效的研究，其应用得到了不断的发展。

氯己定（chlorhexidine）又名洗必泰（hibitane），1954 年被合成并应用于手、皮肤和黏膜的消毒，因其具有杀菌效果好、性能稳定、对人体毒性小、使用方便等优点，一直在消毒领域占有一席之地。氯己定类被划分为低效消毒剂，但如果与高浓度醇类互配后，则能达到中效消毒剂水平。氯己定对革兰氏阳性菌杀灭作用最强，革兰氏阴性菌和真菌对其敏感性稍差，但对结核分枝杆菌和某些抗力较强的真菌杀灭作用较弱，对细菌芽孢仅有抑制作用。氯己定与盐酸、乙酸、葡萄糖酸结合成盐，分别形成盐酸氯己定、乙酸氯己定及葡萄糖酸氯己定。目前国内临床常用的是乙酸氯己定，但美国、欧洲等临床主要使用葡萄糖酸氯己定，尤其最近的 10 年以来，国际上对氯己定的研究报道主要集中在葡萄糖酸氯己定上。盐酸氯己定因其在水和醇中溶解度较低，在实际使用中已基本淘汰。

目前氯己定在临床上主要应用于外科手消毒、患者术前沐浴、伤口创面消毒、口腔黏膜消毒、牙根管消毒、贵重仪器表面消毒等。但同时也会引起一些不良反应，主要是味觉障碍、牙齿着色、接触性皮炎等，严重者可产生过敏性休克。浓度为 10 g/L 的氯己定溶液对烧伤、创伤表皮使用可引起疼痛；氯己定在滴眼液中作为防腐剂，长期使用对眼结膜会有不适。另外，氯己定还具有明显的耳毒性，因此使用时应慎重。

聚胺丙基双胍（PAPB）等胍类化合物的衍生物属于阳离子表面活性剂，性质比较稳定，与菌体表面含负电荷的各类细菌、病毒吸附，从而抑制分裂，使其丧失活性，因而具有良好的杀菌作用，可有效杀灭大肠杆菌、白色念珠菌、茄科镰刀霉菌等，且储存稳定，无刺激、无致敏。此类化合物广泛用于隐形眼镜护理液及其他抗菌制剂，主要用于保湿、浸泡、消毒隐形眼镜。

聚烯烃基胍（polyolefin guanidine），分子式为（$C_7H_{16}N_3Cl$）$_n$，衍生物呈无色或淡黄色，易溶于水，水溶液无色无味，无易燃易爆性，耐高温（200℃），分解温度＞400℃，呈碱性。其胍基性质活泼，带有正电性，很容易吸附在微生物体表，呈现较强抗菌作用，对白色念珠菌、金黄色葡萄球菌、枯草杆菌有较强的抑菌作用，对革兰氏阴性菌的作用弱一些。目前多用于皮肤消毒。

双氧胍（guanidine dioxide）是阳离子聚合物，白色固体粉剂，含量不小于 99%，可溶于水。双氧胍与环氧己烷复配的消毒液对大肠杆菌和金黄色葡萄球菌均具有良好的抑菌效果，用于手的卫生消毒可预防肠道传染病；用于皮肤黏膜擦拭消毒，可控制化脓性细菌。其不仅抗菌效果好，储存性能稳定，且对皮肤黏膜均无刺激性，多用于消毒湿巾等日常生活卫生用品。

聚[2-(2-乙氧基)-乙氧基乙酯]胍（poly-[2-(2-ethoxy)-ethoxyethyl]-guanidinium）为一种新型胍类化合物，属于聚六亚甲基胍衍生物。其对嗜肺军团菌、大肠杆菌、金黄色葡萄球菌和铜绿假单胞菌都有良好的杀菌效果。以含聚合单胍盐聚环己胍和聚 [2-(2-乙氧基)-乙氧基乙酯] 胍 5000 mg/L 的复方消毒剂原液作用 0.5 min，对悬液内大肠杆菌、金黄色葡萄球菌和铜绿假单胞菌的平均杀灭对数值均＞5.00；作用 1 min，对白色念珠菌平均杀灭对数值＞4.00。用浓度为 6000 mg/L 的聚 [2-(2-乙氧基)-乙氧基乙酯] 胍消毒液对果蔬浸泡作用 10 min，对果蔬表面人工染菌平均杀灭对数值为 3.79。以聚合单胍盐聚环己胍和聚 [2-(2-乙氧基)-乙氧基乙酯] 胍复方胍类消毒剂原液对受试者前臂皮肤表面涂擦消毒 2 次，作用 1 min，对皮肤表面自然菌平均杀灭对数值＞1.00。目前主要应用于手消毒和皮肤消毒。

胍类化合物自发现以来已有 150 余年的历史，在此期间人们对胍类化合物的制备、性能、毒性、杀菌效果及影响因素等方面进行了研究，发现其具有杀菌效果好、低毒、刺激性小、性能稳定、使用方便等优点，因此将其作为新一代消毒剂广泛应用于医药、纺织、水处理、生物技术等领域。如今人们使用胍类消毒剂已有 70 多年的历史，在消毒领域中有着不可替代的位置。它具有杀菌广谱、使用浓度低、作用速度快、性质稳定、对人体毒性小、使用方便等优点，具有广阔的发展前景，随着人们不断的深入研究，此类消毒剂会得到更多的开发利用，得到认可和普及。

第一节　聚六亚甲基双胍

一、理化性质

常用聚六亚甲基双胍（polyhexamethylene biguanidine，PHMB）类消毒剂为聚六亚甲基双胍盐酸盐（polyhexamethylene biguanidine hydrochloride），分子式为 $(C_8H_{17}N_5)_n \cdot xHCl$，平均分子量为 $1100 \sim 1800$，为无色透明液体，含量为 19% $\sim$ 21%，pH 4.0 $\sim$ 6.0，相对密度为 1.05（25℃），沸点为 102℃。

二、制备方法

将盐酸胍和 1,6-己二胺置于聚合釜内，搅拌并升温，完全熔化后继续升温，恒温反应约 2 h，再升温至预定温度进行反应。反应结束后停止搅拌，向釜内通氮气并打开出料口，使产物流入准备的容器，冷却凝固后碾碎待用。

三、检验方法

检验方法有荧光法、紫外分光光度法、毛细管电泳法、高效液相色谱法。

四、抗微生物机制

聚六亚甲基双胍盐酸盐中的甲基胍本身具有很高的活性，使聚合物呈正电性，容易被细菌、病毒所吸附，从而抑制了细菌病毒的分裂功能，使其丧失繁殖能力。而且聚合物的形成堵塞了微生物的呼吸通道，使微生物窒息而死。

五、杀灭微生物的类别

聚六亚甲基双胍消毒剂对细菌繁殖体、真菌及部分病毒均具有良好的杀灭作用，盐酸聚六亚甲基双胍对蓝藻类也有极强的杀灭和抑制能力。

六、杀灭微生物效果

1. 实验室鉴定对微生物的作用（杀灭、灭活、抑制）效果

用含 100 mg/L 的聚六亚甲基双胍盐酸的消毒液，对悬液内金黄色葡萄球菌和大肠杆菌作用 3 min，平均杀灭对数值均＞5.00；含 1000 mg/L 的盐酸聚六亚甲基双胍消毒液，对悬液内白色念珠菌作用 20 min，平均杀灭对数值＞4.00；杀菌作用随消毒剂浓度的增加、作用时间的延长而增强。

2. 现场试验对微生物的作用（杀灭、灭活、抑制）效果

1）模拟现场试验

用含聚六亚甲基双胍 625 mg/L 的复方消毒剂原液浸泡消毒黄瓜，作用 30 min，可使其表面污染的大肠杆菌对数值下降 3.35（3.10～5.20）。

2）现场试验

用含聚六亚甲基双胍 625 mg/L 的聚六亚甲基双胍复方消毒剂擦拭消毒皮肤、手 1 min，擦拭消毒物体表面 10 min，对表面自然菌的杀灭对数平均值分别为 1.56（1.23～2.45）、1.34（1.21～2.70）、2.05（1.45～3.72）。

七、影响作用效果的因素和注意事项

1. 影响作用效果的因素

盐酸聚六亚甲基双胍杀菌作用随消毒剂浓度的增加、作用时间的延长而增强。

2. 注意事项

不得口服；使用胍类消毒剂切忌与肥皂、阴离子表面活性剂化合物等配伍；消毒皮肤前，必须先清洁皮肤，带污垢的物体表面消毒前也应先清洁；避光、密闭，在阴凉处保存；黏膜消毒仅限于医疗机构的诊疗过程使用。

八、毒理学安全性

聚六亚甲基双胍属高分子聚合物，体内组织难吸收，毒性极低，对细胞基本无影响；对皮肤无刺激性，急性经口毒性属实际无毒级。

九、应用范围（消毒对象）

适用于手、皮肤黏膜、物体表面消毒，餐具及果蔬的清洗消毒，隐形眼镜护理液，水产养殖，造纸工业等领域。

十、应用方法（消毒方法）

1. 用法

外科手消毒：在清洁基础上，擦拭或浸泡消毒；卫生手消毒：擦拭或浸泡消毒；皮肤消毒：擦拭消毒；黏膜消毒：水溶液擦拭或冲洗消毒；物体表面消毒：擦拭或浸泡消毒。

2. 用量

外科手消毒：有效含量为 2~45 g/L，作用时间≤3 min；卫生手消毒：有效含量为 2~45 g/L，作用时间≤1 min；皮肤消毒：有效含量为 2~45 g/L，作用时间≤5 min；黏膜消毒：有效含量为 2~45 g/L，作用时间≤5 min；物体表面消毒：有效含量为 2~45 g/L，作用时间≤10 min。

第二节　1, 1′-己基双［5-(对氯苯基)双胍］

一、理化性质

1, 1′-己基双［5-(对氯苯基)双胍］（1, 1′-hexamethylenebis［5-(4-chlorophenyl) biguanide］）即氯己定（chlorhexidine），又名双氯苯双胍己烷、1, 6-双氯苯双胍己烷，俗称洗必泰，分子式 $C_{22}H_{30}N_{10}Cl_2$，分子量为 578.4，碱性物质，难溶于水。多制成盐酸盐、乙酸盐和葡萄糖酸盐使用。其盐酸盐和乙酸盐为白色结晶，无臭、味苦，非吸湿性，能溶于乙醇，在 20℃时，水中溶解度分别为 0.06% 与 1.9%，加入适量的阳离子或非离子表面活性剂，或提高水温，可增加溶解度；其葡萄糖酸盐一般为含量 20% 的无色或浅黄色水溶液，无气味，味苦，能与水、甘油、醇等互溶。成盐后的氯己定稳定性好。

二、制备方法

氯己定与不同的酸反应，得到不同的盐。例如，与乙酸反应，得到乙酸氯己定；与盐酸反应，得到盐酸氯己定；与葡萄糖酸反应，得到葡萄糖酸氯己定。

三、检验方法

乙酸氯己定：化学滴定法、紫外分光光度法、双波长分光光度法和高效液相色谱法；葡萄糖酸氯己定：紫外-可见分光光度法、滴定法和高效液相色谱法。

四、抗微生物机制

氯己定分子是阳离子，易吸附于带负电荷的菌体细胞膜上，造成细胞膜的破裂损伤；在溶液体系内，可抑制细菌系统酶，特别是脱氢酶和氧化酶，使其发生代谢障碍，在高浓度下可使细胞质聚集成块、浓缩变性，导致细菌死亡。

五、杀灭微生物的类别

氯己定属低效消毒剂，可有效杀灭细菌繁殖体。乙酸氯己定能杀灭金黄色葡萄球菌、大肠杆菌及霉菌，对结核杆菌、真菌及细菌芽孢有抑制作用。葡萄糖酸氯己定对大肠杆菌、绿脓杆菌、金黄色葡萄球菌、枯草杆菌有很强的杀灭作用。

六、杀灭微生物效果

1. 实验室鉴定对微生物的作用（杀灭、灭活、抑制）效果

乙酸氯己定对金黄色葡萄球菌、大肠杆菌、白色念珠菌和铜绿假单胞菌的最小抑菌浓度（MIC）分别为 2 mg/L、2 mg/L、8 mg/L 和 40 mg/L；葡萄糖酸氯己定对上述菌的最小抑菌浓度分别为 4 mg/L、4 mg/L、16 mg/L 和 80 mg/L；

作用时间均为 10 min，乙酸氯己定对金黄色葡萄球菌、大肠杆菌、铜绿假单胞菌的最小杀菌浓度（MBC）分别为 512 mg/L、1024 mg/L、1024 mg/L 和 1024 mg/L；葡萄糖酸氯己定对上述菌的最小杀菌浓度分别为 1024 mg/L、1024 mg/L、2048 mg/L 和 4096 mg/L。

2. 现场试验对微生物的作用（杀灭、灭活、抑制）效果

1）模拟现场试验

用含乙酸氯己定的消毒湿巾反复擦拭桌面并作用 2 min，对其表面污染的大肠杆菌和白色念珠菌杀灭率分别为 96.50% 和 93.81%；用其擦拭手并作用 1 min，对自然菌杀灭率为 99.21%。

2）现场试验

用含 2600 mg/L 的乙酸氯己定和体积分数 73.05% 乙醇及 1000 mg/L 苯扎溴铵消毒剂原液对前臂内侧皮肤和手进行擦拭消毒并作用 1 min，对皮肤上自然菌杀灭

对数值为 1.0～3.84，平均为 2.77，对手上自然菌杀灭对数值为 1.00～4.18，平均为 2.47。

七、影响作用效果的因素和注意事项

1. 影响作用效果的因素

（1）碱性物质、强氧化性物质能降低其杀菌活性。

（2）与重碳酸盐、碳酸盐、枸橼酸盐、磷酸盐和硫酸配伍，有可能生成沉淀。

（3）此外，杀菌效果可随溶液浓度增加、温度升高而增强，pH 5.5 ～8.0 为最佳，有机物可降低其杀菌效果。

2. 注意事项

不宜与阴离子表面活性剂、碘酊、升汞、高锰酸钾等同时使用；不可用于脑、脑膜、中耳等敏感组织；尽量避免与眼睛接触；易被微生物污染，在器械消毒时应使用灭菌制剂；氯己定溶液及涂有氯己定的辅料等不宜高压消毒。

八、毒理学安全性

急性经口毒性试验、皮肤和阴道黏膜刺激试验、小鼠骨髓嗜多染红细胞微核试验等试验结果均为阴性，具有很好的安全性。

九、应用范围（消毒对象）

氯己定类消毒剂属于低效消毒剂，一般用于手、皮肤和黏膜的消毒，也可用于环境表面和物品的消毒。

十、应用方法（消毒方法）

1. 用法

外科手消毒：在清洁基础上，擦拭或浸泡消毒；卫生手消毒：擦拭或浸泡消毒；皮肤消毒：擦拭消毒；黏膜消毒：水溶液擦拭或冲洗消毒；物体表面消毒：擦拭或浸泡消毒。

2. 用量

外科手消毒：有效含量为 2～45 g/L，作用时间≤3 min；卫生手消毒：有效含量为 2～45 g/L，作用时间≤1 min；皮肤消毒：有效含量为 2～45 g/L，作用时间≤5 min；黏膜消毒：有效含量为 2～45 g/L，作用时间≤5 min；物体表面消毒：有效含量为 2～45 g/L，作用时间≤10 min。

第三节　聚氨丙基双胍

一、理化性质

聚氨丙基双胍（polyaminopropyl biguanide，PAPB），又名 N-1, 6-己烷二基双-(氰基)胍，或 1, 6-己烷二胺的聚合物盐酸化物，属于阳离子表面活性剂，性质较稳定。

二、检验方法

固相萃取-反相高效液相色谱法可检验聚氨丙基双胍。

三、抗微生物机制

胍基可吸附菌体表面带负电荷的各类细菌、病毒，从而抑制细菌、病毒的分裂功能，使其丧失活性；加上聚合物形成了薄膜堵塞了微生物呼吸通道，使微生物迅速窒息而死亡。

四、杀灭微生物的类别

聚氨丙基双胍可有效杀灭大肠杆菌、白色念珠菌、茄科镰刀霉菌等。

五、杀灭微生物效果

1. 实验室鉴定对微生物的作用（杀灭、灭活、抑制）效果

含 850 mg/L 的聚氨丙基双胍消毒液，对悬液内金黄色葡萄球菌、大肠杆菌、铜绿假单胞杆菌、白色葡萄球菌作用 1 min 以上，其平均杀灭对数值均＞5.0；含 850 mg/L 的聚氨丙基双胍消毒液对白色念珠菌作用 30 min 以上，平均杀灭对数值＞4.00。

2. 现场试验对微生物的作用（杀灭、灭活、抑制）效果

1）模拟现场试验

用气溶胶喷雾器按 8 mL/m³ 喷雾聚氨丙基双胍消毒液原液作用 30 min 以上，对 20 m³ 的气雾室内空气中人工污染白色葡萄球菌平均消除率达到 99.98%以上；以聚氨丙基双胍消毒液原液浸泡染有大肠杆菌的织物，作用 30 min，对织物表面

的大肠杆菌平均杀灭对数值＞3.00。

2）现场试验

以含 850 mg/L 的聚氨丙基双胍消毒液对工作台面和地面喷洒消毒作用 30 min，可使表面自然菌的平均对数值减少为 1.27。用气溶胶喷雾器按 8 mL/m³ 喷雾聚氨丙基双胍消毒液原液作用 30 min，对 60 m³ 的室内空气中自然菌平均消除率为 92.74%。

六、影响作用效果的因素和注意事项

1. 影响作用效果的因素

含聚氨丙基双胍的隐形眼镜护理液杀菌效果不仅受作用温度和作用时间的影响，还会受护理液所接触的材料影响。时间延长、温度升高均可使杀菌效果增强，采用塑料试管进行试验，杀菌效果明显比玻璃试管好。

2. 注意事项

聚氨丙基双胍类消毒剂属阳离子表面活性剂，切忌与肥皂、阴离子表面活性剂化合物等配伍，与阳离子、非离子表面活性剂配伍时也应在两种以下，以保证良好的杀菌效果。有机物可降低聚氨丙基双胍类消毒剂的杀菌效果，所以不能用于消毒严重污染的物品，消毒手、皮肤必须先清洁。

七、毒理学安全性

属于实际无毒级物质，其原液对完整皮肤黏膜无刺激作用，小鼠骨髓嗜多染红细胞微核试验结果为阴性，有良好的安全性。

八、应用范围（消毒对象）

国内报道多应用于隐形眼镜护理液的杀菌消毒，国外有报道用于化妆品防腐剂、湿纸巾消毒。

（陈梓楠）

第十二章　烷基化气体消毒剂

烷基化剂（alkylating agents）是一类以甲烷、环氧乙烷为基础的衍生物，主要通过对微生物的蛋白质、DNA 和 RNA 的烷基化作用而将微生物灭活的消毒灭菌剂。虽然这类化合物的液体也有杀灭微生物的作用，但在消毒灭菌工作中主要是其气体。

烷基化消毒剂的主要优点：①杀菌谱广，对各种微生物均可杀灭。②杀菌力强，对各种微生物均有强大的杀灭作用，且杀灭细菌芽孢和杀灭繁殖体所需的时间非常接近。含氯消毒剂、重金属类消毒剂、酚类和季铵盐类消毒剂杀灭细菌芽孢所需时间是杀灭繁殖体的 1000～10000 倍，而烷基化消毒剂杀灭两者所需时间仅相差 5～10 倍。③对物品无损害或损害轻微。其缺点：对人体有一定的毒性，有些可能会致癌，如环氧乙烷、乙型丙内酯、环氧丁烷。

近年来，由于需要消毒灭菌的物品种类越来越多，特别是医学上大量精密的电子仪器、塑料制品及人造纤维的出现，给诊疗器材的消毒灭菌带来了很多新的难题。而烷基化消毒剂正好可以弥补其他消毒方法的不足，以其消毒效果可靠、对物品损害小的优势越来越受到关注。目前，不仅在医药工业上，而且在医院、实验室物品的消毒和灭菌上，烷基化消毒剂都被广泛应用。烷基化气体消毒剂包括甲醛、环氧乙烷、乙型丙内酯、环氧丙烷、溴化甲烷和乙撑亚胺等。

环氧乙烷是继甲醛之后出现的第 2 代化学消毒剂，至今仍为最好的冷消毒剂之一。1929 年已有学者指出，环氧乙烷具有杀菌作用。但它最早作为消毒、灭菌剂应用是在 1936 年。1936 年，Schrader 等将环氧乙烷与 CO_2 混合，用于杀灭各种害虫和细菌。同年，Kirby 等发现 10%环氧乙烷可防止面包发霉。1937 年，Gross 等发现环氧乙烷对试验中的 48 种微生物都有杀灭作用，并指出这种化合物可用于烟草灭菌和杀灭糖内的嗜热性微生物。在此后一些专利文献也有环氧乙烷用于有机材料和香料的灭菌。在第二次世界大战期间及其之前，环氧乙烷主要应用于食品工业产品的灭菌防霉，使用范围仅限于对热敏感的产品。1949 年，Phillips 和 Kaye 等对环氧乙烷进行了系统、全面的研究。此后，环氧乙烷受到了普遍的重视，广泛应用于医药工业、医院消毒灭菌和传染病疫源地污染物品消毒灭菌等方面。继 Phillips 等的工作后，许多学者对环氧乙烷的杀菌性能、作用原理和影响因素、毒性和对物品的损害等方面进行深入的研究，为其合理使用提供了大量的有用参数。众多研究证明，环氧乙烷是一种广谱、高效、穿透力强、对消毒物品损害轻微的消毒、灭菌剂。在国外，尤其是欧美国家，广泛使用于医疗器械、各种织物、塑料制品、皮毛制品等消毒灭菌。在我国，环氧乙烷已应用于医院诊疗器材的消毒灭菌、传染病疫源地物品的消毒及皮毛工业、制药工业和食品工业等方面。但由于环氧乙烷具有易燃易爆、对人有毒性和要求一定的设备条件等缺点，故限制了其进一步推广。

环氧丙烷作为消毒剂应用大约于20世纪40年代，尤其是1949年Phillips和Kaye的研究之后，人们曾对环氧丙烷抱有希望。但后来发现其挥发性差、穿透力低，生物学活性仅相当于环氧乙烷的一半，加之环氧乙烷备受重视，人们减弱了对环氧丙烷的兴趣，故其应用普遍不受重视。然而后来发现，环氧乙烷虽然具有穿透力强、杀菌作用强等优势，但消毒后可在消毒物品残留少量有毒的乙二醇，1958年国外限制将环氧乙烷用于食品和药物的灭菌。由于环氧丙烷的水解产物为无毒的丙二醇，故在食物和药物的灭菌上允许用环氧丙烷。目前环氧丙烷仍主要用于食品工业的灭菌，在医学消毒上应用不广。

1932年，法国人Le Goupil首次使用溴化甲烷作为杀虫剂。1949年，Kolb等证明溴化甲烷对炭疽杆菌芽孢具有杀灭作用，并建议用于进口羊毛的灭菌。1952年，Tricklel和Munnecke等报道，溴化甲烷可杀灭真菌。同年，Saiki使用溴化甲烷对船只进行消毒，发现其对肠道致病菌的作用次于甲醛和氯化苦。我国于1953年开始使用溴化甲烷熏蒸棉籽。1966年，Jones发现溴化甲烷的杀菌作用仅为环氧乙烷的1/10。其优点是穿透力强，不易燃烧和爆炸，但由于其对人的毒性比其他烷基化消毒剂都强，故限制了其在医学消毒上的应用。1967年，Vashkov和Astasyeva在维也纳一次会议上报道，苏联使用60%环氧乙烷和40%溴化甲烷的混合气体对宇宙飞船灭菌，并指出这样的混合物不仅不易燃烧，而且两种化合物之间有许多协同作用。1968年Opfelll的研究支持了上述观点，而1970年Porter等却发现，环氧乙烷和溴化甲烷在杀芽孢作用上并无协同作用，但两种化合物混合后穿透力更强，从而提高了杀菌作用。后来经广泛使用证明，溴化甲烷是一种有刺激性和渗透性强的广谱杀虫杀菌熏蒸剂。但溴化甲烷在医学消毒学上应用不多，而在农产品的灭菌应用上更普遍些。半个多世纪来，在所有熏蒸剂中，其使用量最大，应用范围最广。然而，由于其对臭氧层具有破坏作用，1992年哥本哈根会议根据"蒙特利尔协议"，将溴化甲烷列入臭氧层消耗物质的名单，其应用前景不容乐观。

1915年，Norahcoh用碘丙酸和氧化银反应，首次合成乙型丙内酯。1951年，Hartman等发现乙型丙内酯具有杀菌和杀病毒作用，并将其应用于血浆和血液灭菌，此后国外对乙型丙内酯液体的消毒作用进行了大量的研究。1953年，Hoffman等证明乙型丙内酯气体也有很强的杀菌作用，并且研究温度、浓度、湿度等因素对消毒效果的影响，为乙型丙内酯气体的合理应用提供依据。有学者用Ct 90值[空气中灭菌剂的浓度（mg/L）×杀灭90%微生物所需的时间（分钟）]比较了几种气体灭菌剂对枯草杆菌黑色变种芽孢的杀灭作用，结果发现，其作用比甲醛强

25 倍，比环氧乙烷强 4000 倍，比溴化甲烷强 50000 倍，杀灭细菌繁殖体和杀灭芽孢的作用仅相差 4～5 倍。在 500 余种化合物中，乙型丙内酯杀病毒的作用是最强的。在 1985 年第六次国际消毒会议上，美国疾病预防控制中心的 Favero 博士说：乙型丙内酯是一种极好的气体消毒剂，但在掌握这种气体方面还有一些问题，认为乙型丙内酯是一种有效的消毒剂。国外曾对乙型丙内酯的应用给予高度的重视。美国曾把乙型丙内酯作为反生物战消毒剂来装备部队，但后有研究验实证实了乙型丙内酯对动物有致癌作用，这一发现大大限制乙型丙内酯的使用。但至今未发现其对人类致癌的报道。

上述几种消毒剂中，环氧乙烷应用比较广泛，其他烷基化消毒剂在医学消毒方面应用较少。

甲醛已在本书第四章醛类消毒剂中做了详细介绍，本章不再重复。

第一节 环 氧 乙 烷

一、理化性质

1. 物理性质

环氧乙烷（ethylene oxide，epoxyethane）是一种最简单的环醚，属于杂环类化合物，为非特异性烷基化合物。分子式为 C_2H_4O，分子量为 44.05。在 4℃时相对密度为 0.884，沸点 10.8℃，冰点-111.3℃。当温度低于 10.8℃，气体液化，其液体无色透明。环氧乙烷蒸气压比较大，在 25℃时为 173.32 kPa，30℃为 207.98 kPa，因此对消毒物品的穿透力很强，扩散性可以穿透微孔而到达物品的深部，有利于物品的消毒和灭菌。

2. 化学性质

环氧乙烷具有毒性，易燃易爆，当空气中含有 3%～80%环氧乙烷时，可形成爆炸性混合气体，遇到明火时发生燃烧或爆炸。消毒和灭菌的环氧乙烷浓度通常为 400～800 mg/L，在空气中易燃易爆浓度范围内，因此使用中应加以注意。通常，可将环氧乙烷与二氧化碳等惰性气体按 1：9 比例相混合形成防爆混合气体，用于消毒和灭菌更为安全。

环氧乙烷化学性质非常活泼，其环易于破坏，而发生各种化学反应：①开环加成反应，可与水、醇、氢卤酸、氨及烷基氯化镁发生开环加成反应。②氧化反应，在高温下发生深度氧化反应生成二氧化碳，还可以在珀金存在下氧化生成羟基酸。③还原反应，在有镍催化剂存在时，环氧乙烷加氢还原成乙醇。④聚合反应，环氧乙烷可以发生聚合，但一般情况下聚合作用较缓慢，且主要是在液体状态时发生聚合。与二氧化碳或氟的碳氢化合物组成混合物中，聚合作用更缓慢，固体聚合物不易爆炸。⑤异构化反应，在氧化铝存在下，温度在 170～320℃时，会发生分子内重排，而异构化为乙醛。

二、制备方法

1. 氯醇法

以乙烯为原料，分两步反应：先经次氯酸化制得氯乙醇，再用氢氧化钙与氯乙醇反应，制得环氧乙烷。

反应方程式：

$$CH_2 = CH_2 + Cl_2 + H_2O \longrightarrow ClCH_2CH_2OH + HCl$$
$$2ClCH_2CH_2OH + Ca(OH)_2 \longrightarrow 2C_2H_4O + CaCl_2 + 2H_2O$$

2. 直接氧化法

乙烯和空气或氧气在银催化剂的作用下，直接进行气相氧化反应生成环氧乙烷。

反应方程式：$2CH_2 = CH_2 + O_2 \longrightarrow 2C_2H_4O$

三、检验方法

检验方法有气相色谱法、化学滴定法、化学比色法。

四、抗微生物机制

环氧乙烷能与微生物的蛋白质、DNA 和 RNA 发生非特异性烷基化作用，蛋白质上的羧基、氨基、硫氨基和羟基被烷基化，使蛋白质失去了在基本代谢中需要的反应基，阻碍了细菌蛋白质正常的化学反应和新陈代谢，从而导致微生物的死亡。

环氧乙烷还能抑制微生物酶的活性，如磷酸脱氢酶、肽酶、胆碱氧化酶和胆碱酯酶，阻碍了微生物的正常代谢过程，从而导致其死亡。

五、杀灭微生物的类别

环氧乙烷为广谱性灭菌消毒剂，其液体和气体均有较强的杀微生物作用，可以杀灭各种微生物，包括细菌繁殖体、芽孢、病毒、真菌孢子。

六、杀灭微生物的效果

1. 实验室鉴定对微生物的作用

常温下 550 mg/L 环氧乙烷作用 2 h 可杀灭金黄色葡萄球菌，作用 1 h 可杀灭链球菌、大肠杆菌和绿脓杆菌；室温下，0.1 mL/L 环氧乙烷对布片上细菌繁殖体的杀灭时间分别为：金黄色葡萄球菌 6 h、四链球菌 4 h，黏质沙雷菌 3 h、大肠杆菌 2 h，克雷伯菌 2 h。

细菌芽孢对环氧乙烷抗力最强，但不同细菌芽孢表现不同。在标准条件（环氧乙烷 630 mg/L，温度 54℃，相对湿度 60%）下，污染在非吸湿性表面上的不同细菌芽孢杀菌 D 值分别为：枯草杆菌黑色变种芽孢 6.66 min，梭状杆菌芽孢 3.67 min、短小杆菌芽孢 2.81 min、嗜热脂肪杆菌芽孢 2.63 min；而在吸湿性表面的杀菌 D 值分别为：枯草杆菌黑色变种芽孢 4.30 min、梭状杆菌芽孢 3.33 min、短小杆菌芽孢 2.21 min、嗜热脂肪杆菌芽孢 2.63 min。当环氧乙烷浓度为 442 mg/L 作用 4 h，对枯草杆菌黑色变种芽孢的杀灭率为 98.98%，浓度为 884 mg/L 和 1326 mg/L 环氧乙烷作用 1 h，杀灭率分别可达 99.98% 和 100%。

环氧乙烷对多种病毒具有灭活作用。1% 环氧乙烷水溶液 35℃ 下作用 24 h 可灭活甲、乙型流感病毒和新城鸡瘟病毒。在环氧乙烷灭菌柜内，温度 45～55℃，相对湿度 50%～60%，250 mg/L 环氧乙烷作用 6 h 可完全破坏 HBV-DN 聚合酶，但不能破坏 HBsAg。在此条件下可完全灭活甲型肝炎病毒和 Polio 病毒等其他肠道病毒。

160 mg/L 环氧乙烷作用 3 h 可灭活真菌和酵母菌。

2. 现场试验对微生物的重要性

1）模拟现场消毒试验

选择普通集装箱（20 尺标箱，体积为 33.3 m^3）作为现场消毒试验对象，将染菌布用大头针固定于纸箱内，将装有染菌布片的纸箱按上、中、下、左、中、右立体交叉布放于装满纸箱的集成箱。关闭柜门后，输送环氧乙烷和二氧化碳混合气体［1∶9（体积比）］熏蒸消毒。常温常湿条件下，普通集装箱以 50 mg/m^3 环氧乙烷熏蒸消毒 24 h，大肠杆菌杀灭率为 99%～100%，金黄色葡萄球菌杀灭率为 97%～100%，枯草杆菌黑色变种芽孢杀灭率为 21%～96%，而当以 100 mg/m^3 环氧乙烷熏蒸消毒 5 h，大肠杆菌杀灭率为 99.99%～100%，金黄色葡萄球菌杀灭率为 94%～100%，枯草杆菌黑色变种芽孢杀灭率为 81%～99%。

2）现场试验

将需灭菌的物品放入环氧乙烷灭菌柜，灭菌物品体积达到灭菌柜容积的 80%，同时放置 15 份生物指示剂（枯草杆菌黑色变种芽孢 ATCC9372，芽孢量为 2.5×10^6 cfu/支）于灭菌柜上、中、下层，每层 5 瓶，分别置于四角和中央。采用 30% 环氧乙烷和 70% 二氧化碳混合气体灭菌，夹层水温 60℃，内室温度

50℃，内室气压 0.08 MPa，灭菌时间 360 min。抽真空，残留挥发后将指示剂在 30～35℃下培养 96 h，全部结果均为阴性，合格率 100%。

采用"袋装法"对已受炭疽杆菌污染的粮食进行熏蒸消毒，将污染粮食用麻袋盛装置于粮仓内，每袋 120～150 斤（1 斤=0.5kg），粮堆体积 40～160 m^3，共 216～800 袋，重 2.6 万～11 万斤。消毒时，粮堆用聚乙烯薄膜覆盖，四周边缘与水泥地面以沥青黏合密封。每 2～5 袋放菌片（枯草杆菌黑色变种芽孢，带菌 5× 10^6 个/片）。室温在 27℃±2℃，相对湿度 75%～80%，粮堆上、中、下三层平均温度 26℃±2℃，经 700 mg/m^3 环氧乙烷熏蒸 48 h，消毒效果达 96.28%～97.33%。

七、影响作用效果的因素和注意事项

1. 影响作用效果的因素

环氧乙烷灭菌效果受到多种因素的影响，如环氧乙烷的作用浓度、时间和温度，环境的湿度和相对湿度，消毒处理的时间长短，微生物的菌龄和含水量，消毒物品的表面性质和厚度，包装方式和密封，有机物含量等，为了达到最佳的灭菌效果，应准确而合理地掌握各种参数，才能更好地发挥其杀微生物的作用，达到消毒或灭菌的目的。

1）浓度和时间

环氧乙烷的浓度是影响其灭菌质量最为重要的因素，浓度越高，杀菌所需时间越短，最常见的浓度为 450～1200 mg/L。灭菌的时间一般为 105～300 min。

2）温度

一般来说，在一定范围内，随着温度升高，环氧乙烷杀菌作用加强。但是，当温度高得足以使药物发挥最大作用时，再升高温度，杀菌作用也不再增强。灭菌温度一般为 35～60℃。

3）相对湿度

灭菌物品的含水量、微生物本身的干燥环境和灭菌环境的相对湿度，对环氧乙烷的灭菌效果均有显著的影响。一般最常见的相对湿度为 45%～75%。小型处理以 30%～50%为宜；对大型物品（容积超过 0.15 m^3），要求湿度较高，在 60%～80%。湿度过大，因水解反应，可损耗环氧乙烷；湿度过小，有机物质形成硬壳，可妨碍环氧乙烷穿透，增加消毒的难度。

4）微生物的菌龄

一般认为菌龄较大的微生物，对环氧乙烷的抵抗力比幼龄微生物强。

5）消毒物品的表面性质和厚度

消毒物品的表面性质对环氧乙烷气体的消毒效果有明显的影响。纸、布等有孔材料消毒效果好。玻璃、金属等无孔材料较差。塑料、橡胶、水液等可吸收大量环氧乙烷，降低作用浓度，导致消毒效果下降，消毒时应适量加大药物用量。

目前常用纸塑物品包装材料、聚乙烯、无纺布,不能使用尼龙、聚酯膜、铝箔、密封的玻璃和玻璃纸做包装材料。

6)物品包装方式和密封

物品包装时不宜过紧或过松。

7)有机物的含量

一般来说,菌体表面含有的有机物越多,就越难以杀灭。这是因为,一方面有机物在微生物的外面形成一层保护层;另一方面周围的有机物和环氧乙烷发生反应,消耗掉一部分的消毒剂,使到达微生物内部的环氧乙烷量减少。故灭菌物品要彻底清洗,可加酶浸泡。对于不能清洗的物品,需要适当增加环氧乙烷的用量。

2.注意事项

因环氧乙烷有毒,易燃易爆,应储存在阴凉、通风的库房。远离火种、热源。避免光照,库温不宜超过 30℃,避免与酸、碱、醇类物质接触。环氧乙烷不能用于食品和药品的消毒,其水解后可产生少量有毒的乙二醇。也不能用于血液灭菌,因为它可导致细胞溶解、补体灭活和凝血酶破坏。

环氧乙烷可以任何比例与水混合,并能溶于常用的有机溶剂和油脂,其气体可被某些固体(如橡胶、塑料)吸收,因此在使用时,要避免塑料和环氧乙烷液体直接接触。

八、毒理学安全性

环氧乙烷为低毒物质,小鼠 LC_{50} 为 2786 mg/L(吸入暴露 2 h)。对动物和人具有遗传毒性、生殖毒性和致癌性。当人吸收 > 10 ppm 的环氧乙烷时便可能发生危险,当吸入量达到 100 ppm 时便可能出现有害症状,当吸入量达到 250 ppm 时,在 60 min 内就可导致严重中毒。对呼吸道、肺和眼有刺激作用。

九、应用范围(消毒对象)

可用于金属制品、内镜、透析器和一次性使用的医疗器械的灭菌,各种织物、塑料制品、粮食等工业消毒灭菌,传染病疫源地物品(如化纤织物、丝、棉、皮革、皮毛、文物、油画、纸张、文件等档案资料)消毒处理。

十、应用方法(消毒方法)

因环氧乙烷穿透力强,易燃易爆,故消毒时必须在密闭的容器内进行。常用的消毒方法有以下几种。

1. 柜室法

可应用环氧乙烷消毒器或消毒室进行消毒灭菌,将物品放入柜室内,关闭柜门,预温加热至 40～60℃,抽真空至 21 kPa 左右,通入环氧乙烷,用量 900～1000 mg/L,在最适相对湿度（60%～80%）情况下作用 6～12 h。

2. 丁基橡胶袋法

适用于快速消毒小型物品。将物品放入袋内,挤出空气,扎紧袋口。环氧乙烷给药可事先放安瓿于袋内,扎紧袋口后打碎,使其气体扩散;也可将钢瓶放在40～50℃温水中气化后与袋底部胶管相通,使气体迅速进入,用药量为 2.5 g/L。将橡胶袋底部通气口关闭,放入 20～30℃室温中放置 8～24 h。

3. 保温瓶消毒法

适用于室内温度较低时对小型物品的消毒。在保温瓶中加入 45℃热水至瓶的1/3～1/2 处,将拟消毒物品与用双层布制小袋包好的环氧乙烷安瓿放入聚乙烯袋内（安瓿颈部保持向上）,自袋外将安瓿颈掰断,立即放入保温瓶内,盖上盖,让环氧乙烷自然气化,进行消毒。用量为 890 mg/L,作用 16～24 h。

4. 塑料袋消毒法

适用于中、小型物资装备消毒。塑料袋用 0.2～0.5 mm 厚聚氯乙烯膜制作,消毒时用由角铝与铁夹组成的铝夹,并中间衬以橡胶条封袋口。将物品与盛有环氧乙烷的容器放入袋内,封好袋口,于室温（大于 15℃）下使环氧乙烷自然气化,进行消毒。用药量为 1.5 mL/L（1335 mg/L）,作用 16～24 h。

5. 塑料篷幕消毒法

适用于大型物品的消毒。篷幕侧面开孔并装以固定的双向接头,外接环氧乙烷钢瓶,内接聚乙烯散药软管。堆放物品于幕内,行列间留适当空隙,安放散药软管,封闭幕口后,由幕外如丁基橡胶袋法给药。用药量为 0.4 kg/m^3 时,在环境温度大于 15℃下作用 40～48 h;或者 0.7 kg/m^3 下作用 20～24 h。

6. 液体的浸泡消毒

适用于某些生物制品、培养基或移植的活体组织的灭菌。用 1%～2%环氧乙烷液体浸泡消毒,在冰浴中进行,浸泡数小时后取出,放室温或温水浴中驱除残留环氧乙烷后即可应用。

第二节　环 氧 丙 烷

一、理化性质

1. 物理性质

环氧丙烷（propylene oxide, epoxy propane）分子式为 C_3H_6O,分子量为 58.08,

在常温常压下外观为无色透明液体，具有醚类气味，易溶、易挥发且易燃，沸点低，有毒性和旋光性，相对密度（20/20℃）为 0.859。凝固点为-112.13℃，沸点为34.24℃。折射率（nD）为 1.3664，黏度为（25℃）0.28 mPa·s。与水部分混溶［20℃时水中溶解度为 12.8%（质量）］，也溶于丙酮、乙醇、乙醚等有机物。

2. 化学性质

环氧丙烷化学性质活泼，因分子中存在化学活性较高的环氧基，可进行许多化学反应，例如，容易开环聚合，可与含活泼性氢的物质，如水、醇、酸、胺等反应，生成二醇、醇醚、醇胺等；可与含有两个以上活泼氢的化合物聚合，生成的聚合物统称聚醚多元醇。环氧丙烷还可作为有机合成原料和良好的低沸点溶剂。其与氨反应生成异丙醇胺呈碱性，可吸收酸性气体，广泛用于气体净化。

二、制备方法

1. 氯醇法

以丙烯为原料，经次氯酸化、皂化，再经浓缩、蒸馏而得产品。丙烯与次氯酸的反应在水溶液中进行，在水中使氯气与次氯酸、盐酸保持平衡的混合状态，反应温度为 30～50℃，生成的含水氯丙醇与 10%石灰乳在皂化釜中进行皂化，在皂化釜内通入水蒸气，蒸出生成的环氧丙烷，再经过冷凝精馏即得成品。

反应方程式：　　　　$C_3H_6+Cl_2+H_2O \longrightarrow C_3H_6ClOH+HCl$

$2C_3H_6ClOH+Ca(OH)_2 \longrightarrow 2C_3H_6O+CaCl_2+2H_2O$

2. 共氧化法

（1）乙苯共氧化法：用纯氧将乙苯氧化，在 0.3～0.5 MPa，130～160℃条件下生成含乙苯有机氢过氧化物的乙苯混合物，其混合物在钼基催化剂存在的条件下通入过量的丙烯进行环氧化反应，生成环氧丙烷和 2-甲基苯乙醇。

（2）异丁烷共氧化法：用纯氧将异丁烷纯化，生成叔丁基氢过氧化物和叔丁醇的混合溶液。该混合液在 3.4 MPa、110℃，钼基催化剂作用下与丙烯发生环氧化反应，生成环氧乙烷和叔丁醇。

3. 过氧化氢直接氧化（HPPO）法

丙烯和过氧化氢在甲醇作为溶剂的条件下，经钛硅催化剂作用，直接进行环氧化反应生成环氧乙烷和水。

反应方程式：　　　　$C_3H_6 + H_2O_2 \longrightarrow C_3H_6O+H_2O$

三、检验方法

气相色谱法。

四、抗微生物机制

环氧丙烷可与微生物的蛋白质、DNA 等发生烷基化作用，蛋白质的一些官能团被烷基化，使蛋白质无法进行基本的代谢过程，从而阻碍了其正常的化学反应和新陈代谢，最终致其死亡。

五、杀灭微生物的类别

环氧丙烷是一种广谱消毒剂，可以杀灭细菌繁殖体、芽孢、真菌及病毒。

六、杀灭微生物效果

1. 实验室鉴定对微生物的作用（灭杀、灭活、抑制）效果

环氧丙烷对黑曲霉 LAM3001，熏蒸条件为水分活度（AW）为 0.75，温度为 30℃，时间为 24 h，在不用玻璃瓶装菌株时直接熏蒸，投药量为 100 mg/L 时可将其全部杀灭；同样条件下，直径为 1.0 mm、1.5 mm 和 2.0 mm 玻璃瓶装菌株，投药量需达 500 mg/L 时，杀菌效果才达 100%。

2. 现场试验对微生物的作用（灭杀、灭活、抑制）效果

1）模拟现场试验

100 mg/L 环氧丙烷在 20℃对大豆熏蒸 24 h，大豆疫霉的 EC_{50}、EC_{90}、EC_{99} 和 ECP_9 分别为 14.33 mg/L、21.41 mg/L、33.21 mg/L 和 95.38 mg/L。

2）现场试验

用 1%～2%（质量分数）环氧丙烷对密闭容器内粉末食品（可可粉）进行消毒，37℃作用 2～3 h，可使可可粉的菌数减少 50%～70%，真菌减少 90%～99%。

七、影响作用效果的因素和注意事项

1. 影响作用效果的因素

微生物本身的干燥环境和灭菌环境的湿度、作用浓度和时间、温度，均会影响环氧丙烷的灭菌效果。一般来说，灭菌速度随着相对湿度的升高而加快；且随着温度的升高，灭菌作用增强。环氧丙烷的灭菌浓度为 800～2000 mg/L，相对湿度以 30%～60%为宜。

2. 注意事项

环氧丙烷产品是易燃易爆品，应储存于通风、干燥、低温（25℃以下）阴凉处，不得于日光下直接暴晒并隔绝火源，其蒸气会分解，应避免用铜、银、镁等

金属处理和储存环氧丙烷，也应避免酸性盐、碱类、叔胺等过量的污染环氧丙烷，环氧丙烷发生的火灾应用特殊泡沫液处理。

八、毒理学安全性

环氧丙烷毒性比环氧乙烷小，为低毒物质。大鼠经口 LD_{50} 为 1140 mg/kg，对动物具有致癌、致突变作用、生殖、神经毒性，对人群具有遗传毒性。急性毒性以刺激作用为主，兼有轻度麻醉及原浆毒作用，对黏膜和皮肤有刺激性，可损伤眼角膜和结膜，引起呼吸系统疼痛，皮肤灼伤和肿胀，甚至组织坏死。

九、应用范围（消毒对象）

环氧丙烷对消毒物品无损害或损害轻微，可用环氧乙烷消毒的物品也可用环氧丙烷消毒，如塑料容器、卫生材料、化妆品原料、手术器械、棉毛制品、文物文件等。与环氧乙烷不同的是，其水解产物为无毒的丙二醇，可用于食品、药物或动物饲料的消毒。

十、应用方法（消毒方法）

1. 用法

先将需消毒的物品放入封闭的塑胶包内，再将环氧丙烷气体通入封闭的塑胶包内，使其充分充盈封闭空间内进行充分消毒。或将物品放入消毒箱内，预先放入少量水，以提高相对湿度，同时将预定剂量的环氧丙烷液体倒入消毒箱内的敞口容器内，调整温度至 56℃，相对湿度为 30%～60%，消毒过夜。

2. 用量

一般灭菌浓度为 800～2000 mg/L。

第三节　溴化甲烷

一、理化性质

1. 物理性质

溴化甲烷（methyl bromide, bromomethane），又名溴甲烷，甲基溴。分子式为 CH_3Br，分子量为 94.94，沸点 4.6℃，冰点-93℃，相对密度为 3.27（0℃）。在常温常压下，溴化甲烷为无色气体，穿透力较强，解吸慢。常温常压下具有较高的渗透扩散性，无可燃性、无爆炸性、易挥发。

2. 化学性质

溴化甲烷可溶于乙醇、四氯化碳、二硫化碳、乙醚、甲苯、二氯甲烷等有机溶剂，微溶于水。因含有溴，化学性质非常活泼，可与氨反应生成胺类；在强碱性溶液中生成醇类；可与金属镁、铝、钾、钠生成相应的金属化合物，在氨或湿空气下可与锌、锡、铁生成相应的有机金属溴化物。因此要避免与金属或碱性水溶液接触，以免降低消毒灭菌效果。

二、制备方法

在水的存在下，溴素、硫和甲醇进行氧化反应，生成溴化甲烷。

反应式为：　　　$S+3Br_2+6CH_3OH \longrightarrow 6CH_3Br + H_2SO_4 + 2H_2O$

三、检验方法

检验方法有气相色谱法、毛细管色谱法、离子迁移谱仪、硝酸银比浊法、测溴灯法、化学滴定法。

四、抗微生物机制

非特异性烷基化作用，与环氧乙烷的作用机制相似。

五、杀灭微生物的类别

溴化甲烷是一种广谱杀菌剂，可以杀灭细菌繁殖体、芽孢、真菌和病毒。

六、杀灭微生物效果

1. 实验室鉴定对微生物的作用（杀灭、灭活、抑制）效果

$3400 \sim 3500$ mg/L 溴化甲烷在相对湿度 $40\% \sim 60\%$、温度 $20^{\circ}C$ 的条件下，作用 18 h 可杀灭炭疽杆菌芽孢。

2. 现场试验对微生物的作用（杀灭、灭活、抑制）效果

1）模拟现场试验

60 mg/L 溴化甲烷在 $20^{\circ}C$ 对大豆熏蒸 24 h，大豆疫霉的 EC_{50}、EC_{90}、EC_{99} 和 ECP_9 分别为 10.22 mg/L、14.50 mg/L、21.24 mg/L 和 53.18 mg/L；23.0 g/m^3 溴化甲烷对船舱蒸熏消毒 17 h，对不凝集弧菌和大肠杆菌有强烈的杀灭作用，有效率

达 100%；对金黄色葡萄球菌杀灭有效率为 66.6%；对枯草杆菌杀灭有效率为
33.3%。

2）现场试验

采用溴化甲烷和环氧乙烷混合气体（溴化甲烷 50 g/m³、环氧乙烷 100 g/m³）
野外熏蒸某进口鱼粉（共 2560 t，已确认被致病性亚利桑那菌污染），鱼粉分为 39
标准垛，每垛覆盖熏蒸布，熏蒸消毒 72 h，检测结果未发现致病性肠道菌和其他
致病菌，熏蒸消毒效果好。

七、影响作用效果的因素和注意事项

1. 影响作用效果的因素

受环境温、湿度的影响，溴化甲烷的沸点相对较高，气化时会吸收大量的汽
化热，如果环境温度较低，就会影响药物的挥发，短时间达不到有效的浓度；在
其他因素不变的情况下，使用剂量越大，封闭时间越短。

2. 注意事项

溴化甲烷为高毒气体，为防止中毒，可加入 2%氯化苦，以便及时警觉。熏蒸
消毒时容易被物质吸附，解吸慢，散毒时间长，故要谨防中毒，可采用机械排毒
装置，安装鼓风机或电扇等加快排毒速度并加强消毒性检测。

八、毒理学安全性

溴化甲烷是一种高毒气体，其致死毒作用带狭窄，小鼠 LC_0 为 800 mg/m³，
而 LC_{50} 为 1540 g/m³。大鼠 LC_{50}，8h 暴露为 1200 mg/m³。其为强神经毒物，也可
损害皮肤、黏膜、肺、肝、肾和心血管系统。

九、应用范围（消毒对象）

可用于各种植物、产品、工艺包装材料、木材、建筑物、船舶、服装、档案
资料和土壤的熏蒸。

十、应用方法（消毒方法）

一般物品可采用环氧乙烷消毒器，浓度为 3400～3900 mg/L，相对湿度
40%～70%，作用 24～26 h。若对粮食进行消毒，要先将粮仓门窗严密封住再通
入气体进行熏蒸。对于船只或车辆的消毒，也需紧闭门窗后再消毒熏蒸。

第四节　乙型丙内酯

一、理化性质

1. 物理性质

乙型丙内酯（beta-propiolactone），又称β-丙内酯，是一种杂环化合物，分子式为 $C_3H_4O_2$，分子量为 72.063，在室温下为无色黏稠液体，具微弱甜味，冰点-33.4℃，沸点 162.3℃，燃点 74℃（开杯法），相对密度 1.149（20℃），在水中溶解度为 37%（25℃，体积比）。其气体穿透能力较差。

2. 化学性质

乙型丙内酯水解可生成羟基丙酸，水解速度随着温度上升而加速。室温下 1%溶液经 3～4 h 可水解 50%，纯的（99%）或商品级（96%）乙型丙内酯在 4℃可保存 3～4 年。但如存在较高温度时可聚合（如 54℃ 6～8 周内可聚合）。乙型丙内酯蒸气的水解速度较慢，在 100%相对湿度下，其水解速度仅为在水中水解速度的一半。因其有 4 价内酯环，反应活性很强，特别是开环反应和环上氧原子容易被其他杂原子取代。无机盐、酸或碱对乙型丙内酯液体有催化作用，或与其反应形成新的产物。主要反应有：①烷基化反应，与微生物中的蛋白质、DNA、RNA上的羧基、羟基、氨基、硫氢基发生烷基化反应；②水解反应，在升温和酸性或碱性条件下发生水解反应，生成β-羟基丙酸或羟基丙酸盐；③酯化反应，在酸性催化剂下与醇反应生成羟基丙酸酯。

二、制备方法

由乙酸裂解制得乙烯酮，与甲醛在无水介质中，在氯化锌或在硼酸系催化剂存在下进行环化加成反应，生成乙型丙内酯。

三、检验方法

检验方法有高效液相色谱法、气相色谱法、化学比色法。

四、抗微生物机制

乙型丙内酯按化学结构来说，是β-羟基丙酸环状醚，因其有 4 价内酯环，反应能力较强，能与含羧基、羟基、氨基、硫氢基的物质发生反应。主要与蛋白质反应，并且可以与微生物的核酸（RNA 和 DNA）发生反应。

五、杀灭微生物的类别

可以杀死各种微生物，包括细菌繁殖体、细菌芽孢、真菌和病毒以及立克次体等。

六、杀微生物效果

1. 实验室鉴定对微生物的作用（杀灭、灭活、抑制）效果

气体用法：乙型丙内酯气体杀灭细菌繁殖体的浓度为 10～20 mg/L，杀灭芽孢的浓度为 50～75 mg/L。对已试验过的细菌均可有效地杀灭，包括大肠杆菌、金黄色葡萄球菌、绿脓杆菌、灵杆菌、藤黄八叠球菌、变形杆菌、伤寒杆菌、结核杆菌、枯草杆菌黑色变种、炭疽杆菌芽孢、肉毒杆菌芽孢、脂肪嗜热杆菌芽孢、梭状杆菌芽孢等。常用气体杀灭病毒的浓度为 5～30 mg/L；常用气体杀真菌浓度为 25～50 mg/L，可有效地杀灭头癣小孢菌、须发癣菌、黑曲霉菌、皮炎芽生菌、絮状表皮真菌、红色毛菌、大小芽孢菌等。

液体用法：0.25%的乙型丙内酯在室温下作用 30 min，能灭活血中的大肠杆菌、金黄色葡萄球菌等；1%乙型丙内酯盐水溶液在相对湿度为 80%以下消毒 4 h以上，可达到灭菌。2%乙型丙内酯溶液作用 10 min 可杀灭大肠杆菌和金黄色葡萄球菌，或 1%乙型丙内酯溶液作用 30 min 可达到消毒目的。终浓度为 1∶2000～1∶8000 乙型丙内酯 2～8℃作用 24 h，再经 37℃水浴 2 h 后，可完全灭活狂犬病毒液（滴度为 7.74 lg LD_{50} / mL）。

2. 现场试验对微生物的作用（杀灭、灭活、抑制）效果

模拟现场试验：

应用终浓度为 1∶1000、1∶2000、1∶4000 的乙型丙内酯灭活 10^3 $TCID_{50}$ 滴度猪脑心肌炎病毒，4℃分别作用 4 h、8 h、12 h，结果均未发现 RT-PCR 有扩增，灭活效果好。

采用 1∶4000 的乙型丙内酯灭活甲型肝炎病毒，37℃分别作用 0 h、5 h、10 h、20 h、24 h，结果发现作用 10 h 检测不出病毒，作用 24 h 可将病毒完全灭活。

七、影响作用效果的因素和注意事项

1. 影响作用效果的因素

乙型丙内酯气体的杀菌作用受到浓度、温度、相对湿度等的影响。随着浓度的升高、时间的延长而加强。

（1）相对湿度。灭菌需要较高的相对湿度，要求在 75%以上。最适相对湿度为 80%，低于 45%时几乎无杀菌作用。研究发现，用 60%相对湿度比用 75%时杀菌速度慢了许多。若在相对湿度低于 50%、27℃±2℃时，1.5 mg/L±0.3 mg/L 乙型丙内酯气体，作用 300 min 也不能完全杀死枯草杆菌黑色变种。但在同样条件下，用 75%以上的相对湿度，则可在很短时间内杀死试验微生物。在使用乙型丙内酯气体消毒时，用水打湿物体表面，或用低浓度的乙型丙内酯水溶液喷雾消毒以提高相对湿度，则是不合适的。因为这样容易造成空气中水分过饱和。物体表面上的水分可以大量吸收消毒剂而使其水解，从而影响消毒效果。

（2）温度。温度对乙型丙内酯消毒效果有明显的影响，随着温度升高，消毒作用增强。当浓度为 1.5 mg/L±0.3 mg/L、相对湿度为 80%时，在-10～25℃范围内，温度每升高 10℃，杀菌作用加强 2～3 倍。

（3）紫外线。紫外线照射对乙型丙内酯的灭菌有明显的协同作用。研究发现，对含有 10%西方马脑炎病毒悬液的血浆用乙型丙内酯灭菌，需要的浓度为3000 mg/L，而加上紫外线照射，用 1500 mg/L 就足够了。当两种因子联合应用时，用 1/3～1/4 浓度的乙型丙内酯和紫外线剂量的 1/3～1/4，就足以达到最大的杀病毒效果。

（4）存放时间。配制的乙型丙内酯溶液的存放时间，对消毒作用有明显的影响。消毒剂配制后 4～6 h 有杀菌作用，存放 12～24 h 则不能杀灭大肠杆菌。

2. 注意事项

液体和气体均对皮肤有刺激作用，接触后应立即冲洗。水溶液对塑料、油漆有一定的损害，并可使铜轻微氧化。

八、毒理学安全性

乙型丙内酯属高毒。大鼠经口最小致死量为 50 mg/kg 体重，小鼠静脉注射 LD_{50} 为 345 mg/kg 体重，对肝、肾有损害。可经皮吸收，且刺激性较强，接触时间较长可致皮疹和水疱。对动物有致癌作用。美国（ACGIH）列为人类可疑致癌物，并规定车间空气中阈限值为 1.5 mg/m³。

九、应用范围（消毒对象）

其液体和气体均有消毒作用，但用途不同。液体多用于血浆、血液和移植组织等的灭菌。气体主要用于室内空气和表面的消毒灭菌，有时也用于医疗器械的灭菌。

十、应用方法

1. 乙型丙内酯液体的应用

纯度在 99%以上的，不含丙烯酸、乙酸和聚合物的液体可用于生物制品、血液、移植组织、外科缝线和培养基的灭菌。

（1）血浆和血液灭菌时，加入 0.25%的乙型丙内酯，在室温下作用 30 min，能灭活血中的大肠杆菌、金黄色葡萄球菌、柯萨奇 B_5 病毒、痘苗病毒等。

（2）外科移植活组织灭菌，将取自新鲜尸体的动脉、骨等，放置于 1%乙型丙内酯水溶液中，在 4℃以下消毒 4 h 以上，可达到灭菌。

（3）其他。外科缝线可用 1%～2%灭菌；对于不耐热的含糖培养基，可用 0.2%～0.5%、37℃处理 2 h。灭菌后放置 24 h，使药物完全水解生成无毒的酸性产物，然后再调整 pH。

2. 乙型丙内酯气体的应用

（1）方法：用喷雾法或加热蒸发可制得乙型丙内酯气体。在室温下，用 2～5 g/m^3，作用 2 h，足以杀灭空间内的细菌芽孢。也可用于医疗器械的灭菌，在密闭容器中进行，用药量为 13～15 mg/L，作用 1 h。

（2）用量：杀灭细菌繁殖体浓度 10～20 mg/L，杀灭芽孢浓度 50～75 mg/L，杀灭病毒浓度 10～30 mg/L，杀真菌浓度为 25～50 mg/L，可有效地杀灭头癣小孢菌、须发癣菌、黑曲霉菌、皮炎芽生菌、絮状表皮真菌、红色毛菌、大小芽孢菌等。

（区仕燕）

第十三章　三氯均二苯脲消毒剂

三氯均二苯脲，又名三氯卡班（triclocarbon，TCC），是一种白色微细粉末，能迅速杀灭真菌、酵母菌、革兰氏阳性菌和革兰氏阴性菌等数十种致病性细菌以及甲肝、乙肝病毒等。

一、理化性质

物理性质：

三氯均二苯脲，又名三氯卡班、三氯卡巴、康洁新、三氯碳酰苯胺，化学名称为3-(4-氯苯基)-1-(3, 4-二氯苯基)脲，CAS 号为1322-40-3，英文名为triclocarbon，简写为 TCC。它是一种白色微细粉末，分子量为 315.58，分子式为 $C_{13}H_9Cl_3N_2O$，密度为 $1.53g/cm^3$，熔点为 250～255℃，体积密度约为 350 g/L；蒸气压（50℃）< 100 Pa；闪点>300℃。可溶于 6501、AEO 9、AEO 7、聚乙二醇 300、聚乙二醇 400、聚乙二醇 600、TX-10 等非离子表面活性剂。

二、检验方法

检验方法有高效液相色谱法（HPLC）、气相色谱法（GC）、气相色谱-质谱联用法（GC-MS）、薄层色谱法（TLC）、液相色谱-质谱联用法（LC-MS）。

三、抗微生物机制

TCC 很容易穿过细胞膜，与细菌和真菌中的酰基菌蛋白还原酶反应，进而阻碍细胞脂肪酸合成，导致微生物死亡。

四、杀灭微生物的类别

TCC 能迅速杀灭真菌、酵母菌、革兰氏阳性菌和革兰氏阴性菌等数十种致病性细菌以及甲肝、乙肝病毒等。

五、杀灭微生物效果

实验室鉴定对微生物的作用（杀灭、灭活、抑制）效果：

TCC 对部分细菌和真菌的最小抑菌浓度（MIC）：①对金黄色葡萄球菌（ATCC 6538）的 MIC 为 0.1 mg/kg；②对枯草芽孢杆菌的 MIC 为 0.5 mg/kg；③对β-溶血性链球菌的 MIC 为 1.0 mg/kg；对石膏状发癣菌的 MIC 为 500 mg/kg。

含有 0.75% TCC 的香皂均有滞留抑菌的效果，经 20 人次的滞留抑菌效果检测，使用 0.75% TCC 两种香皂 12 h 后，对金黄色葡萄球菌的平均抑菌率分别为 56.22%和 4.14%。

六、毒理学安全性

TCC 可以使 DNA 损伤、对内分泌产生干扰、产生不良妊娠结局等一系列危害。

大鼠急性经口毒性大于 5600 mg/kg，急性经皮毒性大于 8000 mg/kg。

TCC 对哺乳动物有慢性毒性，可能干扰哺乳动物繁殖和引起人类高铁血红蛋白症。TCC 对水蚤、鱼、蠓具有较高的毒性，且对它们 48 h 半数致死浓度分别为 100 μg/L、13 μg/L 和 120 μg/L。

七、应用范围（消毒对象）

TCC 广泛应用于日化用品，包括香皂、沐浴露、洗衣粉、牙膏，还应用于餐具、纤维纺织品及家用塑料制品等许多领域。

八、应用方法（消毒方法）

添加至日化用品中，一般推荐浓度为 0.2%～1.0%。

（李虹霖）

第十四章 含氯消毒剂

含氯消毒剂（chlorinated disinfectant）是指能在水中产生具有杀菌活性的次氯酸的一类化学消毒剂。有效氯是衡量含氯消毒剂能力的标志，即一定量的含氯消毒剂与酸作用，在完成反应时，其氧化能力相当于多少质量氯气的氧化能力，因此在其他条件不变的情况下，含氯消毒剂杀灭微生物能力与其有效氯含量成正比。除此之外，含氯消毒剂杀菌能力还不同程度受温度、有机物、pH 等多方面因素的影响，在一定范围内，随着温度升高杀菌作用增强，pH 降低杀菌作用增强，而有机物可降低杀菌效果，在消毒剂低浓度下影响更明显。同时，水的硬度、氨及氨基化合物等诸多因素对该消毒剂杀菌能力均有不同程度的影响。

含氯消毒剂是最早使用的一类化学消毒剂，1827 年英国开始使用次氯酸盐对环境进行消毒，1847～1849 年次氯酸盐开始应用于医务人员手和产妇会阴、臀部皮肤的消毒，20 世纪初应用于水的消毒处理。含氯消毒剂作为一种古老的消毒剂，因其具有杀菌谱广、合成工艺简单、易大量生产、价格低廉、使用方便等诸多优点，至今仍使用极其广泛。常使用次氯酸钠发生器进行水消毒；环境保护方面，主要是使用含氯消毒剂对工业废水、医院污水等进行消毒处理；食品行业消毒，主要用于餐具消毒，食品、饮料的防腐保鲜，以及各种食品的盛器和牛奶加工工业的设备消毒。含氯消毒剂作为医院消毒的主要消毒剂之一，广泛应用于多个方面，主要包括医疗用品的消毒，对不同污染程度的物品选取不同有效氯浓度和作用时间，医院环境消毒包括物体表面、环境表面、卫生间等消毒，医院餐厅及洗衣房包括患者及工作人员的餐具、病号服及工作服等消毒，以及医院污水处理、透析机等多方面的消毒处理。但含氯消毒剂仍存在不少缺点，如易受有机物及酸碱度的影响，对物品有漂白和腐蚀作用，有刺激性气味，有些种类不够稳定，难以长期储存等。总体来说，含氯消毒剂还是目前使用比较广泛的一类消毒剂，随着今后的深入研究，有机氯的毒性问题会越来越受重视，无机氯的应用不会受到影响。

含氯消毒剂主要分为有机和无机两大类，前者以二氯异氰尿酸钠、二（三）氯异氰尿酸为主；后者以次氯酸盐类为主，主要有漂白粉、漂白粉精、次氯酸钠等，作用效果快，但稳定性差。含氯消毒剂产品是近年发展最快的品种，各种制剂、剂型、品牌大量进入市场，如以三氯异氰尿酸、二氯异氰尿酸钠为主要成分压成的泡腾片剂；以漂白粉精即次氯酸钙和辅形剂压制的泡腾片剂；以次氯酸钠与表面活性剂等配制的液体剂型，代表产品有 84 消毒液、含氯清洗消毒剂等；以及以三氯异氰尿酸或二氯异氰尿酸钠为主要成分加十二烷基硫酸钠、三聚磷酸钠、碳酸钠等制成的粉剂；次氯酸钠发生器也已大批投入对饮用水和污水处理应用中。

第一节　氯

一、理化性质

1. 物理性质

氯（chlorine）是一种非金属元素，属于卤族元素之一。氯单质由两个氯原子构成，化学式为 Cl_2。气态氯单质俗称氯气，在常温常压下为黄绿色气体，在水溶液中的颜色与气态相同，在液态时颜色加深。密度比空气大，氯气密度是空气密度的 2.5 倍，标况下 $\rho=3.21\ kg/m^3$。有强烈的刺激性气味，具有毒性。氯气微溶于水，易溶于碱液，易溶于四氯化碳、二硫化碳等有机溶剂。熔、沸点较低，常温常压下，熔点为-101.00℃，沸点为-34.05℃，常温下把氯气加压至 600～700 kPa 或在常压下冷却到-34℃都可以使其变成液氯，液氯是一种油状的液体。

2. 化学性质

氯性质很活泼，虽不自燃，但具有助燃性，氯气支持燃烧，许多物质都可在氯气中燃烧（除少数物质如碳单质等）。①与金属反应：氯气具有强氧化性，加热下可以与所有金属反应，如金、铂在热氯气中燃烧，而与 Fe、Cu 等变价金属反应则生成高价金属氯化物。常温下，干燥氯气或液氯不与铁反应，只能在加热情况下反应，所以可用钢瓶储存氯气（液氯）。②与非金属反应：点燃的氢气放入氯气中，发出苍白色火焰，产生大量热；与磷反应产生白色烟雾；还可以与硫反应。③与水发生歧化反应，氧化剂是 Cl_2，还原剂也是 Cl_2，氯气遇水会产生次氯酸，次氯酸具有净化（漂白）作用，用于消毒。

二、制备方法

工业制法：①工业生产中用直流电电解饱和食盐水法来制取氯气，电解槽出来的氯气中含有许多杂质，如氢气、水蒸气、三氯化氮等，必须进行消除杂质或进行干燥处理。②其他冶金工业的副产品，如冶镁、冶钠时。③实验室制法：实验室通常用氧化浓盐酸的方法制取氯气，常见的氧化剂有 MnO_2、$KMnO_4$、$Ca(ClO)_2$；若不用浓盐酸，也可用 NaCl（固体）与浓硫酸来代替。总之，实验室制氯气的办法都围绕着一个核心：氯离子+氧化剂+酸性环境，氧化剂的氧化性不强的话还需不同程度加热。

三、检验方法

检验方法有碘量法、分光光度法。

四、抗微生物机制

氯相当活泼，氯消毒一般认为主要通过次氯酸（HClO）起作用。当氯加入水中时会先水解，解离，主要形成 HClO、ClO⁻等物质，生成的次氯酸通过与微生物的细胞壁作用，以及侵入微生物细胞内与蛋白质发生氧化作用或破坏磷酸脱氢酶，致使糖代谢失调而使微生物死亡。氯对菌体内蛋白质引起氯化作用，氯能使细胞壁、细胞膜的通透性发生改变，甚至使细胞膜发生机械性破裂，从而引起细胞死亡；也能与细胞膜蛋白结合，形成氮-氯化合物，从而干扰细胞的新陈代谢；也对细菌的酶具有氧化作用，从而干扰细菌的新陈代谢。

五、杀灭微生物的类别

氯是一种高效消毒剂，杀菌谱广，在适宜条件下能有效杀死细菌、结核杆菌、真菌、病毒、藻类等。

六、杀灭微生物效果

1. 实验室鉴定对微生物的作用（杀灭、灭活、抑制）效果

游离有效氯对不同微生物的杀菌能力研究结果表明，在 10^{-6} 有效氯浓度下，对细菌的杀灭率为 100%，真菌的杀灭率为 100%，病毒的杀灭率为 99.6%～99.9%（纯化柯萨奇病毒、纯化腺病毒），对艾滋病病毒也有较强的杀灭作用。

2. 现场试验对微生物的作用（杀灭、灭活、抑制）效果

1）模拟现场试验

对小环境做模拟现场实验。实验菌为表皮葡萄球菌（消毒前空气中的菌含量为 5.6×10^4 cfu/m³），消毒剂使用量为 20 mL/m³，消毒环境的容积为 17 m³，消毒时间为 30 min，实验温度为 20～25℃，湿度为 60%～70%，以不加消毒剂组为对照组。用含 1158 mg/L 有效氯的消毒剂处理 30 min 后，空气中的表皮葡萄球菌的杀灭率为 99.07%。

2）现场试验

以某办公室、宿舍 6 间（容积为 20～50 m³）为消毒现场。实验菌为空气中的自然菌（消毒前空气中的菌含量为 1.6×10^4 cfu/m³），消毒剂使用量为 20 mL/m³，

作用时间为 30 min，实验温度为 16～29℃，湿度为 70%～80%，空气中的自然菌的消亡率可达 90.62%。

七、影响作用效果的因素和注意事项

1. 影响作用效果的因素

（1）有机物：有机物可消耗有效氯，从而降低杀菌效果，在低浓度下影响更明显。

（2）温度：温度对杀菌效果有明显的影响，在一定范围内，温度升高能增强杀菌作用。

（3）pH：在 pH 较低时，次氯酸的浓度较高，因此杀菌能力较强。

（4）还原性物质：通过与消毒剂发生氧化还原反应从而对消毒效果产生影响。硫代硫酸盐、亚铁盐、硫化物、含氨基化合物等还原性物质，也可降低其杀菌作用。

2. 注意事项

（1）应置有盖容器中保存并及时更换。

（2）勿用于手术器械的消毒灭菌。

（3）浸泡消毒时，物品勿带过多水分。

（4）勿用于被血、脓、粪便等有机物污染表面的消毒。物品消毒前，应将表面黏附的有机物清除。

（5）勿用于手术缝合线的灭菌。

（6）用含氯消毒剂消毒纺织品时，消毒后应立即用清水冲洗。

八、毒理学安全性

小鼠急性经口毒性 LD_{50}＞5000 mg/kg 体重，口服毒性属实际无毒级。含有效氯 1000 mg/L 的稳定型含氯消毒剂对动物完整皮肤刺激指数与皮肤刺激致敏性均为 0。

九、应用范围（消毒对象）

氯在常态下为黄绿色气体，一般都经过压缩和冷却呈液体储存钢瓶中，主要用于水的消毒；也可用于一般的物体表面、餐饮具等的消毒。

十、应用方法（消毒方法）

1. 用法

水的消毒常使用次氯酸钠发生器。医疗物品可用浸泡消毒，物体表面可用擦拭、喷洒等消毒。餐饮具可用浸泡消毒后,清水冲洗。

2.用量

一般洁净水加氯量 3～5 mg/L,游泳池水加氯量 3～5 mg/L,污水加氯量 20～30 mg/L。对于医疗污染物品、一般物品可用有效氯 1500 mg/L 作用 30 min;有明显血迹、脓及排泄物污染的物品,使用 5000～10000 mg/L 作用 30～60 min;台面消毒有效氯 250～500 mg/L 作用 3 min 以上;地面消毒可用有效氯 500 mg/L 作用 30 min 以上;餐饮具消毒使用有效氯 250 mg/L 作用 30 min。

第二节 次 氯 酸

一、理化性质

1.物理性质

次氯酸(hypochlorous acid),分子式为 HClO,是一种氯元素的含氧酸。常温下状态:仅存在于水溶液中,浓溶液呈黄色,稀溶液无色。水溶液在真空中可浓缩到相对密度 1.282,即浓度 40.1%。加热到 40℃时即分解,并发生爆炸。有类似氯气的刺激性气味,溶解性(与水的体积比)为 1:2。

2.化学性质

次氯酸是一种一元弱酸,比碳酸弱,与氢硫酸相当。具有强氧化性,能氧化物质,使有色布条、品红褪色,并能使石蕊溶液变为无色液体。次氯酸很不稳定,只存在于水溶液中,在光照的条件下可以分解。

二、制备方法

实验室制法:①由次氯酸钙与二氧化碳或草酸作用后过滤可得到高纯滤液;②二氧化锰与浓盐酸加热制取氯气,再与水作用。

工业制法:由氯气、四氯化碳·水与氧化汞共摇荡后蒸馏而得。

其他制法:由氯气与水生成次氯酸和盐酸,用碳酸钙增大浓度。

三、检验方法

检验方法有碘量法、荧光检测法。

四、抗微生物机制

首先，次氯酸可以分解形成新生态氧，新生态氧极强的氧化性使菌体和病毒的蛋白质等物质变性，从而杀灭病原微生物。其次，次氯酸在杀菌、杀病毒过程中，不仅可作用于细胞壁、病毒外壳，而且因次氯酸分子小、不带电荷，还可渗透入菌（病毒）体内，与菌（病毒）体蛋白质、核酸等有机高分子发生氧化反应，从而杀死病原微生物。

五、杀灭微生物的类别

具有高效、快速、广谱的杀菌作用，可杀灭细菌繁殖体、真菌、结核杆菌及芽孢。对病毒也能起到较好的杀灭效果，可灭活口蹄疫病毒、艾滋病病毒、乙型肝炎病毒、脊髓灰质炎病毒等。

六、杀灭微生物效果

1. 实验室鉴定对微生物的作用（杀灭、灭活、抑制）效果

以有效氯的质量浓度为 50 mg/L 的次氯酸钠溶液作用 3 min，对大肠杆菌、金黄色葡萄球菌的杀灭率达 99.9%以上；有效氯 250 mg/L 对枯草杆菌黑色变种芽孢作用 30 min，杀灭率为 99.9%以上；有效氯为 500 mg/L 作用 5 min，可将纯化 HBsAg 抗原性破坏。

2. 现场试验对微生物的作用（杀灭、灭活、抑制）效果

1）模拟现场试验

200 mg/L 弱酸性次氯酸消毒液原液对布片上的大肠杆菌、绿脓杆菌作用 5 min，杀灭对数值＞3.00；对布片上的金黄色葡萄球菌作用 7.5 min，杀灭对数值＞3.00；对布片上的白色念珠菌作用 20 min，杀灭对数值＞3.00。

2）现场试验

（1）用 0.05%次氯酸钠溶液作为浸浴液治疗 5 例 50% 以上的烧伤患者，有82%患者创面上的细菌得以减少。

（2）次氯酸对多种临床菌株包括化脓性链球菌、耐甲氧西林金黄色葡萄球菌（MRSA）、耐碳青霉烯类的鲍氏不动杆菌（CRAB）、耐碳青霉烯类的铜绿假单胞菌（CRPA）、耐碳青霉烯类的肺炎克雷白杆菌、脓肿分枝杆菌、龟分枝杆菌和产气荚膜杆菌，均有很好的体外杀菌活性。用有效氯浓度为 40 mg/L 的弱酸性次氯酸水溶液消毒作用口腔综合治疗台水路 4 min，6 h 内可保持供水中细菌总数＜500 cfu/mL。

七、影响作用效果的因素和注意事项

1. 影响作用效果的因素

（1）有机物：有机物可消耗有效氯，从而降低杀菌效果，在低浓度下影响更明显。

（2）温度：温度对杀菌效果有明显的影响，在一定范围内，温度升高能增强杀菌作用。

（3）pH：在 pH 较低时，次氯酸的浓度较高，因此杀菌能力较强。

（4）无机物：可通过与消毒剂发生氧化还原反应从而对消毒效果产生影响。

2. 注意事项

（1）密封保存。

（2）防止受潮。

（3）防热、高温：热源和高温是加速次氯酸消毒剂分解的因素之一。

（4）防接触有机物：次氯酸盐消毒剂能与有机物发生氧化还原反应，并释放大量热，极易引起爆燃。

八、毒理学安全性

将次氯酸药液稀释成 0.3‰、0.5‰、1‰三个浓度，供试鸡雏为 3 日龄公雏 60 只。将 60 只鸡雏分成三组；每日每只强制饮药液 1 mL；观察三天。结果表明：试验鸡雏强饮药液三天后，三组雏鸡都未发现中毒症状，口服毒性属实际无毒级。

九、应用范围（消毒对象）

可用于医疗用品的消毒，餐饮具消毒，水的消毒，灾区预防性消毒。

十、应用方法（消毒方法）

1. 用法

医疗污染物品可用浸泡、擦拭等方式消毒。餐饮具可用浸泡消毒后，清水冲洗。水的消毒常使用次氯酸钠发生器。灾区预防性消毒可使用大面积喷洒消毒。

2. 用量

对于医疗污染物品、一般物品可用含有效氯 1500 mg/L 的次氯酸作用 30 min，有明显血迹、脓及排泄物污染的物品，使用有效氯 5000～10000 mg/L 作用 30～60 min；台面消毒可用有效氯 250～500 mg/L 作用 3 min 以上；地面消毒可用有效氯 500 mg/L 作用 30 min 以上；餐饮具消毒使用有效氯 250 mg/L 作用 30 min。一般洁净水加氯量 3～5 mg/L，游泳池水加氯量 3～5 mg/L，污水加氯量 20～30 mg/L。灾区预防性喷洒使用有效氯 5000～10000 mg/L。

第三节　次　氯　酸　钠

一、理化性质

1. 物理性质

次氯酸钠（sodium hypochlorite），其分子式为 NaOCl，分子量为 74.44。熔点 -6℃，沸点 102.2℃，相对密度（水为 1）为 1.10。纯品次氯酸钠为白色粉末，容易吸潮变成灰绿色结晶。在空气中不稳定，易分解。易溶于水，溶液透明呈碱性，pH 为 10 以上。但水溶液不稳定，遇光和热都会加速分解。

2. 化学性质

次氯酸钠属于氧化性消毒剂，在水溶液中生成次氯酸，是主要杀菌成分。还对纸张和棉布等有漂白作用，对金属有腐蚀作用。新制成的次氯酸钠含有效氯 9%～12%。

二、制备方法

次氯酸钠的制备方法有以下几种：电解食盐溶液制备法、碳酸钠与漂白粉化学反应制备法和液碱氯化制备法。与碳酸钠和漂白粉的化学制备法相比，液碱氯化法有更强的实用性，在生产实际中应用较广。

三、检验方法

碘量法。

四、抗微生物机制

次氯酸钠的杀菌作用主要依靠溶于水后生成的次氯酸，次氯酸通过与细胞壁作用，以及侵入微生物细胞内与蛋白质发生氧化作用或破坏磷酸脱氢酶，致使细菌糖代谢失调而死亡。

五、杀灭微生物的类别

次氯酸钠具有高效、快速、广谱的杀菌作用，可杀灭细菌繁殖体、真菌、结核杆菌及芽孢。对病毒也能起到较好的杀灭效果，可灭活口蹄疫病毒、艾滋病病毒、乙型肝炎病毒、脊髓灰质炎病毒等。

六、杀灭微生物效果

1. 实验室鉴定对微生物的作用（杀灭、灭活、抑制）效果

（1）实验室研究证明，次氯酸钠杀灭细菌繁殖体需要有效氯 10~50 mg/L，对真菌也有良好的杀菌效果，有效氯 100 mg/L 作用 5 min 可杀灭白色念珠菌，有效氯 1300 mg/L 作用 5 min 可杀灭类星形念珠菌、热带念珠菌、克柔念珠菌等；有效氯 1000 mg/L 作用 10 min 可灭活口蹄疫病毒，有效氯 100 mg/L 作用 10 min 可灭活 HIV、HAV 等病毒，500 mg/L 作用 5 min 可灭活纯化 HBsAg。次氯酸钠在清洁条件有效氯 125 mg/L 作用 10 min 可杀灭结核分枝杆菌，在污染条件有效氯 1000 mg/L 作用 10 min 可杀灭结核分枝杆菌。次氯酸钠杀灭细菌芽孢的效果随实验条件和芽孢种类不同而存在差异，有效氯 4000 mg/L 的次氯酸钠消毒液作用 30 min 对枯草杆菌黑色变种芽孢起到良好的杀灭作用。

（2）含有效氯 500 mg/L 的次氯酸钠消毒液作用 15 min 可灭活 F2 噬菌体和脊髓灰质炎病毒。

（3）实际使用过程中有机物污染对杀菌效果有较大影响，有效氯 100 mg/L 作用 5 min 可杀灭 3 g/L 牛血清白蛋白的大肠杆菌、金黄色葡萄球菌；有效氯 300 mg/L 作用 10 min 可杀灭含 3 g/L 牛血清白蛋白的黑曲霉菌；有效氯 500 mg/L 作用 10 min 可杀灭含 30 g/L 牛血清白蛋白中的黑曲霉菌。有效氯 300 mg/L 作用 10 min 可杀灭含 3 g/L 牛血清白蛋白悬液中脊髓灰质炎病毒；有效氯 700 mg/L 作用 20 min 可杀灭含 30 g/L 牛血清白蛋白的脊髓灰质炎病毒。

2. 现场试验对微生物的作用（杀灭、灭活、抑制）效果

1）模拟现场试验

（1）某血透机专用次氯酸钠消毒液原液含有效氯 47.80 g/L，以其 1：40 倍稀释液对血透机管道进行模拟现场消毒试验，对 30 个染有枯草杆菌黑色变种芽孢的聚四氟乙烯管载体消毒作用 20 min，杀灭对数值均＞3.00。

（2）用含有效氯 500 mg/L 以上复方次氯酸钠消毒液浸泡作用 10 min，对污染到口腔器械表面的乙型肝炎表面抗原灭活率达到 100%。

2）现场试验

（1）使用次氯酸钠复方消毒液对内镜进行消毒，有效氯 2000 mg/L 浸泡消毒 6.5 min，连续监测 200 条消化内镜，细菌总数均为 0。

（2）在室温下，以含有效氯 350 mg/L 洁净棉布对桌面消毒，作用 25 min 后细菌总数从消毒前 47～764 cfu/cm^2 降到消毒后的 0～3 cfu/cm^2，平均灭除率为 98.83%。

七、影响作用效果的因素和注意事项

1. 影响作用效果的因素

（1）温度：温度对杀菌效果有明显的影响，在一定范围内，温度升高能增强杀菌作用。

（2）pH：次氯酸钠的杀菌作用与未解离的次氯酸有关，次氯酸浓度越高，杀菌作用越强。pH 降低时，未解离次氯酸浓度越高，因此杀菌效果越好。

（3）有机物：有机物可消耗有效氯，从而降低杀菌效果，在低浓度下影响更明显。

（4）有效氯浓度：在 pH、温度、有机物不变的情况下，有效氯浓度越高，杀菌作用越强。

2. 注意事项

次氯酸钠水溶液不稳定，遇光和热都会加速分解，因此，需避光密封保存，有效期内使用。稀释液临用现配，不能存放和连续使用。对金属有腐蚀作用，高浓度时对皮肤有刺激作用。

八、毒理学安全性

（1）0.2%次氯酸钠对豚鼠进行人为皮肤破损毒性实验，观察豚鼠全身中毒表现和死亡情况。结果未出现毒性反应。

（2）以体蛙上腭黏膜为动物实验模型连续点滴给药，0.02%～0.03%次氯酸钠溶液，未见明显毒性反应，可作为鼻窦腔局部常规制剂应用。

九、应用范围（消毒对象）

次氯酸钠可用于医疗用品的消毒，包括医疗污染物品消毒、透析机消毒、工作台、地面等台面消毒，厕所、便盆等消毒；餐饮具消毒；水的消毒；灾区预防性消毒。

十、应用方法（消毒方法）

1. 用法

医疗污染物品可用浸泡消毒；透析机可用灌注消毒；地面、台面可用擦拭消毒。餐饮具可用浸泡消毒后，清水冲洗。水的消毒常使用次氯酸钠发生器。灾区预防性消毒可使用大面积喷洒消毒，粪便消毒可使用次氯酸钠覆盖消毒。

2. 用量

对于医疗污染物品、一般物品可用有效氯 1500 mg/L 作用 30 min；有明显血迹、脓及排泄物污染的物品，使用 5000～10000 mg/L 作用 30～60 min；透析机可先冲洗干净，灌注有效氯 5000～10000 mg/L 的消毒液，12 h 更换一次，保持 24 h 以上，再用无菌蒸馏水冲洗干净；台面消毒可用有效氯 250～500 mg/L 作用 3 min 以上；地面消毒可用有效氯 500 mg/L 作用 30 min 以上；餐饮具消毒使用有效氯 250 mg/L 作用 30 min。一般洁净水加氯量 3～5 mg/L，游泳池水加氯量 3～5 mg/L，污水加氯量 20～30 mg/L。灾区预防性喷洒使用有效氯 5000～10000 mg/L，粪便消毒使用原液。

第四节　次 氯 酸 钙

一、理化性质

1. 物理性质

次氯酸钙（calcium hypochlorite），其分子式为 $Ca(ClO)_2$，分子量为 219.95。熔点 100℃（分解），相对密度（水为 1）为 6.9。白色粉末，能溶于水，溶液有杂质沉淀。

2. 化学性质

常用的含氯消毒剂有漂白粉、漂白粉精、三合二等，有效成分均为次氯酸钙。次氯酸钙属于氧化性消毒剂，在水溶液中生成次氯酸，是主要杀菌成分。对金属和天然纤维纺织品等有腐蚀作用，具有漂白作用。漂白粉含有效氯 25%～32%，漂白粉精含有效氯 80%～85%，三合二含有效氯 56%～60%。

二、制备方法

石灰法：以石灰和氯气为原料的石灰法；烧碱法：通过在氢氧化钙和烧碱的混合悬浮液中通入氯气得到次氯酸钙。

三、检验方法

碘量法。

四、抗微生物机制

次氯酸钙的杀菌作用主要依靠溶于水后生成的次氯酸，次氯酸通过与细胞壁作用，以及侵入微生物细胞内与蛋白质发生氧化作用或破坏磷酸脱氢酶，致使微生物糖代谢失调而死亡。

五、杀灭微生物的类别

次氯酸钙具有高效、快速、广谱的杀菌作用，可杀灭细菌繁殖体、真菌、病毒及细菌芽孢等。

六、杀灭微生物效果

1. 实验室鉴定对微生物的作用（杀灭、灭活、抑制）效果

采用固体硫酸氢钠与次氯酸钙按一定比例混合经水溶解后生成酸性电位水，合成的酸性电位水有效氯为 43 mg/L，pH 为 2.41，氧化还原电位（ORP）为 1148 mV，能在 1 min 内杀灭大肠杆菌、金黄色葡萄球菌，20 min 内杀灭枯草杆菌黑色变种芽孢。

2. 现场试验对微生物的作用（杀灭、灭活、抑制）效果

1）模拟现场试验

次氯酸钙模拟现场试验结果表明，有效氯 600 mg/L 作用 5 min 完全杀灭泥土载体中埃尔托弧菌。

2）现场试验

10.0 g/L 次氯酸钙作用 60 s 对鸡白痢沙门氏菌、大肠杆菌、葡萄球菌、变形杆菌、绿脓杆菌和枯草杆菌等 6 种常见菌杀灭率为 99.0%～100%，对新城疫病毒的杀灭效果达 100%。次氯酸钙 25 mg/L 作用污水消毒 2 min 后粪大肠杆菌数达 10^4 个/L 以下。在底端封闭的聚乙烯管内装 25 片漂白粉精片（360 mg/片，主要成分为次氯酸钙），对悬挂该管 30 min 的 36 口井采水样检测，全部达到消毒标准（细菌总数＜100 cfu/mL，大肠菌群数＜3 个/L），而消毒前仅 1 口井水的细菌总数未超标，其余均超标。

七、影响作用效果的因素和注意事项

1. 影响作用效果的因素

（1）有效氯浓度：一般情况下，有效氯浓度越高，杀菌作用越强。但本消毒剂浓度越高，其 pH 随着升高，有时浓度升高反而杀菌作用变弱。

（2）pH：次氯酸钙的杀菌作用与次氯酸的形成有关，次氯酸浓度越高，杀菌作用越强。pH 降低时，次氯酸形成越多，杀菌作用越强。

（3）温度：温度对杀菌效果有明显的影响，在一定范围内，温度升高能增强杀菌作用。

（4）有机物：有机物可消耗有效氯，从而降低杀菌效果，但影响较小。

2. 注意事项

漂白粉精稳定性差，在空气中可分解，日光、热或潮湿条件下，分解速度加快。三合二较稳定，但仍易潮解。应阴凉处避光、防潮、密封保存。所需溶液临用现配，配制时应戴口罩、橡胶手套。对织物有腐蚀和漂白作用，不应做有色织物的消毒。

八、毒理学安全性

（1）次氯酸钙对大珠母贝幼贝的急性毒性 24 h 半致死质量浓度（LC_{50}）分别为 13.05 mg/L、27.49 mg/L、53.20 mg/L、67.36 mg/L，48 h LC_{50} 为 10.15 mg/L，安全浓度 SC 为 1.86 mg/L。分析认为，在大珠母贝幼贝的养殖过程中次氯酸钙不推荐使用。

（2）次氯酸钙对蒙古裸腹溞的 24 h LC_{50} 值和 48 h LC_{50} 值，0.67（0.55～0.83）mg/L 和 0.58（0.48～0.71）mg/L，对褶皱臂尾轮虫的相应抑制浓度为 0.78（0.59～1.05）mg/L 和 0.55（0.47～0.64）mg/L。

九、应用范围（消毒对象）

次氯酸钙可用于污染医疗用品的消毒，包括物品消毒工作台、地面等台面消毒，厕所、便盆及粪便消毒；餐饮具消毒；水的消毒。

十、应用方法（消毒方法）

1. 用法

次氯酸钙可配成溶液使用，用于医疗用品的浸泡消毒；地面、墙壁可用擦拭或喷洒消毒；餐饮具可用浸泡消毒后，清水冲洗；水的消毒。次氯酸钙也可直接使用干粉喷洒进行地面消毒，含水分较多的排泄物也可直接使用干粉消毒。三合二还可与盐酸混合后进行熏蒸消毒。

2. 用量

对于医疗污染物品可用有效氯 2000～5000 mg/L 作用 15～60 min，餐饮具消毒可用有效氯 300～1000 mg/L 作用 30～60 min，地面、墙壁可用有效氯 1000～5000 mg/L 作用 20～60 min，饮用水可用有效氯 30～50 mg/L 作用 30 min，污水可用有效氯 1000 mg/L 作用 2 h。常温下，可直接喷洒漂白粉精 20～40 g/m² 或三合二 10～20 g/m² 作用 2～4 h，含水分较多的排泄物直接使用干粉消毒时按 1∶5 的用量作用 2～4 h。三合二熏蒸消毒可用有效氯 0.34 g/m³ 的三合二和 6 mol/L 盐酸进行加热熏蒸 5 min。

第五节　二氯异氰尿酸钠

一、理化性质

1. 物理性质

二氯异氰尿酸钠（sodium dichloroisocyanurate，NaDCC），分子式为 $C_3O_3N_3Cl_2Na$，分子量为 219.95。白色粉末或晶体，消毒剂分粉剂、颗粒剂和片剂等多种剂型。

2. 化学性质

二氯异氰尿酸钠，俗称优氯净，属于氯代异氰尿酸类化合物，有机类含氯消毒剂，主要包括二氯异氰脲酸及其盐类。具有强的氧化作用，有效氯含量 55%～65%，不同产品有效氯含量不同。

二、制备方法

二氯异氰尿酸工艺：将氰尿酸与烧碱按摩尔比 1∶2 配制成氰尿酸二钠盐，通入氯气氯化生成二氯异氰尿酸浆料，离心过滤得到湿二氯异氰尿酸，湿的二氯异氰尿酸投入二氯异氰尿酸钠母液中，按 1∶1 的摩尔比滴加烧碱进行中和反应，冷却、结晶、过滤得湿的二氯异氰尿酸钠，干燥后可得粉末状二氯异氰尿酸钠。

次氯酸钠工艺：先由烧碱和氯气反应，生成合适浓度的次氯酸钠溶液，次氯酸钠与氰尿酸进行氯化反应生成二氯异氰尿酸钠和氢氧化钠。

三氯异氰尿酸复分解工艺：氰尿酸与烧碱按摩尔比 1∶3 配制成氰尿酸三钠盐，在适当温度下与氯气进行氯化反应生成三氯异氰尿酸，离心过滤得到湿三氯异氰尿酸,三氯异氰尿酸与氰尿酸、氢氧化钠溶液按2:1:3摩尔比,在30~40℃下进行复分解反应,冷却、结晶、过滤、干燥后可得粉末状二氯异氰尿酸钠产品。

三、检验方法

碘量法。

四、抗微生物机制

二氯异氰尿酸钠杀菌力强,储存稳定、易运输、易溶于水,使用方便、应用范围广。主要依靠溶于水后产生的次氯酸的氧化作用、新生氧的氧化作用以及活性氯对菌体蛋白的氯化作用杀灭微生物。

五、灭微生物的类别

二氯异氰尿酸钠杀菌谱广,对细菌繁殖体、结核杆菌、真菌、细菌芽孢及病毒均有较强杀灭作用。

六、杀灭微生物效果

1. 实验室鉴定对微生物的作用(杀灭、灭活、抑制)效果

(1)含有效氯150 mg/L的二氯异氰尿酸钠对大肠杆菌作用5 min平均杀灭对数值为6.71,对金黄色葡萄球菌的平均杀灭对数值为5.37;有效氯200 mg/L的二氯异氰尿酸钠对白色念珠菌作用5 min平均杀灭对数值为4.75;含有效氯1500 mg/L的二氯异氰尿酸钠对枯草杆菌黑色变种芽孢作用10 min平均杀灭对数值为2.47。

(2)有效氯浓度为150 mg/L的NaDCC溶液对噬菌体T4作用40 min,或有效氯浓度为300 mg/L作用5 min,达到消毒合格;有效氯浓度为300 mg/L的NaDCC溶液对噬菌体φχ对噬菌体作用5 min,或有效氯浓度为400 mg/L作用3 min达到消毒合格;有效氯浓度为2000 mg/L的NaDCC溶液对噬菌体f2作用20 min,或有效氯浓度为4000 mg/L作用5 min达到消毒合格。

2. 现场试验对微生物的作用(杀灭、灭活、抑制)效果

1)模拟现场试验

(1)某洗碗机用含50 mg/L有效氯的二氯异氰尿酸钠溶液作消毒液冲洗21 min时,能将餐具表面大肠杆菌完全灭除,并使HBsAg抗原性检测为阴性。

（2）在室温为 23～25℃、相对湿度为 60%～70%的条件下，用二氯异氰尿酸钠溶液喷雾，至空气中有效氯含量达 2 mg/L，熏蒸 40 min，对空气中嗜肺军团菌杀灭率为 100%。

2）现场试验

采用质量分数为 3%的二氯异氰尿酸钠溶液喷洒病室地面，利用药物自然蒸发的原理观察不同时间对病室内空气中细菌的杀灭效果，共进行了 15 次现场消毒试验，消毒 30 min 后病室内空气中细菌杀灭率平均达 89.74%，消毒效果达到良好程度。

七、影响作用效果的因素和注意事项

1. 影响作用效果的因素

（1）温度：温度对杀菌效果有明显的影响，在一定范围内，温度升高能增强杀菌作用。

（2）pH：酸性条件下的杀菌效果更强。

（3）有机物：有机物可消耗有效氯，从而降低杀菌效果。

（4）有效氯浓度：在 pH、温度、有机物不变的情况下，有效氯浓度越高，杀菌作用越强。

（5）溴和碘可增强其杀菌效果。

（6）还原性物质可降低其杀菌效果。

2. 注意事项

二氯异氰尿酸钠有刺激性气味，对金属有腐蚀性，对纺织品有损坏作用。

八、毒理学安全性

二氯异氰尿酸钠消毒剂以有效氯计，雌性小鼠经口 LD_{50} 为 1470 mg/kg；雄性小鼠经口 LD_{50} 为 1260 mg/kg，属低毒级物质。以有效氯计 630～730 mg/L 浓度对雌雄小鼠骨髓嗜多染红细胞微核发生率无影响；以有效氯计 112 mg/L 浓度对动物皮肤有轻度刺激性；以有效氯 150 mg/L 浓度进行亚急性毒性试验试验动物血液常规和生化指标，肝、肾功能及脏体比均无不良影响，各主要脏器的大体及镜下检查均未见有特异性病理改变。二氯异氰尿酸钠属于低毒级物质，在一般消毒使用浓度下具有较好的使用安全性。

九、应用范围（消毒对象）

二氯异氰尿酸钠可用于医疗用品的消毒，物体表面和地面的消毒；餐饮具消毒；水的消毒。

十、应用方法（消毒方法）

1. 用法

主要用于医疗用品浸泡消毒、物体表面及地面擦拭消毒、餐饮具浸泡消毒、水体投放消毒等。

2. 用量

清洁医疗用品可用有效氯 1000 mg/L 以上作用 30 min；有明显血迹、脓及排泄物污染的物品，使用 5000～10000 mg/L 作用 60 min；台面消毒可用有效氯 250～500 mg/L 作用 3 min 以上；地面消毒可用有效氯 500～1000 mg/L 作用 30 min 以上；餐饮具消毒可用有效氯 500～1000 mg/L 作用 30 min，再用清水冲洗干净；饮用水加氯量 5 mg/L，游泳池水加氯量 5～10 mg/L。

第六节　三氯异氰尿酸

一、理化性质

1. 物理性质

三氯异氰尿酸（trichloroisocyanuric acid，TCCA），其分子式为 $C_3Cl_3N_3O_3$，分子量为 232.41，白色结晶固体。

2. 化学性质

三氯异氰尿酸属于氯胺中氯化异氰脲酸类，具有强氧化作用。原料的有效含量为 90%。常见产品有含 20% 有效氯的颗粒和粉剂，含 50% 有效氯的泡腾片剂，含 85% 有效氯的缓释片等。

二、制备方法

氯气法，液体氯化剂法，溶剂法，二氯异氰尿酸钠深度氯化法。

三、检验方法

碘量法。

四、抗微生物机制

三氯异氰尿酸主要依靠溶于水后产生的次氯酸的氧化作用、新生氧的氧化作用及活性氯对菌体蛋白的氯化作用。

五、杀灭微生物的类别

三氯异氰尿酸杀菌谱广、杀菌力强,三氯异氰尿酸对细菌繁殖体、结核杆菌、真菌、细菌芽孢及病毒均有较强的杀灭作用杀灭微生物。

六、杀灭微生物效果

1. 实验室鉴定对微生物的作用(杀灭、灭活、抑制)效果

(1)含有效氯 150 mg/L 的三氯异氰尿酸对大肠杆菌作用 5 min 平均杀灭对数值为 7.62,对金黄色葡萄球菌的平均杀灭对数值为 6.47;含有效氯 200 mg/L 的三氯异氰尿酸对白色念珠菌作用 5 min 平均杀灭对数值为 6.41;含有效氯 1500 mg/L 的三氯异氰尿酸对枯草杆菌黑色变种芽孢作用 10 min 平均杀灭对数值为 7.51。

(2)某复方三氯异氰尿酸泡腾片以有效氯 380 mg/L 的复方三氯异氰尿酸泡腾片溶液作用 5 min 对金黄色葡萄球菌和大肠杆菌平均杀灭对数值>5.00。

2. 现场试验对微生物的作用(杀灭、灭活、抑制)效果

1)模拟现场试验

探讨三氯异氰尿酸用于口腔模型制备消毒效果,采用乙型肝炎 e-抗原阳性血清标本污染标准口腔印模,以水和三氯异氰尿酸进行模型灌制,分别设为对照组和观察组,三氯异氰尿酸用于口腔模型制备消毒可显著清除乙型肝炎病毒,降低交叉感染风险;且对于细菌、真菌也具有良好的杀灭效果。

2)现场试验

(1)某复方三氯异氰尿酸消毒剂用含有效氯 380 mg/L 该消毒泡腾片溶液喷洒物体表面至潮湿,作用 10 min,对其表面上自然菌的平均杀灭对数值>1.00。

(2)观察三氯异氰尿酸消毒烟雾剂现场空气消毒效果,在 28 m³ 的房间内放置三氯异氰尿酸烟雾剂 2 枚(折合含有效氯 112.5 mg/m³)熏蒸作用 60 min,对现场空气中自然菌的消除率为 95.83%。

七、影响作用效果的因素和注意事项

1. 影响作用效果的因素

(1)温度:随着温度升高杀菌效果更好,在一定范围内,温度升高能增强杀

菌作用。温度每升高 10℃，杀菌时间可缩短 50%～60%。

（2）pH：酸性条件下的杀菌效果更强，随着 pH 升高杀菌作用降低，pH 升至 8 以上，失去杀菌活性。

（3）有机物：有机物可消耗有效氯，从而降低杀菌效果。

（4）有效氯浓度：在 pH、温度、有机物不变的情况下，有效氯浓度越高，杀菌作用越强。

2. 注意事项

三氯异氰尿酸有刺激性气味，对金属有腐蚀性，对纺织品有损坏作用。

八、毒理学安全性

（1）三氯异氰尿酸消毒片对小鼠经口毒性为 $LD_{50} > 5000$ mg/kg，属实际无毒级；小鼠骨髓嗜多染红细胞微核试验阴性。

（2）三氯异氰尿酸对斑马鱼胚胎发育有毒性作用，能引起胚胎发育早期 SOD 活性下降，造成幼鱼视网膜组织结构损伤。

九、应用范围（消毒对象）

三氯异氰尿酸可用于医疗用品的消毒，物体表面和地面的消毒；餐饮具消毒；水的消毒。

十、应用方法（消毒方法）

1. 用法

主要用于物体表面及地面擦拭消毒、餐饮具浸泡消毒、水体投放消毒、医疗用品浸泡消毒等。

2. 用量

对于一般物体表面可用有效氯 250～500 mg/L 喷洒、擦拭、浸泡等方式作用 15～30 min，对于芽孢污染的表面可用有效氯 2000 mg/L 喷洒、擦拭、浸泡等方式作用 30～60 min。

（孙　巍）

第十五章　含碘消毒剂

含碘（iodine）消毒剂包括含碘及以碘为主要杀菌成分制成的各种消毒制剂。单质碘是双原子分子，常温常压下为紫黑色有光泽的固体，熔点113.5℃，沸点184.4℃，密度为4.93 g/m³（25℃）。固态单质碘加热时会直接转变为气态，形成有毒的紫红色碘蒸气，这就是升华现象。单质碘在许多有机溶剂中都有很好的溶解性，但在水中的溶解性较差，然而如果水溶液中有I⁻存在，单质碘会与其形成I_3^-使溶解度大大提高。碘是最古老的消毒剂之一，自1811年法国药剂师库尔图瓦利首次发现单质碘以来，先后出现多种以碘为杀菌成分的消毒剂，如碘的水溶液、碘的醇溶液（碘酊，也称碘酒）和碘伏等。碘的水溶液、碘的醇溶液又称游离碘消毒剂，属于传统消毒剂。游离碘消毒剂因碘易分解、不稳定、对皮肤黏膜有刺激性和较强的腐蚀性等缺点而使用受限，故在近代研究出了新的含碘消毒剂——碘伏（iodophor）。从20世纪60年代起，国外广泛应用聚维酮碘于外科灭菌和口腔、妇科慢性溃疡的治疗。碘伏具有缓慢释放碘离子、保持较长时间杀菌作用的特点，因其毒性小、药效高、杀菌谱广，对皮肤、黏膜无刺激性且不易着色或者着色易褪去等优点而深受使用者欢迎，在很大程度上取代了碘酊等游离碘消毒剂，广泛用于诸多领域。近年来，又相继研制出了许多含有碘作为消毒因子的复方消毒剂，如以季铵盐类作为载体的碘伏消毒剂。

游离碘消毒剂在临床上常用剂型有碘酊或碘酒（一般有效碘含量为2%）、碘甘油（常用浓度为1%～3%）、碘仿粉及复配制剂等。碘酒或碘酊即内含2%碘及1%～5%碘化钾（KI）的乙醇溶液；碘在水中几乎不溶，在乙醇中易溶，常温下易挥发，碘与碘化钾反应可生成可溶性络合物，故用碘化钾助溶，并且使碘稳定。碘酊呈棕黄色，有很强的杀菌和消肿作用，主要用于皮肤消毒、毒虫叮咬及疔疖等皮肤感染，广泛用于外科术前、注射前的皮肤消毒；小切口、擦伤的处理，作用1 min，再用70%乙醇擦净残余碘（脱碘）。不适宜用于眼、口腔、阴道宫颈黏膜及新生儿皮肤黏膜的消毒，应避免误食，且不能与红药水同时涂抹于一处。碘酊因易挥发而不稳定。碘仿和碘甘油稳定性好。碘甘油刺激性小，特别适合于黏膜的消毒，一般使用浓度为1%～3%，临床上主要用于口腔黏膜疾患、皮肤溃疡、耳道炎、褥疮。碘仿具有杀菌、抑菌、收敛、防腐等作用，能减少创面的渗出，使创面干燥，并促进伤口愈合。游离碘消毒剂被推荐作为某些外科器械的紧急消毒处理，特别适合于不耐热的物品的消毒，如导液管、刀片、橡胶塑料制品、外科缝线等，一般采用 0.2%～2%有效碘浓度，浸泡 1～5 min，再用 70%乙醇洗净。

　　碘伏是碘与表面活性剂（载体）及增溶剂（碘化钾）形成的无定型的络合物，其实质上是一种含碘表面活性剂。碘伏各种成分之间不是以化学键相连，是碘元素与载体以络合或包结的形式借助氢键和其他引力作用形成的分子大小不确定的络合物。碘伏的载体大致可分成三类：①非离子表面活性剂：聚乙烯吡咯烷酮（PVP）、壬基酚聚氧乙烯醚（POP）、聚乙二醇（PEG）、聚乙烯醇（PVA）等。以非离子表面活性剂为载体络合而成的碘伏称为聚醇醚碘，分别以缩写 PVP-I、POP-I、PEG-I、PVA-I 等表示。大多数碘伏制剂，载体通常为非离子表面活性剂，此类碘伏性质稳定，应用最普遍，市场多数碘伏产品属于非离子表面活性剂类型。②阳离子表面活性剂：以此为载体络合而成的碘伏有十六烷基二甲基卞胺碘等，此类碘伏性质稳定但使用较少。③阴离子表面活性剂：以此为载体络合而成的碘伏有烷基磺酸盐络合碘，此类碘伏稳定性差，但去污作用好。碘伏的化学成分随载体不同而异，但碘伏的基本物理性质极为相似，其化学性质主要表现出碘元素的特性。碘伏产品原型制剂有液体和固体两种，其使用形式的产品主要是液体制剂，也有以碘伏为有效成分的乳剂、膏剂、栓剂。碘伏易溶于水和醇，可与水以任何比例混溶，有碘的气味，着色可用水洗掉。碘伏溶液为红棕色至棕褐色；固体碘伏为黄棕色至红棕色的无定形粉末；使用形式的碘伏溶液随稀释变稀，颜色逐渐变淡即由红变黄色、淡黄色，黏度由稠变稀，其稳定性也下降。碘伏广泛应用于手术器械、皮肤、黏膜和伤口及蔬菜瓜果等的消毒。但由于其杀菌效果有限，使用浓度较高，国外常用含有效碘 0.75%和 1%的产品，以原液直接涂抹消毒为主。该类产品杀菌速度慢且不易干燥，使用有局限性。

　　近年来研制的各种季铵盐类复方消毒剂保持了季铵盐杀菌有效浓度低，腐蚀性、毒性与刺激性弱，具有除臭、清洁作用等优点，而加强了其杀菌作用，如以季铵盐类作为载体制备的碘伏类消毒剂——铵氧碘伏。铵氧碘伏具有发泡和润滑等作用，性温和，稀释后碘和表面活性剂仍紧密结合，保证了碘的稳定性和杀菌性。该消毒剂在较高稀释度下仍可杀死绿脓杆菌、金黄色葡萄球菌和霍乱弧菌，可用于皮肤和表面清洗消毒。该消毒剂具有广谱、高效、安全、用途广泛、使用方便、性质稳定等特点。蛋氨酸碘是第四代络合碘的代表，是由蛋氨酸与碘组成的络合物，淡黄色粉末或黄棕色至红棕色液体，螯合碘含量≥1.0%、蛋氨酸含量≥4.3%。虽然其碘含量低于聚维酮碘，但也具有良好的杀菌效果，同时蛋氨酸又为动物促长与强壮抗病的必需物质，尤其适合添加到饲料、食品中，但价格较贵，可应用于经济价值较高的水产品。

第一节 碘 酊

一、理化性质

碘酊（iodine tincture）俗称碘酒，是碘的乙醇溶液；碘酊含碘（按 I 计）应为 18～22 g/L，含碘化钾应为 13.5～16.5 g/L；为棕红色澄清液，无沉淀，有碘和乙醇气味。易使消毒物品染黄。

二、制备方法

工业上制碘方法有氧化空气吹出法、离子交换法、活性炭吸附法及氧化法。其共同过程是：将碘（有机碘和无机碘）转化成碘离子进入液相，将含有碘离子的原料液净化后加入适量的氧化剂进行氧化处理成单质碘，利用吸附、吹出等方法得到粗碘，再进行精制。

碘酊制法：取碘化钾，加水 20 mL 溶解后，加碘及乙醇，搅拌使溶解，再加适量水使成 1000 mL，即得。

三、检验方法

（1）碘：气相色谱法、砷铈催化分光光度法、氧化还原滴定法。
（2）碘化钾：氧化还原滴定法。
（3）乙醇：气相色谱法。

四、抗微生物机制

元素碘活泼，具有良好的渗透性，能迅速穿透细胞壁。游离碘具有较强的氧化作用，可以破坏病原体的细胞膜结构及蛋白质分子。碘还可通过与羟基、氨基、烃基、巯基结合导致蛋白质变性沉淀，发生卤化。

五、杀灭微生物的类别

碘对真菌有较强的杀灭和抑制作用，但对藻类杀灭效果较差；碘可杀灭细菌繁殖体；碘是一种良好的病毒灭活剂，能灭活脊髓灰质炎病毒、流感病毒、肝炎病毒、艾滋病病毒、疱疹病毒、牛痘病毒、狂犬病毒等。

六、杀灭微生物效果

1. 实验室鉴定对微生物的作用（杀灭、灭活、抑制）效果

在 GB 26368—2010《含碘消毒剂卫生标准》中规定，18～22 g/L 的碘酊，作用时间不超过 3 min，对真菌的杀灭对数值（KLV）需≥4.00，对细菌繁殖体的杀灭对数值（KLV）需≥5.00。

2. 现场试验对微生物的作用（杀灭、灭活、抑制）效果

（1）用含有效碘 2000 mg/L 的碘酊消毒 60 名献血者采血部位皮肤，消毒部位的菌落总数由消毒前的 55.17 cfu/mL±3.68 cfu/mL 降低至消毒后≤5 cfu/mL，消毒合格率为 100%。

（2）在急症剖宫产术中用 25%碘酊消毒宫腔，可显著降低术后宫腔感染。

（3）分别用有效碘 20 g/L，乙醇含量为体积分数 75%的碘酊、碘伏和安尔碘对静脉留置针穿刺部位进行消毒，三组静脉留置针留置时间无差别，但碘酊组静脉炎发生率显著高于其他两组。

七、影响作用效果的因素和注意事项

1. 影响作用效果的因素

（1）温度：低温下作用效果不受影响，温度超过 40℃时效果增强，但随之由于碘蒸气的产生，杀菌作用减弱。

（2）pH：pH 降低时，有利于游离碘的释出，中性和酸性碘的活性较强。

（3）有机物：对于低浓度的碘，蛋白质、多糖及脂类物质等有机物可消耗大量的有效碘，影响杀菌效果。

2. 注意事项

高浓度碘酊对黏膜、皮肤也有强烈的刺激作用，使用后必须脱碘干净，否则可引起局部红肿、发疱、脱皮及化学性烧伤。使用 2%碘酊为一般消毒杀菌，必要时也必须脱碘，用于疖痒消毒或控制小外伤伤口感染时，不可与汞溴红溶液同时使用，以免产生碘化汞腐蚀皮肤。

八、毒理学安全性

碘酊黏膜刺激性强。含 1000 mg/L 有效碘的碘水溶液对小鼠的急性经口毒性 $LD_{50}>5000$ mg/kg，口服毒性属实际无毒级。

九、应用范围（消毒对象）

浓度 18～22 g/L 的碘酊主要用于手术切口、注射、穿刺部位的皮肤消毒，用乙醇脱碘，对黏膜刺激性强，不适宜用于眼、口腔、阴道宫颈黏膜及新生儿皮肤黏膜的消毒。浓度 18～20 g/L 的碘酊可以作为外科手术器械紧急消毒。

十、应用方法（消毒方法）

1. 用法

皮肤消毒：用无菌棉拭或无菌纱布蘸取消毒剂，在消毒部位皮肤进行擦拭 2 遍以上，再用棉拭或无菌纱布蘸取 75%医用乙醇擦拭脱碘即可。

2. 用量

皮肤消毒：使用浓度为有效碘 18～22 g/L，作用时间为 1～3 min。

第二节　碘　甘　油

一、理化性质

碘甘油（iodine glycerin，iodoglycerin）是碘的甘油溶液；碘甘油含碘（按 I 计）与碘化钾均应为 9～11 g/L，为红棕色的黏稠液体；有碘的特臭。

二、制备方法

碘甘油的制法：取碘化钾，加水溶解后，加碘，搅拌使溶解，再加甘油使成 1000 mL，搅匀，即得。

三、检验方法

（1）碘：气相色谱法、砷铈催化分光光度法、氧化还原滴定法。

（2）碘化钾：氧化还原滴定法。

（3）甘油：碘甘油红外光吸收图谱应与甘油对照的图谱一致。

四、抗微生物机制

元素碘活泼，具有良好的渗透性，能迅速穿透细胞壁。游离碘具有较强的氧化作用，可以破坏病原体的细胞膜结构及蛋白质分子。碘还可通过与羟基、氨基、烃基、巯基结合导致蛋白质变性沉淀，发生卤化。

五、杀灭微生物的类别

碘对真菌有较强的杀灭和抑制作用，但对藻类杀灭效果较差；碘可杀灭细菌繁殖体；碘是一种良好的病毒灭活剂，能灭活脊髓灰质炎病毒、流感病毒、肝炎病毒、艾滋病病毒、疱疹病毒、牛痘病毒、狂犬病毒等。

六、杀灭微生物效果

含有效碘 60 mg/L 浓度作用 30 min 可杀灭细菌芽孢；对皮肤真菌，用 12～300 mg/L 浓度杀灭。50 mg/L 浓度作用 10 min 可杀灭细菌繁殖体；10 mg/L 浓度作用 5～10 min 或 125～375 mg/L 浓度作用 1 min，即可使病毒灭活。

七、影响作用效果的因素和注意事项

1. 影响作用效果的因素

（1）温度：低温下作用效果不受影响，温度超过 40℃时效果增强，但随之由于碘蒸气的产生，杀菌作用减弱。

（2）pH：pH 降低时，有利于游离碘的释出，中性和酸性碘的活性较强。

（3）有机物：对于低浓度的碘，蛋白质、多糖及脂类物质等有机物可消耗大量的有效碘，影响杀菌效果。

2. 注意事项

碘在室温下可升华，固体碘与配制的溶液应存于密闭容器中。使用低浓度碘消毒时，应根据介质的酸碱度与含有机物的量，考虑增加浓度或延长作用时间。宜及时清除物体表面沾有的碘液，以免长期作用引起损害。

八、毒理学安全性

含 1000 mg/L 有效碘的碘水溶液对小鼠的急性经口毒性 $LD_{50} > 5000$ mg/kg，口服毒性属实际无毒级。

九、应用范围（消毒对象）

碘甘油可用于鼻腔黏膜、口腔黏膜及婴幼儿皮肤消毒。

十、应用方法（消毒方法）

1. 用法
黏膜及皮肤擦拭消毒：用无菌棉拭或无菌纱布蘸取消毒剂，在消毒部位皮肤进行擦拭，用生理盐水冲洗。

2. 用量
使用浓度为有效碘 9～11 g/L，作用时间为 1～3 min。

第三节　聚乙烯吡咯烷酮碘

一、理化性质

1. 物理性质
聚乙烯吡咯烷酮碘（povidone-iodine，PVP-I），又名聚维酮碘，分子式为 $(C_6H_9NO)_n$-XI。聚维酮碘为黄棕色至红棕色固体无定形粉末，有碘气味，溶于乙醇、水，不溶于氯仿、四氯化碳、乙醚、己烷、丙酮，挥发性小。

2. 化学性质
水溶液的 pH 接近 2，加入碳酸氢钠可使 pH 接近中性（但稳定性降低）。PVP-I 中碘主要以 HI_3 的形式与 PVP 结合。新制的溶液与淀粉浆试验无反应。

二、制备方法

取药用碘 1 份，聚乙烯吡咯烷酮（K30）5 份，充分混合均匀。当混合物由棕色逐渐变为棕黑色粉末时，移入广口容器中，用油浴在 90～95℃加热，并不断搅拌，直至把润湿的淀粉试纸置容器口 30s 仍不显蓝色为止。

三、检验方法

检验方法有硫代硫酸钠电位滴定法、高效液相色谱法、氧化还原滴定法。

四、抗微生物机制

聚维酮碘是碘与聚乙烯基吡咯烷酮的络合物，由表面活性剂提供的对细菌膜的亲和力将其所载有的碘与细胞膜和细胞质结合，其中 80%～90% 的结合碘可缓慢解聚成游离碘，使巯基化合物、肽、蛋白质、酶、脂质等氧化或碘化，直接使病原体内的蛋白质变性、沉淀，使细菌等微生物失活。

五、杀灭微生物的类别

聚维酮碘可杀灭结核分枝杆菌；可杀灭真菌，如白假丝酵母菌。聚维酮碘还可杀灭细菌繁殖体，包括金黄色葡萄球菌、铜绿假单胞菌及大肠杆菌等；也可杀灭肝炎病毒、艾滋病毒和脊髓灰质炎病毒等。

六、杀灭微生物效果

1. 实验室鉴定对微生物的作用（杀灭、灭活、抑制）效果

用有效碘含量为 5100 mg/L 的聚维酮碘消毒液作用 1.5 min，对悬液内金黄色葡萄球菌和铜绿假单胞菌的杀灭对数值（KLV）均＞5.00；对白假丝酵母菌的杀灭对数值（KLV）均＞4.00。含有效碘 4500 mg/L 的聚维酮碘消毒液在清洁条件下作用 10 min，对悬液内脊髓灰质炎病毒灭活对数值＞4.00；在有机干扰物存在的条件下作用 15 min，对悬液内脊髓灰质炎病毒灭活对数值＞4.00。

2. 现场试验对微生物的作用（杀灭、灭活、抑制）效果

（1）用有效碘含量为 5100 mg/L 的聚维酮碘消毒液消毒 30 名健康试验志愿者前臂内侧中段皮肤，作用 3 min，对皮肤上自然菌平均杀灭对数值（KLV）平均＞1.00。

（2）采用聚维酮碘消毒液消毒患者手术区皮肤，待患者皮肤晾干后，于手术区贴上手术薄膜。聚维酮碘可有效降低消毒 10 min 后和手术结束后消毒区域的菌落数，控制术后切口感染率。

七、影响作用效果的因素和注意事项

1. 影响作用效果的因素

（1）有机物：有机物严重影响碘伏消毒能力，杀菌能力随有机物的增加而下降。

（2）温度：温度波动在 10～30℃时杀菌效果无明显变化，但随着温度升高，

由于碘蒸气的产生，使游离碘浓度下降，杀菌作用也减弱。

（3）pH：杀菌效果受 pH 的影响较小。当 pH 降低时，一般认为在中性或酸性环境下，杀菌作用增强。

2. 注意事项

（1）使用聚维酮碘消毒时必须做好消毒前清洁。

（2）杀菌效果与浓度倒置现象：聚维酮碘消毒液对金黄色葡萄球菌标准株与临床分离的 MRSA 菌株杀灭效果与有效碘浓度呈现倒置现象，即有效碘浓度 250 mg/L 以下，杀灭效果明显高于有效碘 500 mg/L 以上。这是由于聚维酮碘随稀释度增加，其聚合物对碘的引力减弱释放出更多游离碘，因此在一定浓度范围内随浓度稀释显示出杀菌力增强。

八、毒理学安全性

有效碘含量为 5100 mg/L 的聚维酮碘消毒剂对雄性、雌性小鼠急性经口 $LD_{50}>$ 5000 mg/kg 体重，属实际无毒；小鼠骨髓嗜多染红细胞微核试验结果为阴性。对家兔急性眼黏膜刺激性试验结果为轻刺激性，对家兔阴道黏膜刺激强度为极轻刺激。

九、应用范围（消毒对象）

广泛应用于皮肤、黏膜、手术器械和伤口等的消毒，也应用于水产养殖、蔬菜瓜果等的消毒。

十、应用方法（消毒方法）

1. 用法

（1）外科术前手消毒：用无菌刷或纱布蘸取使用浓度的碘伏均匀擦拭从手指尖擦至前臂部位和上臂下 1/3 部位皮肤。

（2）注射和穿刺部位皮肤、手术切口部位皮肤及新生儿脐带消毒：可用无菌棉拭蘸取使用浓度碘伏在消毒部位擦拭 2～3 遍。

（3）黏膜冲洗消毒：可用稀释液直接对消毒部位冲洗或擦洗。

2. 用量

（1）外科术前手消毒：使用浓度为有效碘 2～10 g/L，作用 3～5 min。

（2）注射和穿刺部位皮肤、手术切口部位皮肤及新生儿脐带消毒：使用浓度为有效碘 2～10 g/L，作用 1～3 min。

（3）黏膜冲洗消毒：使用浓度为有效碘 250～500 mg/L。

第四节　聚氧乙烯脂肪醇醚碘

一、理化性质

聚氧乙烯脂肪醇醚（polyoxyethylene aliphatic alcohol ether，polyoxyethylene alkyl ether，POA）又称为脂肪醇聚氧乙烯醚（primary alcobol ethoxylate，peregal O，AEO）。聚氧乙烯脂肪醇醚碘（polyoxyethylene aliphatic alcohol ether iodine，polyoxyethylene aliphatic alcohol ether，polyoxyethylene alkyl ether iodine，POA-I）是以聚氧乙烯脂肪醇醚作为络合载体与碘络合而成的碘伏消毒液的一种。为黄棕色至红棕色固体粉末，溶液状态时为深红色黏稠液体，有碘的气味。聚醇醚碘较稳定，有效期至少为 2 年。

二、制备方法

碘伏一般由碘、载体、稳定剂及其他助溶剂组成。聚氧乙烯脂肪醇醚碘是由脂肪醇聚氧乙烯醚作为表面活性剂载体与碘络合而成。有研究指出，在温度 50℃时，采用非离子表面活性剂的载体如脂肪醇聚氧乙烯醚与碘络合而成的聚醇醚碘溶液，其所含的有效碘含量达到质量分数的 15%，制备出高浓度碘伏产品。

三、检验方法

对于聚氧乙烯脂肪醇醚碘的检测主要是检测其中有效碘的含量，主要有比色法、化学滴定法，其中化学滴定法还分为直接滴定法和反滴定法。

四、抗微生物机制

聚氧乙烯脂肪醇醚碘中络合的碘元素游离出来，是为聚氧乙烯脂肪醇醚碘消毒剂中的有效成分，聚氧乙烯脂肪醇醚属于非离子表面活性剂，有助于对物体的湿润和穿透，从而加强碘的杀菌效果。碘活泼，具有良好的渗透性，能迅速穿透细胞壁。游离碘具有较强的氧化作用，可以破坏病原体的细胞膜结构及蛋白质分子。碘还可通过与羟基、氨基、烃基、巯基结合导致蛋白质变性沉淀，发生卤化。

五、杀灭微生物类别

聚醇醚碘可以杀灭细菌繁殖体，对金黄色葡萄球菌、大肠杆菌、铜绿假单胞菌、白色念珠菌均有较好的杀灭效果。

六、杀灭微生物效果

1. 实验室杀灭微生物效果

在悬液定量实验时，有效碘含量为 6.25 mg/L 的聚氧乙烯脂肪醇醚碘对金黄色葡萄球菌、大肠杆菌作用 5 min，杀灭率为 100.00%；500 mg/L 的聚氧乙烯脂肪醇醚碘对枯草杆菌黑色变种芽孢需作用 10 min，杀灭率为 100.00%；杀灭蜡样杆菌芽孢需含有效碘 125 mg/L 的聚氧乙烯脂肪醇醚碘作用 30 min。对于乙型肝炎表面抗原也有较好的灭活效果，对于纯化的 HBsAg 的灭活，需要含有有效碘 500 mg/L 的聚氧乙烯脂肪醇醚碘作用 10 min；含有效碘为 1000 mg/L 聚氧乙烯脂肪醇醚碘作用 10 min 或 30 min，可使 10%或全血清中的 HBsAg 灭活。

2. 手消毒试验

在 118 例实验中，用含有效碘含量为 10 g/L 的聚氧乙烯脂肪醇醚碘溶液刷手 5 min，与常规肥皂水洗手 3 遍后再用 75%乙醇浸泡 10 min 的效果相当，细菌培养仅有 1、2 例为阳性。

七、影响作用效果的因素

温度对聚氧乙烯脂肪醇醚碘杀菌效果有一定的影响，有研究指出，聚氧乙烯脂肪醇醚碘对蜡样杆菌芽孢的杀灭受温度影响较大，温度较高时，可以提高杀灭效果。有机物也会影响聚氧乙烯脂肪醇醚碘的杀菌效果，二者呈反比。

八、毒理学安全性

对雄性小鼠的 LD_{50}（经口）为 >10 g/kg，对雌性小鼠的 LD_{50}（经口）为 >4.30 g/kg，按急性毒性分级标准属低毒物质。用含有效碘浓度为 10 g/L、5 g/L、2.5 g/L 的聚氧乙烯脂肪醇醚碘溶液涂抹家兔皮肤，按《消毒技术规范》原发刺激指数为 5、2 和 0，表明 2.5 g/L 的聚氧乙烯脂肪醇醚碘溶液对家兔皮肤无刺激作用。

九、应用范围（消毒对象）

适用于外科手及前臂消毒；手术切口部位、注射及穿刺部位皮肤以及新生儿脐带部位皮肤消毒；黏膜冲洗消毒；卫生手消毒。

十、应用方法（消毒方法）

1. 外科术前手消毒

（1）在常规刷手的基础上，用无菌纱布蘸取使用浓度的碘伏均匀擦拭从手指尖擦至前臂部位和上臂下 1/3 部位皮肤。

（2）直接用无菌刷蘸取使用浓度的碘伏从手指尖刷手至前臂和上臂下 1/3 部位皮肤，然后擦干即可。使用浓度均为有效碘 2～10 g/L，作用 3～5 min。

2. 注射和穿刺部位皮肤、手术切口部位皮肤以及新生儿脐带消毒

可用无菌棉拭蘸取使用浓度碘伏在消毒部位擦拭 2～3 遍。使用浓度均为有效碘 2～10 g/L，作用 1～3 min。

3. 黏膜冲洗消毒

可用含有效碘 250～500 mg/L 的碘伏稀释液直接对消毒部位冲洗或擦洗。

（陈雯杰　郑　露）

第十六章　含溴消毒剂

溴素资源主要存在于海水中，具有"海洋元素"之称。自 1826 年法国药学家和化学家巴拉（A. J. Balard）公开发表发现溴的研究成果以来，由溴衍生的无机溴化物、溴酸盐和含溴有机化合物的溴系列产品相继出现，并主要用于医药、染料、灭火、阻燃、农药、制冷等领域。

氯、溴、碘同属卤素元素，卤族元素在消毒领域有着广泛的应用。与常规的含氯消毒剂相比较，溴类消毒剂有着较大优势：①在碱性水体和含氨水中，溴比氯具有更高的杀菌活性：首先是因为具有杀菌活性成分的次卤酸在水中可电离形成次卤酸盐，随着 pH 升高，次卤酸百分数减小，杀菌活性降低，但由于次溴酸和次氯酸的电离常数不同，在常见的碱性或含氨水体中，溴主要以次溴酸的形式存在，同条件下，次氯酸大部分电离成次氯酸根离子，导致溴比氯的杀菌性能更高；其次氯和溴在水体中与氨和其他含氮化合物可形成相应的氯氨和溴氨，生成的氯氨主要是非常稳定的一氯氨，而生成的溴氨则是容易分解的一溴氨、二溴氨和三溴氨的混合物，溴氨的杀菌活性较氯氨高，因此用溴处理此类水体杀菌活性较氯处理更高。②氯的挥发性大于溴。③溴金属的腐蚀性小：氯的氧化性较溴强。④溴消毒剂处理后对环境造成污染较氯小：残留的氯氧化剂有毒性；在有氨和胺存在下生成的卤胺，溴氨可快速分解，氯氨则可稳定存在数小时，对水生动物有毒性；在腐殖酸存在下生成致癌物质三卤甲烷，据测定，三溴甲烷（溴仿）的半衰期是 15 天，三氯甲烷（氯仿）的半衰期是 50 天，可见溴仿在环境中分解速度快，且在微生物存在下溴仿的分解速度更快；常用的含溴甲基海因类消毒剂在释放溴、氯后形成甲基海因，在自然条件下可被光、氧、微生物分解为氨和二氧化碳，不会因为残留物污染环境。

含溴（bromine）消毒剂是指溶于水后，能水解生成次溴酸，并发挥杀菌作用的一类消毒剂。含溴消毒剂的杀菌机制主要是具有杀菌活性的次溴酸的作用，其氧化作用可以破坏病原体的细胞膜结构及蛋白质分子，活化溴与含氮的物质反应形成卤胺类物质干扰细菌细胞代谢，次溴酸分解形成新生态氧的氧化作用。

溴化合物作为消毒剂起源于 20 世纪 30 年代，最早用于水消毒，主要用于游泳池水消毒处理。单质溴的挥发性很大，具有强烈的刺激性和腐蚀性，一般不直接使用。次溴酸及其盐类可直接发挥其杀菌特性，但由于其在水中发生电离或歧化反应生成溴盐或溴酸盐，稳定性较差，且不便运输及储存。氯化溴为低沸点液体，在水中可形成具有杀菌活性的次溴酸，常用于工业冷却水的处理，但由于其酸性、不稳定性和腐蚀性问题而使用受限。

　　由于无机溴的腐蚀性、挥发性、不稳定等缺点，高效广谱、易降解、无残留、环保型的固体溴消毒剂的出现拓展了溴类消毒的应用。二溴海因（DBDMH）、溴氯海因（BCDMH）、溴氯甲乙基海因（BCMEH）与含氯有机消毒剂二氯海因均属于卤代海因类消毒剂，20世纪30年代，卤代海因（二氯海因）作为灭菌剂得到了应用，20世纪60年代起，固体有机含溴和/或氯消毒剂被人们广泛应用于工业、医疗、养殖等方面的消毒处理。二溴次氮基丙酰胺（DBNPA）为一种白色结晶物质，其可迅速穿透微生物细胞膜作用于蛋白基团上，中止细胞的正常氧化反应而引起细胞死亡，主要用于工业用水处理、杀菌灭藻、杀黏除垢等方面。富溴外观为白色结晶粉末，其在水中可释放出活性溴离子和氯离子分别形成次溴酸和次氯酸，多用于渔业水产方面，对嗜水气单胞菌、鳗弧菌等有较好的杀菌效果。溴硝丙二醇（布罗波尔）主要用于化妆品的防腐，也可用于农业防治植物上的细菌性病害以及工业冷却塔水的处理。2-溴-2-溴甲基戊腈（溴菌清）能抑制细菌、真菌和藻类的生长，适用于纺织品、皮革等防腐及工业用水的灭藻。

　　含溴消毒剂按照提供活性杀菌组分的方式分类可分为直接释放型（如溴素、次溴酸）、缓慢释放型（卤代海因、N-溴代酰胺）和间接释放型（溴盐+次溴酸盐）；按照化学类别分为无机类和有机类，无机类包括溴素、次溴酸、氯化溴等；有机类包括卤代海因（二溴海因、溴氯海因、溴氯甲乙基海因）、溴氰菊酯、溴甲烷、溴氯乙烷等。

　　苯扎溴铵（别名溴苄烷铵、新洁尔灭）为溴化二甲基苄基烃铵的混合物，是一种含溴元素的单链季铵盐类阳离子表面活性剂，能改变细菌胞浆膜通透性，使菌体胞质物质外渗而阻碍其代谢而起杀灭作用，只能杀灭一般细菌繁殖体和亲脂病毒，属于低效消毒剂。苯扎溴铵主要应用于物体表面和皮肤黏膜的消毒。

　　目前，含溴类消毒剂主要应用于消毒与防腐保存方面。消毒方面，溴氯海因、二溴海因主要用于医院消毒，游泳池水、污水、养殖用水及一般物体表面的消毒；二溴次氮基丙酰胺主要用于水体如污水、养殖用水、工业用水的消毒；氯化溴、活性溴化钠、富溴等主要替代液氯作为工业冷却水的杀菌剂；溴甲烷用于口岸检疫熏蒸消毒。防腐保存方面，溴硝丙二醇主要用于化妆品防腐；溴氰菊酯杀虫剂主要应用于卫生杀虫、木材防腐等方面；溴甲烷熏蒸剂主要应用于木材防虫、粮油储藏方面的处理。

第一节　溴

一、理化性质

1. 物理性质

单质溴（bromine）是双原子分子，常温常压下为深红色挥发性有毒重质液体，具有强烈的刺激性气味，溴的分子式为 Br_2，分子量为 159.81，熔点 -7.2℃，沸点 58.8℃，密度为 3.1 g/mL。溴是唯一在常温下为液态的非金属元素。溴微溶于水，其溶解度在 20℃ 为 3.58 g/100 mL 水，易溶于乙醇、乙醚、氯仿、四氯化碳、苯和二硫化碳等多种有机溶剂中，溶液呈褐色；也溶于盐酸、氢溴酸和溴化合物溶液中，温度低时，固化成一种暗红色金属光泽的针状晶体。常温状态下溴在水中溶解度达到 0.46%，这种水称为"乳化水"。

2. 化学性质

单质溴在常温状态是活泼性很强的非金属单质，在元素周期表中位于氯、碘之间，属于一种强氧化剂。溴的反应有：①无机反应：与碘的置换反应、与碱的中和反应、与还原剂的氧化还原反应；②有机反应：取代反应和加成反应。

二、制备方法

工业上制溴的方法有空气吹出法、水蒸气蒸馏法、离子交换吸附法、膜分离法、溶液萃取法、沉淀法等，空气吹出法和水蒸气蒸馏法是目前国内主要工业化生产溴素的方法。一般水蒸气蒸馏法适用于含溴量在 3 g/L 的原料卤水，含溴量低的原料制溴普遍采用空气吹出法。水蒸气蒸馏法的主要过程是：用氯气直接将原料液中的溴离子氧化为游离溴，利用溴与水的挥发度不同，利用水蒸气蒸馏的方法将游离溴蒸出，蒸馏产物经静置分层后得到溴。空气吹出法的基本原理是：通入氯气将溴离子氧化为游离溴，根据溴的气、液相浓度之间气液平衡关系溴被空气从卤水中吹出，利用吸收剂进行吸收，再通入氯气氧化或加酸酸化使溴游离出来，最后在水蒸气的气提作用下脱离液相经冷凝得到溴。

三、检验方法

离子色谱法、分光光度法、离子选择电极法、氧化还原滴定法。

四、抗微生物机制

溴在水溶液中可形成次溴酸起到杀菌作用，反应式为 $Br_2 + H_2O \longrightarrow HOBr + HBr$；氨基酸和不饱和脂肪键可被氧化而使微生物的内外组分的结构和功能受到破坏，如次溴酸可氧化蛋白中的氨基酸（蛋氨酸、酪氨酸、色氨酸、组氨酸和赖氨酸）而破坏蛋白质的结构和功能。

五、杀灭微生物的类别

溴素是最简单的溴化物，对微生物具有较强的杀灭效果，如真菌、原虫、细菌芽孢、大肠杆菌等，但溴的挥发性很大，具有强烈的刺激性和腐蚀性，一般不直接使用。

第二节　二　溴　海　因

一、理化性质

1. 物理性质

二溴海因〔1,3-二溴-5,5-二甲基海因（1,3-dibromo-5,5-dimethylhydantoin，DBDMH）或1,3-二溴-5,5-二甲基咪唑啉啶-2,4-二酮〕为白色、类白色结晶粉末。分子式为 $C_5H_6Br_2N_2O_2$，分子量为 285.94，熔点 194~197℃，密度为 1.36 g/cm^3。二溴海因微溶于水，溶于氯仿、乙醇、丙酮等有机溶剂，在强酸或强碱中易分解。

2. 化学性质

二溴海因是一种溴化剂，由于 N—Br 键较活泼，可以进行 4 种类型的反应：①Wohl-Zeigler 烯丙基溴化反应（α-碳上的氢被溴取代）；②双键加成反应（次溴酸化）；③活泼氢取代反应（芳香族衍生物邻位或对位上取代）；④仲醇转化成酮的氧化反应。

二、制备方法

工业上制二溴海因过程是：丙酮氰醇为起始原料，与碳酸铵反应，经 Bucherer-Eergs 环化，制得中间体 5,5-二甲基海因，再经溴取代反应，在碱性介质中制得产物。

三、检验方法

检验方法有离子色谱法、化学发光法、红外光谱法、氧化还原滴定法。

四、抗微生物机制

二溴海因在水中释放次溴酸，反应式为 $C_5H_6Br_2N_2O_2+2H_2O\longrightarrow C_5H_8N_2O_2+$

2HOBr，其氧化作用可以破坏病原体的细胞膜结构、蛋白质及 DNA 分子；活化溴与含氮的物质反应形成溴胺类物质干扰细菌细胞代谢。

五、杀灭微生物的类别

二溴海因属于广谱的含溴氧化类消毒剂，对白色念珠菌、白僵菌等真菌也有较好的杀灭作用；对藻类及藻类毒素、浮游生物也有一定的杀灭效果；可杀灭细菌繁殖体及芽孢；对病毒也有较好的灭活效果，能灭活脊髓灰质炎病毒、肝炎病毒、家蚕多角体病毒等。

六、杀灭微生物效果

1. 实验室鉴定对微生物的作用（杀灭、灭活、抑制）效果

有效溴 1000 mg/L 浓度作用 15 min 即可使病毒完全灭活；400 mg/L 浓度作用 10 min 可杀灭细菌繁殖体，LIV＞5；用有效溴 900 mg/L 浓度作用 5 min 可杀灭悬液中的白色念珠菌，LIV＞5；2000 mg/L 浓度作用 30 min 可杀灭细菌芽孢；在 GB 26370—2010《含溴消毒剂卫生标准》中规定，悬液法对真菌的杀灭对数值需≥4.00，对细菌繁殖体、芽孢的杀灭对数值需≥5.00；载体法对真菌、细菌繁殖体、芽孢的杀灭对数值需≥3.00。

2. 现场试验对微生物的作用（杀灭、灭活、抑制）效果

1）模拟现场试验

对餐（饮）具中筷子的模拟现场试验结果表明，用含 300 mg/L 有效溴的消毒剂处理 10 min，对大肠菌群的杀灭率可达到 99.99%。用含有效溴 500 mg/L 二溴海因消毒剂水溶液对人工滴染在织物上的铜绿假单胞菌作用 15 min 和 30 min，LIV 分别为 3.78 和 4.91。

2）现场试验

用含有效溴 300 mg/L 的二溴海因消毒剂溶液对 5 cm×5 cm 区域的桌面进行擦拭消毒并作用 10 min，桌面上细菌由消毒前 10～120 cfu/cm^2 减少到 0～1 cfu/cm^2。

七、影响作用效果的因素和注意事项

1. 影响作用效果的因素

（1）温度：温度升高所需的杀灭时间缩短。

（2）pH：能适用于 pH 更大的环境中，即使在含 NH_3 和 H_2S 的环境中，也能发挥很好的杀菌作用。

（3）有机物：杀菌效果随有机物浓度的升高而降低。

2. 注意事项

二溴海因消毒剂为外用品，不得口服。属强氧化剂，与易燃物接触可能引发无明火自燃，应远离易燃物及火源。禁止与还原物共储共运，以防爆炸。未加入防腐蚀剂的产品对金属有腐蚀性。对有色织物有漂白褪色作用。有刺激性气味，对眼睛、黏膜、皮肤等有灼伤危险，严禁与人体接触。

八、毒理学安全性

小鼠的急性经口毒性 LD_{50} >5000 mg/kg，口服毒性属实际无毒级；小鼠骨髓嗜多染红细胞无致微核作用；对家兔皮肤具有强刺激性。

九、应用范围（消毒对象）

二溴海因适用于工业循环水、泳池、景观喷泉、医院污水、医疗器具、水产养殖、食品加工、宾馆家庭卫生洁具的消毒杀菌灭藻，还可用于保鲜库、气调库杀菌保鲜、口岸检验检疫处理消毒杀菌及疫区的防疫消毒。

十、应用方法（消毒方法）

1. 用法

普通物体表面消毒：将消毒剂用自来水稀释成使用浓度后，用干净抹布沾湿后对物品进行擦拭，或将物品完全浸没于消毒液中浸泡至规定时间，或使用常规喷雾器或超低容量喷雾器进行喷洒作用至规定时间后开窗通风。

疫源地的物体表面消毒、餐（饮）具浸泡消毒、污水投加消毒、生活饮用水投加消毒、衣物浸泡消毒、果蔬浸泡消毒。

带鸡消毒：采用喷雾消毒，喷头宜 45°仰角喷雾，在距鸡体 70～80 cm 的高处进行喷雾，避开鸡头，喷雾应均匀，鸡只体表以潮湿为限，不应形成水滴现象。

2. 用量

普通物体表面消毒：清洁条件下有效溴浓度 200～400 mg/L，作用时间为 10～20 min；污染条件下有效溴浓度 500～1000 mg/L，作用时间为 15～30 min。

疫源地消毒：物体表面：对于芽孢污染物用有效溴浓度 5～10 g/L 作用 6 h，分枝杆菌及亲水病毒污染物用有效溴浓度 1～2 g/L 作用 1 h，用量 100～300 mL/m^2，细菌繁殖体及亲脂病毒污染物用有效溴 500～1000 mg/L 作用 1 h，用量 100～300 mL/m^2。

带鸡消毒：500～1000 mg/L 作用 5～20 min。

第三节　溴 氯 海 因

一、理化性质

溴氯海因〔1-溴-3-氯-5,5-二甲基海因，1-溴-3-氯-5,5-二甲基乙内酰脲（1-bromo-3-chloro-5,5-dimethylhydantoin，BCDMH）〕或溴氯-5,5-二甲基乙内酰脲（bromochloro-5,5-dimethylhydantoin）为白色或类白色结晶性粉末。分子式为 $C_5H_6BrClN_2O_2$，分子量为 241.5，熔点 163～164℃，密度为 1.8～2.0 g/cm^3。溶解度（25℃）为 2 g/L，水溶液呈弱酸性，在水中水解生成次溴酸和次氯酸。可溶于苯、二氯甲烷、氯仿等有机溶剂。

二、制备方法

利用 5,5-二甲基海因作为原料，一是用溴化物和氯气为卤化剂在碱存在下进行间接卤化，先用氯气把溴化物中的溴离子氧化为溴，使其进行溴化，再进行氯化。二是由卤素、碱在现场制备次卤酸，进行直接卤化反应。

三、检验方法

检验方法有高效液相色谱法、化学发光法、红外光谱法、氧化还原滴定法。

四、抗微生物机制

溴氯海因主要通过其水解产物次溴酸和次氯酸发挥消毒灭菌作用，反应式为 $C_5H_6N_2BrClO_2 + 2H_2O \longrightarrow C_5H_8N_2O_2 + HOBr + HOCl$，次溴酸和次氯酸与水中微生物体内的原生质结合，与蛋白质中的氮形成稳定的氮卤键，干扰代谢过程并导致微生物中毒死亡；此外，杀菌过程中生成的溴离子还可以被活性氯或次溴酸根氧化，再次被激活而形成杀菌活性较高的次溴酸根。

五、杀灭微生物的类别

溴氯海因可杀灭芽孢；对白色念珠菌、水产及禽类病原真菌等真菌有较好的杀灭作用；对藻类及寄生虫有一定的杀灭效果；可有效杀灭细菌繁殖体；对病毒也有较好的灭活效果，能灭活脊髓灰质炎病毒等。

六、杀灭微生物效果

1. 实验室鉴定对微生物的作用（杀灭、灭活、抑制）效果

550 mg/L 有效卤素浓度作用 15 min 对大肠杆菌及金黄色葡萄球菌的平均 LIV≥5；550 mg/L 有效卤素浓度作用 7.5 min 对脊髓灰质炎病毒的平均 LIV≥4；5500 mg/L 有效卤素浓度作用 135 min 对枯草杆菌黑色变种芽孢的平均 LIV≥4.71。

2. 现场试验对微生物的作用（杀灭、灭活、抑制）效果

1）模拟现场试验

选择瓜果蔬菜及医疗器械进行模拟现场试验，结果表明，用含 100 mg/L 有效卤素的消毒剂处理 20 min，对黄瓜上污染的大肠杆菌的 LIV≥3；用含 1200 mg/L 有效卤素的消毒剂处理 120 min，对医用止血钳上污染的枯草杆菌黑色变种芽孢的 LIV≥3。用有效卤素 550 mg/L 作用 15 min 对污染在竹筷表面的大肠杆菌的 LIV 为 3.46。

2）现场试验

用含有效卤素 100 mg/L 的溴氯海因消毒粉溶液对木质桌面作用 20 min 后，平均 LIV 为 1.72，平均菌落数由 52.5 cfu/cm^2 降为 0.8 cfu/cm^2。含有效卤素含量 1.5 mg/L 作用 30 min，可使游泳池水达合格标准。

七、影响作用效果的因素和注意事项

1. 影响作用效果的因素

（1）温度：温度升高所需的杀灭时间缩短。

（2）在偏酸性的环境中杀菌效果较强，在偏酸性（pH 范围最佳为 5.8～7.0）的环境中更容易释放出次氯酸，若 pH 大于 9 时二氯海因会迅速分解。

（3）有机物对杀菌效果有较大的影响，杀菌效果随浓度的升高而降低。

2. 注意事项

溴氯海因消毒剂为外用品，不得口服。属强氧化剂，与易燃物接触可能引发无明火自燃，应远离易燃物及火源。禁止与还原物共储共运，以防爆炸。未加入防腐蚀剂的产品对金属有腐蚀性。对有色织物有漂白褪色作用。有刺激性气味，对眼睛、黏膜、皮肤等有灼伤危险，严禁与人体直接接触。

八、毒理学安全性

对小鼠的急性经口毒性 LD$_{50}$>5000 mg/kg，口服毒性属实际无毒级；5 mg/L

有效卤素对家兔皮肤无刺激作用。

九、应用范围（消毒对象）

溴氯海因适用于工业循环水、泳池、景观喷泉、医院污水、医疗用具、油田注水、食品加工、宾馆家庭卫生洁具的消毒杀菌灭藻，还可用于保鲜库、气调库杀菌保险、水产养殖消毒杀菌、口岸检验检疫处理消毒杀菌及疫区的防疫消毒。

十、应用方法（消毒方法）

1. 用法

游泳池水消毒：按规定的浓度计算出溴氯海因的需要剂量，溶解后加入游泳池水中，或将溴氯海因置于游泳池配套的平衡水箱内，通过游泳池循环系统进入游泳池水体，使游泳池水中的总有效卤素浓度达到要求。

污水消毒：计算污水体积，按规定的浓度计算出溴氯海因的需要剂量，先将药剂溶于少量清水，再投入污水中。

一般物体表面消毒：常用浸泡、擦拭和喷洒等方法。

疫源地的物体表面消毒、餐（饮）具浸泡消毒、污水投加消毒、生活饮用水投加消毒、衣物浸泡消毒、果蔬浸泡消毒。

2. 用量

游泳池水消毒：按需要剂量使有效卤素浓度达到浓度 $1.2\sim1.5$ mg/L。

污水消毒：总有效卤素 $1000\sim1500$ mg/L 作用 $90\sim100$ min。

一般物体表面消毒：总有效卤素 $200\sim400$ mg/L 作用 $10\sim20$ min。

疫源地消毒：物体表面：对于芽孢污染物用有效卤素浓度 $5\sim10$ g/L 作用 6 h；分枝杆菌及亲水病毒污染物用有效卤素浓度 $1\sim2$ g/L 作用 1 h，用量 $100\sim300$ mL/m²；细菌繁殖体及亲脂病毒污染物用有效卤素 $500\sim1000$ mg/L 作用 1 h，用量 $100\sim300$ mL/m²。

（刘晓娟）

第十七章　过氧化物类消毒剂

过氧化物（peroxide）是含有过氧基"—O—O—"的化合物，一般为强氧化剂。过氧化物类消毒剂（peroxide disinfectants）通过产生活性氧从而具备强氧化性和杀菌能力，多属于高效消毒剂、灭菌剂，代表性物质有过氧化氢、臭氧、过氧乙酸等。过氧化物的消毒作用早在 100 多年前就被发现，20 世纪 50 年代，世界各国相继进行了过氧化物类消毒剂的研究。本章就几种常用的过氧化物类消毒剂进行介绍。

一、分类

过氧化物消毒剂主要分为以下几类：①活化的过氧化氢消毒体系，即使用催化剂活化的过氧化氢消毒体系，增加过氧化氢的杀菌效果，催化剂主要为金属离子或过渡金属离子、盐等，此方法改进了单纯使用过氧化氢进行消毒时消毒效果不明显，并且反应较慢的缺点。②有机过氧化物消毒剂，如过氧乙酸、过氧化尿素、过氧甲酸、过氧丙酸、过氧丁酸、过氧丁二酸、过氧戊二酸等。其制剂都有一定的杀菌消毒性能，但是其杀菌消毒产物会产生过多的有害物质，环保性差、产品稳定性不高，其性能还有待进一步提高。③无机过氧化物消毒体系，有臭氧、二氧化氯及无机过氧酸盐。无机过氧酸盐种类很多，如过硫酸氢钾复合盐、过碳酸钠、过硼酸钠等。

二、理化性质

有机过氧化物消毒剂大多为无色液体或者为白色粉末状态到结晶状态的固体，一般具有弱酸性，溶于水或微溶于水，易溶于有机溶剂且易挥发。无机过氧化物中臭氧、二氧化氯在常温常压下为气态，过氧化氢呈液态，无机过氧酸盐则一般为粉末状。过氧化物消毒剂因含有过氧键，还原电极电势较高，因此其稳定性较差，容易与有机物及还原性金属离子发生氧化还原反应，散发热量发生爆炸或造成火灾隐患。大多数过氧化物类消毒剂热稳定性差，温度升高可导致分解产生活性氧及氧气。

三、配方

　　近 5 年文献检索发现涉及过氧化物类消毒剂种类主要包括过氧乙酸、过氧化氢、二氧化氯、臭氧、氧化电位水、过碳酸钠、过硼酸钠、过氧化尿素、过硫酸氢钾 9 种。按照消毒剂有效成分可以分为单方/复方消毒剂和复合消毒剂，按照过氧化物消毒产品的剂型有粉剂、片剂、颗粒、液体、气体、喷雾、凝胶等。过氧乙酸、过氧化氢、二氧化氯、过碳酸钠、过硼酸钠、过氧化尿素、过氧丁二酸、过硫酸氢盐均可通过工业生产得到纯度较高的液态、固态或气态化合物，使用时可直接稀释至所需浓度，其中臭氧、氧化电位水一般为现制现用。为了提高消毒剂的活性、稳定性、安全性、抗干扰性以及便于储运等，商品化生产的过氧化物类消毒剂往往添加某些稳定剂、活化剂或其他协同杀菌成分制成复方或复合过氧化物类消毒剂。何东龙以过硫酸氢钾活化技术为核心，结合药物制剂的泡腾技术，开发了一种链式体系 65.5%、缓蚀体系 2.83%、表面活性体系 6.67%、泡腾体系 15%、稳定剂 7%、填充剂 3% 的新型配方型消毒剂。有研究人员探讨在亲水性可生物降解高分子明胶中包封二氧化氯，采用乳化凝聚法，研制出二氧化氯明胶微球以达到二氧化氯的缓释效果。美国的 Casey 等人介绍了一种含有过氧化氢、过氧乙酸和乙酸的表面消毒剂产品。日本的 Kosaka 等发现 L-组氨酸和过氧化氢的联合应用可选择性提高氧化剂对革兰氏阴性菌的杀灭活性。

四、检验方法

　　基于过氧化物的强氧化性，可通过还原剂进行还原从而测定过氧化物含量。常用方法有碘量法、分光光度法和色谱分析法。碘量法是用碘离子作为还原剂进行氧化还原滴定，几乎适用于所有的过氧化物类消毒剂含量测定；分光光度法是通过测定被测物质在特定波长处或一定波长范围内光的吸光度或发光强度，对该物质进行定性和定量分析的方法，本法更适用于稀溶液中过氧化物消毒剂含量测定，可减少此状态下过氧化物的含量测定误差。色谱分析法是基于混合物各组分在体系中两相的物理化学性能差异（如吸附、分配差异等）而进行分离和分析的方法。根据流动相和固定相的不同，色谱法分为气相色谱法和液相色谱法。适用于相对较稳定的过氧化物的测定，因为大多数过氧化物对热不稳定，有些不易挥发，所以此法的应用会受一些限制，过氧化氢、过氧甲酸、过氧乙酸、过氧化尿素建立了相应的色谱分析法。

五、抗微生物机制

过氧化物消毒有效成分主要是活性氧，包括超氧阴离子自由基（$O_2 \cdot$）、过氧化氢（H_2O_2）、单线态氧分子（$1O_2$）、羟自由基（$HO \cdot$）、过氧化脂质（$ROO \cdot$）和次氯酸盐（ClO）等。综合来说其杀菌机制主要是通过移除蛋白质、脂肪和核苷酸等大分子的电子，使这些大分子氧化受损，例如，蛋白质肽链的折叠、断裂及与氧化基团发生交联反应，或选择性的氧化蛋白质分子内的巯基和二硫键及脂肪酸，还可以攻击核苷酸的碱基和糖-磷酸骨架，从而影响其结构和功能。

六、应用范围

过氧化物类消毒剂应用范围较广，涉及领域有工业、农业、畜牧业、医药卫生、军事国防等，消毒对象包括水体、空气、土壤、一般物体表面、食品用具及设备、耐腐蚀的医疗器械、人体皮肤及黏膜、鱼类等动物或动物饲料以及农作物种子等。例如，汽化或雾化过氧化氢可用于医院病房环境终末消毒；基于添加均匀氧化剂过氧化氢、过氧单硫酸盐和过硫酸阴离子的三种不同的高级氧化工艺可用于废水处理；光动力疗法与3%过氧化氢联用可用于口腔种植体的消毒。

七、使用注意事项

（1）液体过氧化物类消毒剂有腐蚀性，对眼、黏膜或皮肤有刺激性，有灼伤危险；若不慎接触，应用大量水冲洗并及时就医。

（2）在实施消毒作业时，应佩戴个人防护用具。

（3）如出现容器破裂或渗漏现象，应用大量水冲洗，或用沙子、惰性吸收剂吸收残液，并采取相应的安全防护措施。

（4）过氧化物类消毒剂易燃易爆，遇明火、高热会引起燃烧爆炸；与还原剂接触、遇金属粉末有燃烧爆炸危险。

（5）过氧化物类消毒剂应符合《常用危险化学品贮存通则》（GB 15603）中的有关规定，应储存于通风、避光和阴凉的库房中，不得与其他化学品混存，如易燃或可燃物、强还原剂、铜、铁、铁盐、锌、活性金属粉末、毛发、油脂类。

随着环保理念的不断深入，人们对消毒无残留、对环境无污染的绿色环保型消毒剂的呼声越来越高，过氧化物类消毒剂以其广谱、高效的消毒效果得到越来越多的关注，但鉴于此类消毒剂大多性质不稳定、长期使用对人体及环境设备有破坏作用，如何解决其应用短板仍是需要长期研究的课题。

第一节　过 氧 乙 酸

一、理化性质

1. 物理性质

过氧乙酸（peracetic acid，peroxyacetic acid），分子式为 CH_3COOOH，分子量 76.05，是一种有机过氧化物，具有静电性，热膨胀性，常温常压下为无色液体，弱酸性，有强烈的刺激性乙酸气味，易挥发，熔点 0.1℃，沸点 105℃，相对密度（水为 1）1.15（20℃），饱和蒸气压 2.67 kPa（25℃），闪点 41℃。过氧乙酸溶于水，也可溶于乙醇、乙醚、硫酸等溶剂。

2. 化学性质

过氧乙酸具有酸的通性，极不稳定，易分解，温度稍高可分解为乙酸、氧气，加热至 110℃时爆炸。浓度在 20%以下的过氧乙酸溶液一般无爆炸危险。过氧乙酸为强氧化剂，含有过氧基—O—O—，过氧基极易断裂释放氧自由基，发挥强氧化作用，因此可作为有机合成中的氧化剂和环氧化剂，同时对多种金属和织物有强烈的腐蚀和漂白作用。

二、制备方法

过氧乙酸的制备方法有：①乙酸氧化法，以乙酸为原料，在双氧水作用下反应而得；②乙酸酐氧化法，由乙酸酐与双氧水反应制得；③联产法，是一种同步合成过氧乙酸和其他化学产物的方法；④酶法，以短链乙酸酯和过氧化氢为底物，由乙酰木聚糖酯酶过水解催化反应生成过氧乙酸；⑤过碳酰胺和过量乙酸经硫酸催化后经精馏干燥、冷却制成。

三、检验方法

碘量法，改良间接碘量法；铁（II）-邻二氮杂菲分光光度法；液相色谱法。

四、抗微生物机制

过氧乙酸具有酸的通性，与微生物有机体接触时可使微生物表面蛋白质发生凝固变性；过氧乙酸的强氧化性在其杀灭微生物方面起到主要作用，过氧乙酸对微生物的杀灭机制是通过巯基和二硫键的破坏使脂蛋白膜变性，在此基础上释放氧自由基，氧化微生物体内氨基酸，破坏酶的活性，损伤核酸。

五、杀灭微生物的类别

过氧乙酸可杀灭细菌繁殖体、真菌、病毒、分枝杆菌、细菌芽孢等各种微生物。

六、杀灭微生物效果

1. 实验室鉴定对微生物的作用（杀灭、灭活、抑制）效果

200 mg/L 的过氧乙酸作用 1 min，对白色念珠菌的平均杀灭对数值>5.00；25℃条件下，800 mg/L 过氧乙酸作用 1 min，对悬液内枯草杆菌黑色变种芽孢、蜡样芽孢杆菌芽孢和酸土脂环酸杆菌芽孢平均杀灭对数值依次为 0.48、0.23 和 0.82；将作用温度升高到 65℃时，对上述 3 种细菌芽孢的平均杀灭对数值均可达到 7.00 以上；浓度为 1200 mg/L、800 mg/L、500 mg/L 的过氧乙酸溶液分别作用 15 min、30 min 和 60 min，对悬液内 MS$_2$ 噬菌体的平均灭活对数值达到 4.0 以上。

2. 现场试验对微生物的作用（杀灭、灭活、抑制）效果

1）模拟现场试验

载体浸泡模拟现场试验和气溶胶喷雾模拟现场以及超声雾化模拟现场试验发现，5000 mg/L 过氧乙酸水溶液浸泡作用 30 min，对空调管材白铁皮表面与空调滤网上污染的枯草杆菌黑色变种芽孢达到完全杀灭。5000 mg/L 过氧乙酸水溶液进行气溶胶喷雾并作用 120 min，对白铁皮与空调滤网上枯草杆菌黑色变种芽孢的杀灭率分别达到 100.00% 与 99.92%。密闭条件下，用含 10000 mg/L 过氧乙酸水溶液在密闭环境下经超声雾化量为 30 mL/m^3 时作用 120 min，对白铁皮与空调滤网上枯草杆菌黑色变种芽孢的平均杀灭率分别达到 100% 与 99.94%。50 mg/L、25 mg/L、10 mg/L 三种浓度的过氧乙酸水溶液按 8 mL/m^3 用量喷雾，作用 20 min，空气中细菌的杀灭率分别为 99.95%～100%、98.74%～99.30%、85.05%～86.73%。

2）现场试验

过氧乙酸消毒液空气消毒效果的现场杀菌试验表明，2000 mg/L 过氧乙酸水溶液用气溶胶喷雾器按 8 mL/m^3 用量喷雾，作用 30 min，自然菌消亡率为 95.52%～99.36%。

七、影响作用效果的因素和注意事项

1. 影响作用效果的因素

（1）温度：一般来说，温度越高过氧乙酸的杀菌力越强，温度降至-20℃以下

时，过氧乙酸仍具有明显杀菌作用。

（2）湿度：过氧乙酸喷雾消毒，空气的相对湿度在 20%～80%时，湿度越大，杀菌效果越好。当相对湿度低于 20%时，则杀菌作用较差。

（3）浓度和作用时间：过氧乙酸的杀菌作用随浓度的增高、时间的延长而增强。

（4）有机物：在用过氧乙酸消毒时，有机物对细菌繁殖体的保护作用较芽孢为明显，但是这种保护作用因菌种和有机物的种类及浓度的不同而有所不同。

（5）物理及化学因子和过氧乙酸有协同杀微生物作用，如紫外线、超声波、过氧化氢、二氯二甲基海因等。

2. 注意事项

（1）过氧乙酸性质不稳定，其稀溶液极易分解，使用时注意观察产品有效期并在使用前临时配制所需浓度。

（2）过氧乙酸对多种金属和织物具有强烈腐蚀和漂白作用。

（3）接触高浓度过氧乙酸时，工作人员应采取防护措施。物品使用过氧乙酸消毒后，应放置 1～2 h，待残留在物体表面上的过氧乙酸挥发、分解后使用。

八、毒理学安全性

过氧乙酸小鼠急性经口 LD_{50}=926 mg/kg，属低毒；其含 2000 mg/L 过氧乙酸溶液对小鼠急性经口 LD_{50}＞5000 mg/kg 及对皮肤刺激属无刺激性，过氧乙酸对小鼠骨髓嗜多染红细胞无致微核作用。

九、应用范围（消毒对象）

过氧乙酸适用于医疗器械、餐（茶）具、饮用水及环境表面等消毒。

十、应用方法（消毒方法）

1. 用法

常用方法有浸泡、擦拭、喷洒等。

2. 用量

对细菌繁殖体污染的物品进行消毒时，用量为 100 mg/L，作用 30 min；对肝炎病毒和结核杆菌污染物品进行消毒时，用量为 500 mg/L，作用 30 min；对细菌芽孢污染物品进行消毒时，用量为 1000 mg/L，作用 30 min。用于饮用水消毒时，用量为 5 mg/L，作用 5 min。

第二节　过 氧 化 氢

一、理化性质

1. 物理性质

过氧化氢（hydrogen peroxide）俗称双氧水，为无色重液体，分子式为 H_2O_2，分子量 34.014，熔点-89℃，沸点 151.4℃，其熔沸点会随着其分子构型的改变而发生变化，凝固时固体密度为 1.71 g/cm^3，密度随温度升高而减小。溶于水、醇、醚，不溶于苯、石油醚。

2. 化学性质

过氧化氢具有活泼的过氧基"—O—O—"以及特殊的二面角分子空间结构，分解后产生氧气和水，具有强氧化性、还原性、弱酸性，对金属、软木、橡胶等具有腐蚀性，对纤维具有漂白作用。纯过氧化氢性质比较稳定，自身歧化反应导致的分解相当缓慢，当环境温度改变或与其他物质作用时，O—O 键断开，形成氧化性极强的羟基自由基，表现其强氧化性及一定程度的还原性，在此过程中伴随大量热量的释放，容易引起爆炸。

二、制备方法

蒽醌法，氢、氧直接合成法。

三、检验方法

检验方法有碘量法、钛盐比色法、顶空-气相色谱法。

四、抗微生物机制

过氧化氢是比较强的氧化剂，分解后能产生大量的羟基自由基和活性氧衍生物等，能将难以降解的有机物氧化分解。其杀菌作用机制是：①破坏微生物的通透性屏障。过氧化氢可使细菌细胞壁分子或原子发生电离，引起细胞壁上的脂链断裂，从而破坏细胞壁，然后可作为一种信号分子诱导并调节细胞膜的变化，导致微生物的屏障结构被破坏，细胞膜渗透压及通透性改变从而引起菌体死亡。②破坏微生物的蛋白质、氨基酸、酶和 DNA。过氧化氢产生的羟基自由基可氧化分解含有 C—C 及 C—H 键的蛋白质、氨基酸等有机物，氧化巯基使微生物中的酶功能丧失，造成微生物的细胞分裂繁殖障碍。另外，过氧化氢进入菌体后可与核酸中金属离子或大分子上转换型金属离子反应，形成毒性—OH，可抑制细菌DNA 合成代谢作用，引起 DAN 的裂解。

五、杀灭微生物的类别

过氧化氢属于高效消毒剂，具有广谱、高效、速效、无毒的特点，是一种环境友好型绿色消毒剂，可杀灭细菌繁殖体、细菌芽孢、真菌、病毒、分枝杆菌等各种微生物。

六、杀灭微生物效果

1. 实验室鉴定对微生物的作用（杀灭、灭活、抑制）效果

悬液定量杀灭试验中，21.82 g/L 的过氧化氢作用 45 min，对大肠杆菌和金黄色葡萄球菌的杀灭率为 99.99%。10%过氧化氢溶液对枯草杆菌黑色变种芽孢杀灭 90%所用时间（D 值）为 12.04 min。1%过氧化氢联合照射强度为 300 $\mu W/cm^2$ 的紫外线作用 5 min，可将甲型肝炎病毒灭活 99.94%。

2. 现场试验对微生物的作用（杀灭、灭活、抑制）效果

1）模拟现场试验

模拟现场消毒试验表明，浓度为 358 mg/m³ 的过氧化氢蒸气作用 120 min，对布片和玻片上金黄色葡萄球菌和大肠杆菌杀灭率均达到 99.9%以上，对不锈钢片和聚四氟乙烯片上金黄色葡萄球菌杀灭率为 99.8%，对大肠杆菌杀灭率达到 99.9%以上。用汽化过氧化氢灭菌器将含量为 3.5%的过氧化氢溶液按 4.5 g/min 流量进行汽化熏蒸处理，在 30 m³ 模拟空间运行 105 min，对空间中不锈钢载体上的枯草芽孢杆菌黑色变种芽孢杀灭对数值＞5.00，对不锈钢载体上的脊髓灰质炎病毒杀灭对数值＞4.00。

2）现场试验

浓度为 358 mg/m³ 的过氧化氢蒸气作用 120 min 对不锈钢表面和塑胶地面上自然菌消除对数值均达到 1.0 以上。含 29.15 g/L 过氧化氢消毒液对食品加工设备表面喷洒消毒和浸泡食品加工设备管道均作用 30 min，对自然菌消除率分别为 97.33%和 99.65%。

七、影响作用效果的因素和注意事项

1. 影响作用效果的因素

（1）浓度：过氧化氢浓度越高，杀菌所用时间越短。

（2）作用时间：时间越长，杀菌效果越好。

（3）温度：理论上讲，实验范围内，温度每降低10℃，作用时间延长2.43倍。

（4）pH：pH越低杀菌效果越好。

（5）相对湿度：过氧化氢熏蒸消毒时，空气湿度越大作用效果越差，相对湿度以60%～80%为宜。

（6）有机物：有机物的存在会消耗一部分过氧化氢，使实际作用剂量减少，影响消毒效果。

（7）紫外线、无机碘化物、金属离子、超声波、季铵盐、等离子体、戊二醛等对过氧化氢有协同杀菌作用。

2. 注意事项

（1）过氧化氢应储存于通风阴凉处，用前应测定有效含量。

（2）稀释液不稳定，临用前配制。

（3）配制溶液时，忌与还原剂、碱、碘化物、高锰酸钾等强氧化剂相混合。

（4）过氧化氢对金属有腐蚀性，对织物有漂白作用。

（5）使用浓溶液时，谨防溅入眼内或皮肤黏膜上，一旦溅上，即时用清水冲洗。

（6）消毒被血液、脓液等污染的物品时，需适当延长作用时间。

八、毒理学安全性

含过氧化氢13.35 g/L的复方过氧化氢手消毒液，对日本大耳兔皮肤刺激性试验积分均值为0，按皮肤刺激强度分级评定为无刺激；对雌、雄性小鼠经口$LD_{50} > 5000$ mg/kg，属实际无毒。

九、应用范围（消毒对象）

适用于丙烯酸树脂制成的外科埋植物、隐形眼镜、不耐热的塑料制品、餐具、服装、饮水和空气等消毒和口腔含漱、外科伤口清洗。

十、应用方法（消毒方法）

1. 用法

浸泡法、擦拭法、干雾法、熏蒸法，其他方法如含漱、冲洗等。

2. 用量

浸泡法：将清洗、晾干的待消毒物品浸没于装有3%过氧化氢的容器中，加盖，浸泡30 min。擦拭法：对大件物品或其他不能用浸泡法消毒的物品用擦拭法消毒。

干雾法、气化法熏蒸：空气中的过氧化氢干雾达到 50～100 ppm 时，可达到杀灭空间中 10^6 孢子效果。气化过氧化氢 50～100 ppm，可达到杀灭空间中 10^6 孢子效果。其他方法：用 1.0%～1.5%过氧化氢漱口；用 3%过氧化氢冲洗伤口。

第三节　臭　　氧

一、理化性质

1. 物理性质

臭氧（ozone，triatomic oxygen），分子式为 O_3，分子量为 47.997，在常温下，它是一种有特殊臭味的淡蓝色气体，相对密度（空气为 1）是 1.658，浓度高时与氯气气味相似，存在于距地球表面 20～35 km 的同温层下部的臭氧层中。液态臭氧是深蓝色，相对密度 1.71（-183℃），沸点-122℃。固态臭氧是紫黑色，熔点-251℃。

2. 化学性质

臭氧是氧气的同素异形体，分子量为 48，分子形状为 V 形，O 原子以 sp^2 杂化轨道形成σ键，键角为 116°。液态臭氧容易爆炸，在常温下分解缓慢，在高温下迅速分解形成氧气，在受到撞击、摩擦时发生爆炸而分解。它在水中不稳定，通常情况下 20℃时臭氧在蒸馏水中的半衰期为 20～30 min。臭氧是一种强氧化剂，它的氧化作用包括：①与无机物的氧化反应：与亚铁、Mn^{2+}、硫化物、硫氰化物、氰化物、氯等均可发生反应；②与有机物的反应：臭氧与具有双链的烯烃化合物发生反应，形成可能是单体、聚合或交错的臭氧化物混合体的终产物，臭氧化物分解成醛和酸；臭氧和芳香族化合物的反应较慢，在苯、萘、菲、嵌二萘、蒽中，其反应速率常数逐渐增大；臭氧与氨基酸、蛋白质、有机氨等也都发生反应，臭氧在下列混合物的氧化顺序为：链烯烃＞胺＞酚＞多环芳香烃＞醇＞醛＞链烷烃。

二、制备方法

臭氧的制备方法有无声放电法、电解法、紫外光照射法。

三、检验方法

检验方法有紫外分光光度法、靛蓝二磺酸钠分光光度法、甲基橙标准滴定法。

四、抗微生物机制

臭氧对微生物的杀灭机制主要通过其强氧化作用,在水中的氧化性更强,能与谷胱甘肽、胱氨酸、色氨酸、蛋氨酸、组氨酸等生物体成分和蛋白质的组成成分氨基酸进行快速的氧化反应,也能以较快的反应速率与细胞膜的组成成分不饱和脂肪酸的双键及基因的鸟嘌呤进行氧化反应,从而破坏或分解细菌的细胞壁,迅速地扩散渗透入细胞内部,氧化破坏细胞内酶,使菌体死亡。其作用机制可以归纳为:①作用于细胞膜,导致细胞膜的通透性增加,细胞内物质外流,使细胞失去活力;②使细胞活动必要的酶失去活性,这些酶既可以是基础代谢的酶,也可以是合成细胞重要成分的酶;③破坏细胞内遗传物质使其失去功能。臭氧杀灭病毒是通过直接破坏其 DNA 或 RNA 完成的。

五、杀灭微生物的类别

臭氧是一种广谱杀菌剂,可杀灭细菌繁殖体和芽孢、病毒、真菌等,并可破坏肉毒杆菌毒素。

六、杀灭微生物效果

1. 实验室鉴定对微生物的作用(杀灭、灭活、抑制)效果

13.73 mg/L 和 16.58 mg/L 臭氧水分别对悬液内和载体上细菌繁殖体、真菌和细菌芽孢均有较强的杀灭效果。浓度为 17.82 mg/L 的臭氧水作用 4 min 和 4.86 mg/L 作用 10 min,均可使SARS病毒的灭活率达100%。以 3.0 mg/L 臭氧单独作用 7 min,可有效灭活悬液内脊髓灰质炎病毒;臭氧与紫外线联合应用,对灭活悬液内脊髓灰质炎病毒具有明显的协同增效作用。

2. 现场试验对微生物的作用(杀灭、灭活、抑制)效果

1)模拟现场试验

产量为 1.5908 g/h 的臭氧发生器在模拟现场试验中对 20 m³ 气雾室空气作用 10 min,平均杀菌率>99.90%。50.7 mg/m³ 的臭氧在 20 m³ 气雾室内作用 30 min,对人工污染在空气中的白色葡萄球菌平均杀灭率达 99.96%以上。

2)现场试验

静态现场试验中,产量为 1.5908 g/h 的臭氧发生器对 100 m³ 室内空气作用 60 min,平均杀菌率>90.00%。当 60 m³ 的密闭房间空气中臭氧浓度达到 10.7 mg/m³ 作用 30 min,空气中自然菌平均消除率达 93.00%以上。

七、影响作用效果的因素和注意事项

1. 影响作用效果的因素

（1）pH：用臭氧水溶液消毒时，若 pH 增高，则所需浓度必须增加。

（2）相对湿度：用臭氧熏蒸消毒时，相对湿度高则效果好，低则效果差，对干燥菌体几乎无杀菌作用。

（3）温度：温度降低有利于臭氧的溶解，可增强其消毒作用。

（4）有机物：有机物被臭氧氧化会消耗一部分臭氧，使臭氧浓度降低，影响消毒效果。

2. 注意事项

（1）臭氧对人体有毒，国家规定大气中允许浓度为 $0.2\ mg/m^3$。

（2）臭氧为强氧化剂，对多种物品有损坏，浓度越高对物品损害越重，可使铜片出现绿色锈斑，使橡胶老化、变色、弹性降低，以致变脆、断裂，使织物漂白褪色等，使用时应注意。

（3）多种因素可影响臭氧的杀菌作用，包括温度、相对湿度、有机物、pH、水的浑浊度、水的色度等，使用时应加以控制。

八、毒理学安全性

臭氧对小鼠无生殖毒性，对生殖细胞无致突变性。体积分数 0.0001% 的臭氧急性暴露 3 h 会导致 BALB/c 小鼠肺细胞 DNA 断裂损伤。急性臭氧暴露可诱导小鼠气道/肺部炎症和氧化应激，慢性臭氧暴露诱导气道/肺部炎症、肺气肿和呼出气流阻塞。

九、应用范围（消毒对象）

空气消毒、水的消毒（包括医院污水、诊疗用水、游泳池水等）、物体表面消毒。

十、应用方法（消毒方法）

1. 用法

（1）空气消毒：应在封闭空间，室内无人的条件下将臭氧发生装置置于室内打开开关或将臭氧发生器置于室外将产生的臭氧气体打入室内送风管道进入待消毒区域。

（2）水的消毒：将臭氧（水）发生器通入待消毒的水中，投放一定浓度的臭氧（水）并保持水中一定的臭氧浓度。

（3）物体表面消毒：将待消毒物品放入密闭箱内消毒。

2. 用量

空气消毒：进行臭氧的投放，其臭氧浓度应≥20 mg/m³，作用时间应≥30 min。水的消毒：①诊疗用水（非注射用水）消毒：一般加臭氧量 0.5～1.5 mg/L，水中保持剩余臭氧浓度 0.1～0.5 mg/L，维持 5～10 min。若水质较差，臭氧用量应在 3～6 mg/L。②公共场所水消毒：臭氧的投入量为 1～1.7 mg/L，作用时间 1～2 min；用于游泳池循环水的处理，投入臭氧量为 2 mg/L。③生活饮用水的消毒：臭氧与水接触至少 12 min 出厂，消毒后的水中臭氧残留量≤0.3 mg/L。

物体表面消毒：①臭氧气体消毒：臭氧气体其浓度应≥60 mg/m³，相对湿度≥70%，作用时间 60～120 min。②臭氧水消毒，水中臭氧浓度＞10 mg/L，作用时间≥60 min。

第四节　二 氧 化 氯

一、理化性质

1. 物理性质

二氧化氯（chlorine dioxide，chlorine peroxide，chlorine oxide），分子式 ClO_2，分子量为 67.448，常温下是一种红黄色气体，具有类似氯气的刺激性气味，熔点-59℃，沸点 11℃，密度 3.09 g/L，具有良好的扩散和穿透性，易溶于水，室温下溶解度是氯气的 5 倍。

2. 化学性质

二氧化氯分子结构中有一个带有孤对电子的氧氯双键结构，极不稳定，易燃易爆，具有强氧化性，是一种广谱、高效消毒剂，其氧化性主要表现为对富有电子（或共电子）的原子集团进行攻击，强行掠夺电子，使之失活或发生性质的改变。二氧化氯溶于水中以单体存在，不解离，能有效氧化水中有机物而不发生氯代反应。

二、制备方法

二氧化氯的制备方法综合来说可分为化学法和电解法。化学法基本都是通过在强酸性介质下还原氯酸钠制得；电解法主要以氯化钠、亚氯酸钠或氯酸钠为原料通过电解制得。

三、检验方法

检验方法有紫外-可见分光光度法、五步碘量法。

四、抗微生物机制

二氧化氯对微生物的作用主要通过以下途径：①对细菌细胞壁、细胞膜上构成的屏障结构造成破坏，使细胞膜通透性发生改变，细胞内外渗透压平衡被打破，细胞内容物泄漏导致菌体死亡；②造成细菌超微结构的改变，如引起细胞壁褶皱、电子密度增大及细胞质凝集现象导致细菌死亡；③可导致细菌 DNA 二级结构改变和菌内质粒转化率下降；④可直接破坏病毒的核酸及衣壳蛋白，使其灭活进而丧失抗原性。

五、杀灭微生物的类别

二氧化氯能有效杀灭细菌繁殖体、分枝杆菌、真菌和细菌芽孢、病毒、贾第鞭毛虫及其孢囊、隐孢子虫及其卵囊。

六、杀灭微生物效果

1. 实验室鉴定对微生物的作用（杀灭、灭活、抑制）效果

0.1 mg/L 的二氧化氯对大肠杆菌 25922 在 2 min 内杀灭对数值可达到 4，0.2 mg/L 二氧化氯对脊髓灰质炎病毒 I 型在 15 min 内杀灭对数值达到 4，0.5 mg/L 的二氧化氯对噬菌体 MS$_2$ 在 2 min 内杀灭对数值达到 4。含 200 mg/L 二氧化氯溶液作用 5 min，对白色念珠菌平均杀灭对数值为 4.56。我国《二氧化氯消毒剂卫生标准》规定，二氧化氯消毒剂在悬液定量杀灭试验中对细菌繁殖体及芽孢的杀灭对数值需≥5.00，对分枝杆菌、真菌、病毒的杀灭对数值需≥4.00；而载体定量杀灭试验中规定的对数值为≥3.00。

2. 现场试验对微生物的作用（杀灭、灭活、抑制）效果

1）模拟现场试验

空气中二氧化氯浓度为 8 mg/m^3，作用 30 min，对气雾室中白色葡萄球菌的平均杀灭率 99.96%；在物体表面模拟现场消毒试验中，作用 60 min 和 120 min，对布片载体上的金黄色葡萄球菌的平均杀灭率为 96.19% 和 99.20%，对玻片载体上金黄色葡萄球菌的平均杀灭率为 55.25% 和 86.02%，对布片载体上的枯草杆菌黑色变种芽孢的平均杀灭率为 75.57% 和 87.06%。

2）现场试验

1000 mg/L 二氧化氯消毒液按 10 mL/m³ 剂量对地下空间内空气进行气溶胶喷雾消毒，作用 30 min 真菌杀灭率为 93.5%。500 mg/L 二氧化氯消毒液对物体表面进行气溶胶喷雾消毒，作用 30 min 真菌杀灭率为 96.4%。根据储水量按 5 mg/L 二氧化氯对水库储水消毒，消毒后 90 天二氧化氯浓度下降至 0.01 mg/L，水中细菌总数、真菌数及大肠菌群均未检出。

七、影响作用效果的因素和注意事项

1. 影响作用效果的因素

（1）温度：随着温度升高，二氧化氯杀菌作用增强。

（2）有机物：一般情况下有机物可能消耗一定量的消毒剂，同时有机物颗粒较大时对微生物有一定的庇护作用，从而削弱消毒效果，但也有一些特殊的有机物可以与消毒剂反应生成活性自由基从而增强消毒剂的作用效果。

（3）无机颗粒物：无机颗粒物粒径越大，对微生物的庇护越大，消毒剂的作用效果越差。

2. 注意事项

（1）二氧化氯活化液不稳定，应现配现用。

（2）配制溶液时，忌与碱或有机物相混合。

（3）二氧化氯对金属有腐蚀性，金属制品经二氧化氯消毒后，应迅速用清水冲洗干净并沥干。

（4）二氧化氯液体对衣物有一定漂白作用，使用时应注意。

（5）室内喷雾或擦拭消毒时，应做好呼吸道防护工作。

（6）注意二氧化氯储运过程中的安全问题。

八、毒理学安全性

二氧化氯固体消毒剂对小鼠急性经口 LD_{50} 为 584 mg/kg 体重，属低毒；对小鼠骨髓嗜多染红细胞无致微核作用。含 5000 mg/L 二氧化氯水溶液对兔皮肤和眼睛无刺激性；对豚鼠皮肤致敏率为 0，致敏强度为极轻级。

九、应用范围（消毒对象）

（1）水的消毒：生活饮用水、游泳池、浴池水、医院污水及中水消毒。

（2）食饮具、食品加工行业的管道容器及设备消毒和瓜果蔬菜消毒。

（3）一般物体表面消毒。

（4）医疗器械消毒。

（5）室内空气消毒。

（6）疫源地消毒。

十、应用方法（消毒方法）

1. 用法

常用消毒方法有浸泡、擦拭、喷雾、投加混匀等方法。①浸泡法：将清洗、晾干的待消毒或灭菌物品浸没于装有二氧化氯溶液的容器中，加盖。②擦拭法：对大件物品或其他不能用浸泡法消毒的物品用擦拭法消毒。③喷雾法：适用于污染的表面。④饮水消毒方式为投加并混匀。

2. 用量

（1）浸泡法：对细菌繁殖体污染物品的消毒，用 100～250 mg/L 二氧化氯溶液浸泡 30 min；对肝炎病毒和结核分枝杆菌污染物品的消毒，用 500 mg/L 二氧化氯浸泡 30 min；对细菌芽孢污染物品的消毒，用 1000 mg/L 二氧化氯浸泡 30 min。

（2）擦拭法：消毒所用消毒剂浓度和作用时间参见浸泡法。

（3）喷洒法：用 500 mg/L 二氧化氯均匀喷洒，作用 30 min；对肝炎病毒和结核杆菌污染的表面，用 1000 mg/L 二氧化氯均匀喷洒，作用 60 min。

（4）饮水消毒法：在饮用水源水中加入 5 mg/L 的二氧化氯，作用 5 min，使大肠杆菌数达到饮用水卫生标准。

第五节　过氧戊二酸

一、理化性质

1. 物理性质

过氧戊二酸［hydropentanedioic acid；pentanoic acid; 5, 5′-dioxybis（5-oxo-）; 5-（4-carboxybutanoylperoxy）-5-oxopentanoic acid］，分子式为 $C_{10}H_{14}O_8$，分子量 262.216，为白色粉末，有轻度刺激性气味，味酸苦，密度为 1.38 g/cm³，熔点为 80～100℃。固体难溶于水，可溶于乙醇、氯仿、乙酸等有机溶剂和过氧化氢，但不溶于烃类物质。

2. 化学性质

过氧戊二酸性质比较稳定，分解后产生戊二酸和氧气，可作为消毒剂使用，是一种高效消毒剂和灭菌剂。

二、制备方法

目前国内有专利介绍过氧戊二酸的制备方法。以过氧化氢、戊二酸酐、水为原料，在一定的温度下搅拌一定时间，经抽滤、洗涤、干燥得固体过氧戊二酸。

三、检验方法

碘量法：过氧戊二酸在酸性条件下可使碘化钾氧化成碘，用硫代硫酸钠滴定检测。

四、抗微生物机制

对过氧戊二酸杀菌机制研究的现有资料较少。过氧戊二酸对大肠杆菌噬菌体 f_2 杀灭机理的研究发现，过氧戊二酸对噬菌体 f_2 作用的靶位主要在衣壳蛋白分子，衣壳蛋白引导过氧戊二酸发生氧化作用继发破坏 RNA。

五、杀灭微生物的类别

细菌繁殖体、细菌芽孢、病毒、真菌。

六、杀灭微生物效果

1. 实验室鉴定对微生物的作用（杀灭、灭活、抑制）效果

过氧戊二酸定性杀菌试验结果显示，全部杀灭大肠杆菌、金黄色葡萄球菌所需的过氧戊二酸浓度为 0.0125%，时间分别为 2 min 和 5 min；杀灭枯草杆菌黑色变种芽孢、白色念珠菌所需的过氧戊二酸浓度为 2.0%，时间分别为 30 min 和 60 min。含 31.3 mg/L 的过氧戊二酸的某牌净水剂作用 10 min，可全部杀灭水中大肠杆菌与灭活大肠杆菌噬菌体 f_2。悬液定性杀菌试验显示，过氧戊二酸对临床分离的肠出血性大肠杆菌 O157：H7 和 3 株气单胞菌作用 1 min 和 10 min 的最小杀菌浓度分别为 5500 mg/L 和 5170 mg/L。

2. 现场试验对微生物的作用（杀灭、灭活、抑制）效果

1）模拟现场试验

0.5%过氧戊二酸水溶液作餐具浸泡消毒，连续观察一个月，对大肠杆菌杀灭率在 99.99%以上。使用 1%过氧戊二酸液浸泡血凝板 16h,对染于其上的 HBsAg 具有良好的灭活效果。

2）现场试验

选择某大学内的教室和某运行中的火车车厢作为消毒对象，在人员在场、秩序正常的情况下，分别以 62.5 mg/L 和 125 mg/L 浓度进行空气消毒，空气中的消毒液浓度为 15 mL/m^3，在消毒后 100 min 对空气中菌落数杀灭率达到 92.35%。500 mg/L 过氧戊二酸溶液浸泡餐厨具 2 min、餐桌面擦拭后作用 10 min，细菌学指标达到国家对食（炊）具消毒卫生标准，合格率 100%。以 100 mg/L 过氧戊二酸对井水作用 5 min，以 200 mg/L 过氧戊二酸分别对水库水与河水作用 5 min 与 30 min，均可使水中细菌总数与大肠菌群数减少至符合饮用水标准。

七、影响作用效果的因素和注意事项

1. 影响作用效果的因素

温度、pH（影响其稳定性）、有机物、金属离子对过氧戊二酸固剂和液剂溶液的杀菌效果均有影响。过氧戊二酸在 20℃以上时杀菌效果好，20℃以下时杀菌效果大大下降。加酸，对其杀灭芽孢效果无影响，当 pH 提高到 4.2~4.6 时，对芽孢杀灭效果略有下降，pH 提高到 8.0 时，对芽孢杀灭效果显著下降。在 10%~30%血清保护下，杀菌效果下降。金属离子可以加速过氧戊二酸的分解，降低消毒剂浓度从而削弱杀菌效果。

2. 注意事项

（1）高浓度过氧戊二酸有爆炸危险，运输、储存、使用时应注意。
（2）低浓度过氧戊二酸溶液稳定性较差，宜现配现用。

八、毒理学安全性

皮肤和眼黏膜刺激实验显示，2.0%过氧戊二酸对家兔皮肤和 0.5%过氧戊二酸对眼黏膜均未见刺激作用。过氧戊二酸蓄积毒性极弱，蓄积系数 $K=5$，其 LD$_{50}$平均值为 2483 mg/kg。微生物回复突变试验、小鼠骨髓嗜多染红细胞微核试验及小鼠骨髓细胞染色体畸变试验显示过氧戊二酸无致突变作用。

九、应用范围（消毒对象）

水、空气、物体表面、医疗器械、皮肤黏膜。

十、应用方法（消毒方法）

1. 用法

擦拭法、喷洒（雾）法、浸泡法、投加法。

2. 用量

（1）擦拭法：0.5%过氧戊二酸作用 10 min，可消毒被大肠杆菌污染的表面；2%过氧戊二酸作用 60 min 可消毒被炭疽杆菌芽孢污染的表面；2%过氧戊二酸溶液可用于皮肤表面擦拭消毒。

（2）喷洒法：2%过氧戊二酸作用时间不少于 1 h。

（3）浸泡法：医疗器械浸泡消毒可用 2%～4%过氧戊二酸作用 1～2 h，使用 1～2 d 更换消毒液。

（4）以 100 mg/L 过氧戊二酸对井水作用 5 min，以 200 mg/L 过氧戊二酸分别对水库水与河水作用 5 min 与 30 min，可使水中细菌总数与大肠菌群数减少至符合饮用水标准。

第六节 氧化电位水

一、理化性质

1. 物理性质

氧化电位水（electrolyzed oxidizing water），又称酸性氧化电位水、酸性电解水、电解机能水等，是在软化处理的自来水中加入低浓度的氯化钠（溶液浓度小于 0.1%），在有离子隔膜式电解槽中电解后，从阳极一侧生成的具有低浓度有效氯（主要有效成分为次氯酸，有效氯含量一般为 10～60 mg/L）、高氧化还原电位的酸性水溶液，无色通明，具有轻微氯味。

2. 化学性质

氧化电位水 pH 在 2.0～3.0，氧化还原电位（ORP）≥1100 mV，残留氯离子小于 1000 mg/L，具有较强的氧化能力，在室温、密闭、避光的条件下，较稳定，可保存 1～2 个月；而在室温暴露的条件下，不稳定，可自行分解成自来水。

二、制备方法

一定浓度的氯化钠水溶液（低于 0.1%），经过特殊的离子交换隔膜电解装置进行微电解处理，在阳极区产生的即为氧化电位水。

三、检验方法

根据氧化电位水中的有效成分进行逐一检测：①有效氯含量：碘量法或用精密有效氯检测试纸检测；②pH：pH 检测试纸法或玻璃电极法；③氧化还原电位：

可采用铂电极在酸度计"mV"档上直接检测读数,也可直接从氧化电位水发生器上读取 ORP 值;④氯离子检测:硝酸银容量法或离子色谱法。

四、抗微生物机制

氧化电位水主要是以其低 pH、高氧化还原电位以及羟基自由基和次氯化等破坏细菌、真菌和病毒等微生物的正常生存环境,改变了微生物细胞膜电位,破坏细胞代谢酶改变细胞的通透性,破坏细菌的超微结构,使细胞内含物泄漏导致微生物死亡。有研究显示氧化电位水使铜绿假单胞菌细胞膜通透性受到一定程度的损伤,致使 Ca^{2+} 泄漏,但未能造成蛋白质泄漏,对铜绿假单胞菌的 DNA 无明显损伤作用,细菌 DNA 可能并非氧化电位水的杀菌靶点。

五、杀灭微生物的类别

细菌繁殖体及芽孢、真菌、病毒。

六、杀灭微生物效果

1. 实验室鉴定对微生物的作用(杀灭、灭活、抑制)效果

氧化电位水(氧化还原电位 1120 mV,pH 为 2.5,有效氯 63 mg/L)对大肠杆菌、金黄色葡萄球菌作用 1 min,杀灭对数值>5.00;对白色念珠菌作用 1 min,杀灭对数值>4.00;对枯草杆菌黑色变种芽孢作用 20 min,杀灭对数值>5.00。用含有效氯 65 mg/L、氧化还原电位为 1178 mV、pH 为 2.3 的氧化电位水,对载体上脊髓灰质炎病毒作用 5 min,对悬液内脊髓灰质炎病毒作用 3 min,灭活对数值均达到 4.0 以上。对载体上与悬液内甲型流感病毒和疱疹病毒作用 1 min,灭活对数值均达到 4.0 以上。

2. 现场试验对微生物的作用(杀灭、灭活、抑制)效果

1)模拟现场试验

氧化电位水(氧化还原电位 1120 mV,pH 为 2.5,有效氯 63 mg/L)用于果蔬、内镜消毒时,作用 3 min 对模拟菌的杀灭对数值>3.00;用于医疗器械消毒时,作用 2 min 对模拟菌的杀灭对数值>3.00。剂量为 20 mL/m³ 的氧化电位水在 1 m³ 的气雾实验室中对白色葡萄球菌气溶胶杀灭率>99.90%。

2)现场试验

氧化电位水(氧化还原电位 1120 mV,pH 为 2.5,有效氯 63 mg/L)用于皮肤、桌面消毒时,作用 3 min 对自然菌的杀灭对数值>1.00;用于手消毒时,作用 1 min 对自然菌的杀灭对数值>1.00。含有效氯 10 mg/L 以上的氧化电位水,可快

速灭活悬液内甲型 H5N1 禽流感病毒和猪蓝耳病毒。剂量为 20 mL/m^3 的氧化电位水在现场试验中对 1 m^3 气雾室内自然菌的杀灭率＞90.00%。

七、影响作用效果的因素和注意事项

1.影响作用效果的因素

（1）有机物：随着有机物浓度的增加，氧化电位水的杀微生物效果下降。

（2）温度：随着温度升高，氧化电位水的杀微生物效果增强。

（3）氯化钠浓度：氧化电位水在室温下不稳定，一般是现制现用，而其有效杀微生物成分的含量与氯化钠浓度有直接关系。随着自来水中氯化钠含量的下降，氧化电位水的 pH 上升，而氧化还原电位值和有效氯含量下降。

（4）pH 和氧化还原电位值：氧化电解水的 pH 升高，氧化还原电位值下降可使杀灭微生物能力下降。

（5）水的硬度：一定范围内增加水的硬度会降低氧化还原电位水的氧化还原电位值，影响其质量，《酸性氧化电位水生成器安全与卫生标准》中规定用于制备氧化电位水的自来水需经过软化处理。

2.注意事项

（1）在有机物存在下对氧化电位水杀灭微生物的作用有明显影响，所以被消毒物品必须清洗干净。

（2）氧化电位水对不锈钢无腐蚀性，对铜、铝和碳钢有轻度腐蚀性，对于此类金属材料制成的物品消毒应慎用。

（3）氧化电位水宜现生产现使用，或按照卫生行政部门批准的使用要求使用。

八、毒理学安全性

氧化电位水消毒液对雌雄小鼠急性经口毒性 LD$_{50}$＞5000 mg/kg 体重，属实际无毒级物质，多次皮肤和急性眼刺激性试验结果表明刺激强度的积分均为 0 分，属无刺激性。小鼠骨髓 PCE 微核试验结果为阴性，说明氧化电位水消毒液无致微核作用，即在细胞水平上不具有遗传毒性。

九、应用范围（消毒对象）

氧化电位水目前主要用于手、皮肤黏膜的消毒；也可用于餐饮具、瓜果蔬菜的消毒和物品表面的消毒及内镜的冲洗消毒。

十、应用方法（消毒方法）

1. 用法

浸泡法、擦拭法。

2. 用量

消毒时只能使用其原液。手的卫生消毒，流动浸泡 1～3 min。皮肤黏膜的消毒，流动浸泡 3～5 min。餐饮具的消毒，流动浸泡 10 min。瓜果蔬菜的消毒，流动浸泡 3～5 min。胃肠内镜的消毒，按卫生行政部门批准的使用说明书进行。环境和物品表面的消毒，擦洗浸泡 10～15 min。肝炎病毒污染的物品的消毒，流动浸泡 15 min。

第七节 过 碳 酸 钠

一、理化性质

1. 物理性质

过碳酸钠（sodium percarbonate，peroxy sodium carbonate），又称过氧碳酸钠，分子式为 $2Na_2CO_3 \cdot 3H_2O_2$，分子量为 314.02，俗称固体双氧水，外观为白色结晶或颗粒状固体，具有吸湿性，易溶于水。

2. 化学性质

过碳酸钠，属强氧化剂，遇热、水、重金属及有机物等释放活性氧，温度越高，其活性氧损失率越大，化学性质具有碳酸钠和过氧化氢的双重性质，在中性或酸性条件下，遇到强氧化剂表现为还原性。

二、制备方法

过碳酸钠生产方法有湿法生产和干法生产，都是以碳酸钠和过氧化氢为原料。湿法生产过碳酸钠是用饱和碳酸钠溶液与一定浓度过氧化氢溶液在加入稳定剂和一定条件下反应后经洁净、过滤、干燥、分离得到；干法生产则是在热空气沸腾的流态床上，向无水碳酸钠上喷洒过氧化氢溶液从而得到过碳酸钠晶体。由于两种方法制得的过碳酸钠活性氧含量及稳定性不同，目前普遍采用的方法是湿法生产。

三、检验方法

检验方法有红外光谱法、氧化还原滴定法。

四、抗微生物机制

过碳酸钠在水中分解出碳酸盐及过氧化氢，过氧化氢释放活性氧发挥抗微生物作用，因此过碳酸钠的抗微生物机制可参考本章第二节"过氧化氢"的"抗微生物机制"。

五、杀灭微生物的类别

细菌繁殖体及芽孢、真菌、病毒、绿藻、纤毛虫。

六、杀灭微生物效果

1. 实验室鉴定对微生物的作用（杀灭、灭活、抑制）效果

在悬液中，10 g/L 过碳酸钠对大肠杆菌作用 10 min，对金黄色葡萄球菌作用 20 min，平均杀灭率为 99.98%；100 g/L 过碳酸钠对白色念珠菌作用 40 min，平均杀灭率为 99.99%。10% 过碳酸钠作用 5 min、5% 过碳酸钠作用 10 min 可破坏乙肝病毒的抗原性。

2. 现场试验对微生物的作用（杀灭、灭活、抑制）效果

1）模拟现场试验

复方过碳酸钠消毒剂浓度为 1.00% 时对桌面上的金黄色葡萄球菌作用 15 min，平均杀灭率 100%；浓度为 0.50% 时，对桌面上铜绿假单胞菌作用 10 min，平均杀灭率为 100%。

2）现场试验

用 1% 过碳酸钠作用 10 min 消毒物体表面的自然菌，采取样本 50 份，杀菌率为 92.64%。浓度为 1% 的复方过碳酸钠消毒剂涂抹椅面、家庭冰箱隔板、家庭桌面，分别作用 10 min，对自然菌平均杀灭率分别为 99.86%、99.49% 和 99.55%。

七、影响作用效果的因素和注意事项

1. 影响作用效果的因素

（1）温度：温度越高，过碳酸钠杀菌效果越好。

（2）有机物：有机物的存在会消耗一部分活性氧，使实际作用剂量减少，影响消毒效果。

（3）pH：pH 越高，消毒效果越好。

（4）微波有协同杀菌作用。

（5）水的硬度。

2. 注意事项

（1）过碳酸钠应存放在阴凉、通风的库房，防止日晒雨淋和受潮，禁止与酸类、易燃物、有机物、还原剂、自燃物品、遇湿易燃物品混储。

（2）过碳酸钠与可燃材料的混合物易着火并猛烈燃烧，粉尘刺激眼睛和黏膜。

（3）过碳酸钠与眼睛接触后应用水冲洗，与皮肤接触后应用水冲洗，并用肥皂彻底洗涤。误服立即漱口，送医院急救。

八、毒理学安全性

过碳酸钠对小白鼠口服 LD_{50} 为 1.62 g/kg，95%可信区间为 1.27～2.05 g/kg，属于低毒类，小鼠骨髓微核试验为阴性。

九、应用范围（消毒对象）

主要用于餐饮具、物体表面、瓜果蔬菜、水体的消毒。

十、应用方法（消毒方法）

1. 用法

（1）浸泡法：将清洗、晾干的待消毒或灭菌物品浸没于装有过碳酸钠溶液的容器中，加盖。

（2）擦拭法：对大件物品或其他不能用浸泡法消毒的物品用擦拭法消毒。

（3）投加法：一般用于水体消毒，在一定条件下将一定剂量的过碳酸钠消毒剂直接投入待消毒的水体中。

2. 用量

1%浓度过碳酸钠擦拭待消毒物体表面，作用 10 min。将待消毒物品浸泡于1%过碳酸钠溶液中 15 min。17℃时，64 mg/L 的过碳酸钠可用于虹鳟鱼养殖场水体消毒。

第八节 过 硼 酸 钠

一、理化性质

1. 物理性质

过硼酸钠（sodium perborate，sodium peroxoborate），分子式为 $NaBO_3$，分子量 81.797，为白色易流动颗粒或白色粉末。相对密度 1.73，熔点 63℃，可溶于酸、碱及甘油中，微溶于水，水中溶解度为 21.5 g/L（18℃），随温度升高溶解性逐渐增大，在 37℃时 100 g 水中可溶解 5.21 g 过硼酸钠。过硼酸钠在溶液中不稳定、易分解，因此溶解过硼酸钠的温度不宜超过 40℃。

2. 化学性质

过硼酸钠水溶液不稳定，极易放出活性氧，与稀酸作用可产生过氧化氢，当用浓硫酸处理则放出氧及臭氧，易被氧化铅、二氧化锰等物质催化分解放出氧气。在冷而干燥的空气中，纯度较高的过硼酸钠是较稳定的。过硼酸钠在 40℃或潮湿的空气中分解，并放出氧气。

二、制备方法

制备方法有电解法、硼砂法、硼酸法。

三、检验方法

检验方法有氧化还原滴定法、红外光谱法。

四、抗微生物机制

过硼酸钠在高温下释放活性氧发生氧化作用，因此其抗微生物机制可参考本章第二节"过氧化氢"的"抗微生物机制"。另外，有试验研究发现过硼酸钠能够在体外与分离的 DNA 和脱氧核苷进行反应。

五、杀灭微生物的类别

细菌繁殖体、真菌、病毒。

六、杀灭微生物效果

1. 实验室鉴定对微生物的作用（杀灭、灭活、抑制）效果

1%过硼酸钠 15 min 可以减少 10^4 的脊髓灰质炎病毒 I 型感染性水平。氯己定用作过硼酸钠的载体时，可提高其对粪肠球菌、链球菌和白色念珠菌抗菌活性。

2. 现场试验对微生物的作用（杀灭、灭活、抑制）效果

1）模拟现场试验

将牙刷和舌刮刀浸泡在 3.78%的过硼酸钠溶液中分别作用 2 h 和 3 h，可有效杀灭上面的白色念珠菌、变形链球菌和金黄色葡萄球菌。

2）现场试验

10%的过硼酸钠对慢性牙周炎患者使用的牙刷进行消毒，消毒合格率为 40%。用含过硼酸钠和硅酸钠（洗涤剂）、次氯酸钠、5%两性表面活性剂和氯（洗碗粉）的消毒剂消毒擦拭厨房不同物体表面可有效杀灭物表致病菌。

七、影响作用效果的因素和注意事项

过硼酸钠的消毒效果的影响因素主要为温度、湿度、有机物等，在使用过程中应注意：①过硼酸钠加热时可能发生爆炸，在潮湿空气或热空气（40℃）中分解并释放出氧，能促使附近有机物、易燃物燃烧，有刺激性；②过硼酸钠与眼睛和皮肤接触后应用大量水冲洗。

八、毒理学安全性

过硼酸钠对小鼠的 LD_{50} 为 775 mg/kg，无致突变性。

九、应用范围（消毒对象）

物体表面消毒、口腔综合治疗台水路系统消毒、外科包消毒、化妆品、根管消毒剂。

十、应用方法（消毒方法）

1. 用法

擦拭法、浸泡法。

2. 用量

3.8%的过硼酸钠可用于丙烯酸树脂消毒。2%过硼酸钠和2% EDTA冲洗5 min可用于口腔综合治疗台水路系统消毒。

第九节 过氧化尿素

一、理化性质

1. 物理性质

过氧化尿素（urea hydrogen peroxide，urea peroxide，carbamide peroxide，percarbamide），又称过碳酰胺、过氧化氢尿素、过氧化碳酰胺，分子式为$CO(NH_2)_2 \cdot H_2O_2$，分子量94.08，外观为白色结晶粉末，无毒无气味，极易溶于水，在水中的溶解度大，可溶于乙醚、乙醇、丙酮和甘油等有机溶剂。

2. 化学性质

过氧化尿素是尿素和过氧化氢反应所形成的加合物，具有较强的氧化性，活性氧的理论含量为17.2%。溶于水后兼有过氧化氢和尿素的性质，在水中分解为尿素、H_2O_2和活性氧，并缓慢放出O_2。在受潮、受热时，分解速度明显加快，活性氧含量迅速下降。

二、制备方法

（1）干法工艺：采用高浓度过氧化氢水溶液喷雾到无水尿素固体上进行反应，水和反应热通过流态床移去而得到干燥的过氧化尿素产品。

（2）湿法工艺：采用低浓度的过氧化氢与饱和或过饱和的尿素溶液反应，添加一定剂量的稳定剂并控制反应温度，经结晶、过滤、干燥得到过氧化尿素产品。

（3）微波辐射合成法：以工业级尿素和双氧水为原料，在微波辐射条件下合成过氧化尿素。

三、检验方法

过氧化尿素中尿素含量测定采用甲醛法，H_2O_2含量测定采用高锰酸钾标准溶液滴定法，H_2O含量测定采用差减法。

四、抗微生物机制

过氧化尿素在高温下缓慢释放过氧化氢，通过活性氧发挥氧化作用，因此其抗微生物机制可参考本章第二节"过氧化氢"的"抗微生物机制"。

五、杀灭微生物的类别

细菌繁殖体、芽孢、真菌、脊髓灰质炎病毒。

六、杀灭微生物效果

1. 实验室鉴定对微生物的作用（杀灭、灭活、抑制）效果

用含过氧化氢 30 g/L 的过碳酰胺消毒液作用 20 min，对悬液内金黄色葡萄球菌的杀灭对数值为 5.70；含过氧化氢 20 g/L 该消毒液作用 20 min，对大肠杆菌的杀灭对数值为 7.53。用含过氧化氢为 40 g/L 过碳酰胺消毒液作用 80 min，对悬液内枯草杆菌黑色变种芽孢杀灭对数值为 7.61。

2. 现场试验对微生物的作用（杀灭、灭活、抑制）效果

现场试验：当过氧化尿素空气消毒电热片用量 10～30 g、消毒时间 1～2 h、催化剂用量 0.2 mL 时，医院治疗室内空气自然菌平均消亡率＞90%。

七、影响作用效果的因素和注意事项

过氧化尿素的消毒效果受温度、有机物、金属离子、湿度等影响，使用时应注意：①过氧化尿素受外界因素影响易分解，应无水低温保存，现配现用；②对铝和铜有轻度腐蚀性。

八、毒理学安全性

过氧化尿素消毒液对小白鼠急性经口毒性 LD_{50} 为 5840 mg/kg 体重，属实际无毒级；含过氧化氢 228 g/L 的过氧化尿素消毒液对健康白兔皮肤无刺激性；该消毒液对小鼠骨髓嗜多染红细胞未发现微核作用。

九、应用范围（消毒对象）

物体表面消毒、养殖业饲料、口腔卫生、空气消毒。

十、应用方法（消毒方法）

1. 用法

擦拭法、冲洗法、熏蒸法。

2. 用量

过氧化尿素 10～30 g，加热熏蒸消毒时间 1～2 h 用于医院治疗室空气消毒。物体表面消毒或水果、蔬菜、餐具等消毒可用 1%过氧化尿素水溶液擦拭或浸泡 15 min。

第十节　过氧丁二酸

一、理化性质

1. 物理性质

过氧丁二酸（peroxysuccinic acid，succinic acid peroxide，disuccinic acid peroxide），又称过氧化二琥珀酸、过氧化丁二酸、过氧化双丁二酸、过氧化丁二酰，分子式为 $C_8H_{10}O_8$，分子量为 234.16，属于过羧酸类化合物，外表呈白色细粉末状，无臭，有酸味。微溶于水，微溶于乙醇、丙酮，不溶于乙醚、苯。

2. 化学性质

过氧丁二酸是一种强氧化剂。可能会导致有机物着火。可以与强还原的物质如硫化物、氮化物和氢化物发生爆炸反应。可因杂质（通常是过渡金属如钴、铁、锰、镍、钒）导致快速分解，产生热量，甚至爆炸。可能因热、冲击、摩擦或污染而爆炸。可被热、火花或火焰点燃，迅速燃烧。

二、制备方法

（1）采用强氧化剂过氧化氢氧化丁二酸酐的方法来制备过氧丁二酸，在 5～15℃的条件下，使丁二酸酐和过氧化氢溶液反应，反应结束后，将混合物在 0～15℃的条件下静置结晶 1～5 h，然后进行真空抽滤，将得到的滤饼用冷却水洗涤，干燥后即得目标产物。

（2）利用己二酸副产物制取过氧丁二酸。采用乙酸酐作脱水剂，由混合二元酸先制取丁二酸酐，再用过氧化氢氧化制得过氧丁二酸。

三、检验方法

碘量法：以含有乙酸的异丙醇溶液作溶剂，释出的碘用硫代硫酸钠滴定。

四、抗微生物机制

过氧丁二酸的杀菌作用主要是通过其强氧化性来实现的。

五、杀灭微生物的类别

细菌繁殖体、真菌、芽孢、乙肝病毒。

六、杀灭微生物效果

1. 实验室鉴定对微生物的作用（杀灭、灭活、抑制）效果

在 20℃条件下，0.05%过氧丁二酸消毒液对大肠杆菌、金黄色葡萄球菌作用 2 min，杀灭率达 99.99%；作用 10 min，杀灭率达 100%；0.5%消毒液对白色念珠菌作用 10 min，对枯草杆菌黑色变种芽孢作用 30 min，杀灭率均达 99.99%；1%消毒液，作用 10 min，可破坏 HBsAg 的抗原性。

2. 现场试验对微生物的作用（杀灭、灭活、抑制）效果

以过氧丁二酸和三氯羟苯醚为主要消毒成分的多功能消毒湿巾对 330 例真菌性皮肤病患者擦拭治疗后治愈率占 91.21%，有效占 5.45%，无效占 3.33%，平均治愈时间为 6 天。

七、影响作用效果的因素和注意事项

温度、有机物、还原性金属离子、pH 等均可影响过氧丁二酸的消毒效果，使用时应注意：①储存于阴凉、通风的库房，远离火种、热源；②包装密封；③应与易（可）燃物、氧化剂、还原剂分开存放，切忌混储。

八、毒理学安全性

小鼠经口 LD_{50} 为 187.3 μg/kg。

九、应用范围（消毒对象）

医疗器械、物体表面、皮肤。

十、应用方法（消毒方法）

（1）浸泡：5000 mg/L 过氧丁二酸的消毒液浸泡 30 min。
（2）擦拭：2%过氧丁二酸溶液擦拭皮肤真菌感染处 2 min。

第十一节　过氧甲酸

一、理化性质

1. 物理性质

过氧甲酸（peroxyformic acid），又称过甲酸、过蚁酸、氢过氧化甲酰，分子式为 CH_2O_3，分子量 62.024，是一种无色液体，极易挥发，具强刺激性。溶于苯、氯仿，与水、乙醇、乙醚混溶。

2. 化学性质

过氧甲酸具有强氧化性，室温下不稳定，在蒸馏时接触金属、金属氧化物及还原性物质易爆炸。当加热到分解时，它会释放出刺鼻的烟雾和刺激性的烟雾。常用作环氧化剂、消毒剂、杀菌剂和皮肤抗菌剂。

二、制备方法

甲酸、过氧化氢和硫酸的混合物相互作用 2 h，然后蒸馏，可获得纯度达到 90% 的过氧甲酸溶液。

三、抗微生物机制

过氧甲酸作为一种有效的消毒剂，它作用于微生物的细胞膜上，将半胱氨酸和胱氨酸氧化，导致肽中的二硫键断裂，导致细胞溶解和细胞死亡。

四、杀灭微生物的类别

过氧甲酸是一种广谱的消毒剂，它能灭活细菌繁殖体和细菌芽孢、真菌、病毒、贾第鞭毛虫包囊。

五、杀灭微生物效果

1. 实验室鉴定对微生物的作用（杀灭、灭活、抑制）效果

0.05 mL/L 的过氧甲酸储备液在 5 min 内可使浓度为 10^8 pfu/mL 悬液中的大肠杆菌噬菌体φX 174 病毒数量下降 7 个数量级。

2. 现场试验对微生物的作用（杀灭、灭活、抑制）效果

1）模拟现场试验

用 2～4 mg/L 过氧甲酸作用 20 min 可使下水道溢流中大肠杆菌和肠球菌减少 3 个对数值以上。

2）现场试验

12～24 mg/L 的过氧甲酸对气单胞菌的平均去除效率为 1.8 $\log_{10}$，大肠杆菌为 3.1 $\log_{10}$，SC 噬菌体为 2.7 $\log_{10}$。

六、影响作用效果的因素和注意事项

温度、金属离子、有机物等可影响过氧甲酸消毒效果，使用时应注意：①性质不稳定，对振荡敏感，80% 的溶液具有爆炸性，运输危险性大；②对皮肤、眼睛和黏膜有刺激性；③对金属有腐蚀性，对织物有漂白作用；④使用时做好个人防护。

七、毒理学安全性

小鼠吸入 LC_{50} 为 690 mg/（$m^3 \cdot h$）（690 mg/m^3）。在培养的 hep-2 细胞的试验中，0.005%～0.00005% 浓度的过氧甲酸对细胞形态的影响很小。传代后，细胞生长能力明显受到抑制。最低浓度（0.000005%）对 hep-2 细胞无明显影响。

八、应用范围（消毒对象）

皮肤消毒、物体表面消毒、污水消毒。

九、应用方法（消毒方法）

1. 用法

涂抹、擦拭、投放。

2. 用量

0.5～1 mg/L 的过氧甲酸作用 10 min，可有效消毒农业灌溉用水。将 2 ppm 的过氧甲酸投入下水道溢流废水作用 20 min。将 9.6 g85% 的甲酸与 19 g 30% 的过氧化氢等物质的量混合后产生的浓度超过 5% 的过氧甲酸的混合物溶于 1 L 水中用于皮肤消毒。

（张　杰）

第十八章　无机酸类消毒剂

　　无机酸（inorganic acid），又称矿酸，是无机化合物的酸类的总称，如盐酸、硫酸、硝酸等。无机酸，一般来说就是能解离出氢离子的无机化合物。按照组成成分，无机酸可分成含氧酸、无氧酸、络合酸、混酸、超酸等，按照解离程度，则可以分为强酸和弱酸，按照分子中能电离出的氢离子个数分为一元酸、二元酸和多元酸。无机酸大多用来提供氢离子。常见的无机酸类消毒剂包括碳酸、盐酸、硫酸、硝酸、硼酸等。

　　无机酸的杀菌作用取决于离解的氢离子，其抗微生物机制一般为：作为强氧化剂依靠其强大的氧化作用使微生物酶失去活性，导致微生物死亡。同时，通过降低环境中 pH 以破坏微生物环境，达到抑制微生物的作用。但由于盐酸、硫酸、硝酸等无机酸类多具有强烈的刺激和腐蚀作用，故应用受到限制。实际生活中应用最多的无机酸类消毒剂为硼酸。

　　纯碳酸为极不稳定晶体，遇水剧烈分解，酸性极低，其饱和水溶液 pH 约为5.6。一般由 CO_2 溶于水形成。其检测方法包括固体接触式聚合物敏感膜电位型传感器检测（海水中碳酸氢根）、电位滴定法和双电极法等。碳酸为一种防腐剂，可有效抑制空气及皮肤、创口表面的细菌。消毒应用范围主要为空气、皮肤、农作物种子、饲料。

　　盐酸又称白盐酸、氢氯酸。其为无色或微黄色发烟液体，有刺鼻的酸味，分子量36.46。与水混合，溶于碱液，易溶于乙醇、乙醚。能与许多金属、金属氧化物、碱类、盐类起化学反应，遇氨蒸气形成白色烟雾。通常由氯气和氢气在盐酸合成炉内燃烧生成氯化氢，冷却，用水吸收制成，也可从有机化学工业氯化过程的副产品获得。其检验方法及标准按照《化学试剂盐酸》（GB/T 622—2006）执行，食品添加剂盐酸检验方法按照《食品安全国家标准　食品添加剂　盐酸》（GB 1886.9—2016）执行，工业用合成盐酸检验方法按照《工业用合成盐酸》（GB 320—2006）执行。盐酸的抗微生物机制与其在水中电离出氢离子有关，水合氢离子具有催化性能，因而能够与有机分子反应，可诱导微生物细胞损伤和坏死。消毒应用范围主要为环境物体表面、农作物种子、瓜果蔬菜、动物饲料。

　　硫酸，分子量98.08。密度 1.84 g/cm³（25℃），沸点338℃。无色无味油状液体，是一种高沸点、难挥发的强酸，易溶于水，能与水以任意比例混溶。制备方法主要有：硫铁矿燃烧生成二氧化硫，溶于水制成；接触法；湿法硫酸法；铅室法。用硫酸钡目视比浊法检测，而食品添加剂硫酸检验方法按照《食品安全国家

标准 食品添加剂 硫酸》（GB 29205—2012）执行。硫酸对微生物的作用机制主要依赖于氢离子。消毒应用范围主要为食品、农作物种子。

硝酸，为五价氮的含氧酸。纯硝酸为无色液体。密度 1.5027 g/cm^3（25℃）。熔点-42℃。沸点 86℃。发烟硝酸是红褐色液体，在空气中猛烈发烟并吸收水分。其为强氧化剂，溅于皮肤能引起烧伤，并染成黄色斑点。制备方法有氨氧化法、硝酸钠与浓硫酸反应法。检测方法包括离子色谱法、分光光度法和紫外分光光度法。浓硝酸作为强氧化剂依靠其强大的氧化作用使蛋白质变性、酶失去活性，导致微生物死亡。稀硝酸则通过降低环境中 pH 以破坏微生物生长环境，达到抑制微生物的作用。硝酸稀释后用于耐腐蚀的管道、环境的消毒。

硼酸，为无色微带珍珠光泽的三斜晶体或白色粉末。密度 1.435 g/cm^3。熔点185℃，无臭，溶于水、乙醇、甘油和乙醚。水溶液呈弱酸性。在 300℃失去水而成硼酐。其制备方法有硼砂硫酸中和法、碳氨法、硫酸一步法及多硼酸钠一硫酸法。检测方法有萃取-分光光度法、离子色谱法、电感耦合等离子体原子发射光谱法（ICP-AES）、电感耦合等离子体质谱法（ICP-MS）、反相高效液相色谱法（RP-HPLC）、原子吸收分光光度法、快速检测法。

2.7%～3.3%的硼酸溶液常用于皮肤、黏膜及伤口的消毒。复方硼酸（硼砂）含漱液是常用的口腔含漱剂，用于口腔炎及扁桃体炎等，对甲型链球菌、乙型链球菌、肺炎链球菌及肺炎克雷伯菌的最小抑菌浓度为 4.71 mg/mL，最小杀菌浓度为 9.42 mg/mL；对金黄色葡萄球菌的最小抑菌浓度是 9.36 mg/mL，最小杀菌浓度为 18.72mL/mL；对变形链球菌和乳酸杆菌的最小抑菌浓度为 16.8mg/mL。多用2%～5%溶液洗眼、漱口及冲洗伤口，5%～10%软膏或撒粉涂敷。滴眼液中的硼酸含量在 1 mg/mL 即具有一定的抑菌效力。

复方硼酸含漱液小鼠灌胃半数致死量（LD$_{50}$）为 3.95 g/kg（95%可信限为3.77～4.15 g/kg），无口腔黏膜刺激性和致敏性。然而，也有报道在兔眼刺激性实验中单次给药 2%硼酸即造成轻微刺激，而多次给药可造成中度刺激。也有试验发现在复方硼酸含漱液浓度为 20.80 mg/mL 时采用口服灌胃的方式给药小鼠，发现小鼠存在一定的中毒症状，但在 2～6 h 中毒症状消失，且一切正常，这说明复方硼酸含漱液含有一定的毒性。但成人需要服用剂量≥237 g 才有可能出现以上情况，若作为外用含漱剂，可认为复方硼酸含漱液安全低毒。

第一节　碳　　酸

一、理化性质

1.物理性质

碳酸（carbonic acid），分子式为 H$_2$CO$_3$，结构简式为 HO—CO—OH，为白色

不稳定晶体，可溶于水和甘油，不溶于乙醇，其饱和水溶液 pH 约为 5.6。25℃时在水中的溶解度为 30.7 g/100 g。

2. 化学性质

纯碳酸在单个水分子状态下即可迅速分解为二氧化碳和水。在 400℃开始分解生成二氧化碳气体。碳酸为二元弱酸，在水溶液中会分步电离，有微腐蚀性。在 25℃时，1%、5%和 10%碳酸钠溶液的 pH 分别为 11.37、11.58 和 11.70。

二、制备方法

纯碳酸是将水和二氧化碳的冷冻混合物暴露在高能辐射下，然后加热以去除多余的水制成；或者将碳酸氢盐和酸的玻璃态水溶液的交替层在真空中加热，引起碳酸氢盐的质子化，随后除去溶剂。

三、检验方法

固体接触式聚合物敏感膜电位型传感器检测（海水中碳酸氢根）；电位滴定法；双电极法。

四、杀灭微生物的类别

碳酸为一种防腐剂，可有效抑制空气及皮肤、创口表面的细菌。

五、杀灭微生物的效果

1. 实验室鉴定对微生物的作用（杀灭、灭活、抑制）效果

10.0 g/L 碳酸氢钠和 10.0 g/L 抗坏血酸复合液浸泡处理 5 min，能有效地抑制低温储藏过程中苹果切片的褐变，保持果实品质，控制微生物污染。

2. 现场试验对微生物的作用（杀灭、灭活、抑制）效果

现场试验：在 19 世纪的法国，外科医生使用具有新鲜清洁水、碳酸与截肢设备相结合通过浸泡创口以减少手术感染和术后死亡率。

六、影响作用效果的因素和注意事项

1. 影响作用效果的因素

根据碳酸的化学性质，温度、时间、有机物及金属离子的存在都会造成碳酸的分解及消耗，从而降低其抑菌效果。

2. 注意事项

（1）碳酸水溶液不稳定，应现配现用。

（2）对碳钢有腐蚀性。

七、毒理学安全性

大鼠经口 LD_{50} 为 4090 mg/kg。

八、应用范围（消毒对象）

空气、皮肤、农作物种子、饲料。

九、应用方法（消毒方法）

1. 用法

浸泡、添加、喷洒。

2. 用量

（1）浸泡农作物种子：10.0 g/L 碳酸氢钠和 10.0 g/L 抗坏血酸复合液浸泡处理 5 min。

（2）添加：浓缩低碳酸可用于农业青饲料的防腐和储存；乙酸 1 份和 2 份碳酸混合，然后加入 170 份山梨酸（质量比），充分拌匀干燥，向家禽、家禽饲料中添加量为饲料总量的 1%。

第二节　硼　　酸

一、理化性质

硼酸（boric acid），分子式为 H_3BO_3，为无色微带珍珠光泽的三斜晶体或白色粉末。密度 1.435 g/cm³。熔点 185℃。无臭。溶于水、乙醇、甘油和乙醚。水溶液呈弱酸性。在 300℃失去水而成硼酐。

二、制备方法

硼砂硫酸中和法；碳氨法；硫酸一步法；多硼酸钠一硫酸法。

三、检验方法

萃取-分光光度法、离子色谱法、电感耦合等离子体原子发射光谱法（ICP-AES）、电感耦合等离子体质谱法（ICP-MS）、反相高效液相色谱法（RP-HPLC）、原子吸收分光光度法、快速检测法。

四、抗微生物机制

硼酸的确切作用机制尚不清楚，一般对所有细胞都有细胞毒性。可能是硼酸解离后产生的氢离子或弱酸分子渗入菌体，使胞质膜破裂导致微生物死亡。

五、杀灭微生物的类别

细菌繁殖体、真菌、病毒。

六、杀灭微生物效果

1.实验室鉴定对微生物的作用（杀灭、灭活、抑制）效果

硼酸对革兰氏阴性菌的有效抑菌浓度为 800～12800 mg/L，革兰氏阳性菌为1600～6400 mg/L。硼酸分别对鲟鱼籽酱中希瓦氏菌和芽孢杆菌具有显著的抑制作用。体外抑菌试验显示，复方硼酸含漱剂对甲型链球菌、金黄色葡萄球菌、肺炎链球菌、乙型链球菌、肺炎克雷伯菌、变形链球菌、乳酸杆菌具有较好的抑制或杀灭作用。

2.现场试验对微生物的作用（杀灭、灭活、抑制）效果

在最低抑菌浓度下，硼酸可以显著抑制 *F.oxysporum* 的孢子萌发，延缓芽管伸长及菌丝扩展速度，降低病原菌生物量积累，引起病原菌糖吸收障碍，并对 *F.oxysporum* 引起的番茄腐烂有明显的防治作用。

4%硼酸溶液作为临床常见的消毒剂，具有弱酸性和较低的细胞毒性，多用于皮肤、黏膜及伤口的消毒处置，有部分临床研究也曾运用硼酸对下肢浅表溃疡、褥疮等创面进行处理并取得了较好的效果。

七、影响作用效果的因素和注意事项

1.影响作用效果的因素

（1）溶剂：硼酸在不同溶剂中的溶解度不同从而影响作用效果的发挥。

（2）有机物的存在。

（3）环境中的酸碱度：pH 越低，作用效果越强。

（4）温度：通常温度越高作用效果越好。

2. 注意事项

（1）硼酸应储存于阴凉、干燥的库房中，不得与氧化剂、强碱及碱金属同储。

（2）硼酸在运输过程中应防潮、防雨、防晒，并不得与酸性、易燃物、氧化剂和食品、饲料类货物混运。

八、毒理学安全性

复方硼酸含漱液小鼠灌胃半数致死量（LD_{50}）为 3.95 g/kg。无口腔黏膜刺激性和致敏性。

九、应用范围（消毒对象）

皮肤、黏膜消毒、口腔卫生、食品消毒和防腐。

十、应用方法（消毒方法）

1. 用法

涂抹、含漱、冲洗、添加。

2. 用量

浓度 2.7%～3.3%的硼酸溶液常用于皮肤、黏膜及伤口的消毒。复方硼砂溶液是常用的口腔含漱剂，用于口腔炎及扁桃体炎等。2%～5%溶液洗眼、漱口及冲洗伤口，5 %～10%软膏或撒粉涂敷。

第三节　盐　　酸

一、理化性质

1. 物理性质

盐酸（hydrochloric acid），分子式为 HCl，既指氯化氢气体，也指氯化氢的水溶液，气体呈无色或黄色，其水溶液无色、具有强烈的刺激性气味，又称白盐酸、氢氯酸，具有挥发性，也可溶于碱液，易溶于乙醇、乙醚。

2. 化学性质

盐酸属于一元强酸，具有酸的通性，可在水溶液中完全电离出氢离子；具有还原性，可以与氧化剂反应；具有强腐蚀性，能与许多金属、金属氧化物、碱类、盐类发生化学反应。遇氨蒸气形成白色烟雾。低浓度盐酸常用于清洁剂、保鲜剂、防腐剂、抑菌剂及复方消毒剂中的活化剂及 pH 调节剂。

二、制备方法

（1）由氯气和氢气在盐酸合成炉内燃烧生成氯化氢，冷却，用水吸收制成。
（2）由有机化学工业氯化过程的副产品获得。

三、检验方法

（1）酸碱中和滴定法：以甲基红或溴甲酚绿作为指示剂，用氢氧化钠标准滴定溶液进行滴定。
（2）微分电位法。
（3）离子色谱法。
（4）红外光谱法。

四、抗微生物机制

盐酸的抗微生物机制与其在水中电离出氢离子有关，23 mol/L 的盐酸在 0℃的水中几乎完全电离，与水结合形成水合氢离子，水合氢离子成为一个质子的供体，它具有催化性能，因而能够与有机分子反应，可诱导微生物细胞损伤和坏死。

五、杀灭微生物的类别

细菌繁殖体、细菌芽孢、真菌、分枝杆菌、病毒、藻类。

六、杀灭微生物的效果

1. 实验室鉴定对微生物的作用（杀灭、灭活、抑制）效果

悬液定量杀菌实验显示，pH 为 2.5 的盐酸水溶液作用 30 min，对金黄色葡萄球菌、大肠杆菌及芽孢的杀灭率分别为 66.67%、79.82% 及 1.06%。

2. 现场试验对微生物的作用（杀灭、灭活、抑制）效果

1）模拟现场试验

用 1%的盐酸浸泡 5 min 对西瓜种子上带有的燕麦噬酸菌西瓜亚种抑制率达 100%。

2）现场试验

在玉米-豆粕型基础饲粮中添加低剂量盐酸(0.6%)可降低结肠大肠杆菌数量。

七、影响作用效果的因素和注意事项

1. 影响作用效果的因素

（1）浓度：浓度越高，pH 越低，对微生物生长条件越不利，但其强酸性、腐蚀性及挥发性对人的危害和环境破坏严重。

（2）有机物：有机物的存在会消耗盐酸溶液中氢离子的数量，从而影响溶液 pH，降低对微生物的作用效果。

2. 注意事项

（1）接触盐酸人员应佩戴防护眼镜、耐酸手套等防护用品做好个人防护。浓盐酸会挥发出酸雾，具有强腐蚀性，可能会对呼吸器官、眼部、皮肤和胃肠等产生不可逆的损伤。

（2）使用盐酸时，应配合个人防护装备，密闭操作，注意通风。操作尽可能机械化、自动化。操作人员必须经过专门培训，严格遵守操作规程。

（3）运输保存过程中应防止碰撞而泄漏，不与碱性物品混运混储。因其具有挥发性，应注意密闭保存。

（4）盐酸具有强酸性及腐蚀性，注意使用合适的包装材料或盛放容器。

八、毒理学安全性

小鼠 LC_{50} 为 1108 ppm/h，LD_{50} 为 1449 mg/kg。

九、应用范围（消毒对象）

环境物体表面、农作物种子、瓜果蔬菜、动物饲料。

十、应用方法（消毒方法）

1. 用法

擦拭、喷雾、浸泡、口服。

2. 用量

20%盐酸可作为清洁产品使用。1%~4%盐酸浸种 20 min 可减少农作物病害的发生；0.01%~0.05%的稀盐酸浸泡食用菌保鲜、瓜果蔬菜等可用于保鲜。猪饲料中加入 0.6%的盐酸可降低结肠大肠杆菌数量和腹泻发生率。

第四节　硫　　　酸

一、理化性质

1. 物理性质

硫酸（sulfuric acid），分子式为 H_2SO_4，分子量 98.08。密度 1.84 g/cm^3（25℃），沸点 338℃。其为无色无味油状液体，是一种高沸点难挥发的强酸，易溶于水，能与水以任意比例混溶。浓硫酸溶解时放出大量的热。

2. 化学性质

脱水性；强氧化性；吸水性；与大多数碱发生酸碱中和反应及从盐中置换弱酸；苯与硫酸进行亲电芳香取代反应生成相应的磺酸。

二、制备方法

硫铁矿燃烧生成二氧化硫，溶于水制成；接触法；湿法硫酸法；铅室法。

三、检验方法

氢氧化钠酸碱中和滴定法；硫酸钡目视比浊法；原子吸收分光光度法；离子色谱法。

四、抗微生物机制

硫酸对微生物的作用机制主要依赖于氢离子，即 pH，pH 的控制对细胞生长和分化起着关键作用，通过改变细胞外和细胞内的 pH 会导致微生物细胞的变化或死亡。

五、杀灭微生物的类别

浓硫酸作为消毒剂应用较少，但其强酸性和腐蚀性对微生物有广泛的杀灭作用，稀硫酸则对微生物有良好的抑制作用。

六、杀灭微生物效果

现场试验对微生物的作用（杀灭、灭活、抑制）效果如下所述。

（1）pH 为 1.1 的硫酸和硫酸钠混合液浸泡鸡翅 20 s 是一种有效的抗菌干预措施，可以减少鸡翅的沙门氏菌污染。

（2）98%硫酸浸泡甘草种子 80 min 可达到消毒效果并提高种子发芽率。

（3）60%～98%的硫酸溶液处理后的种子带菌率为零。浓硫酸灼烧假俭草种子 30 s，可显著提高种子出愈率。

七、注意事项

（1）硫酸是一种强酸，具有强腐蚀性、灼伤性，操作时应穿戴防护眼镜、手套和防护服，工作现场应备有应急水源。

（2）硫酸应避免与有机物、易燃可燃物、还原剂、碱类及金属粉末等接触。

（3）应装于专用的槽车（船）内运输，槽车（船）应定期清理。

八、毒理学安全性

大鼠经口 LD_{50} 为 2140 mg/kg；大鼠 LC_{50} 为 2140 mg/kg。

九、应用范围（消毒对象）

食品、农作物种子。

十、应用方法（消毒方法）

1. 用法

浸泡。

2. 用量

60%～98%的硫酸溶液浸泡种子，根据种子大小及种皮厚度不同，浸泡时间不同。

第五节　硝　　酸

一、理化性质

1. 物理性质

硝酸（nitric acid），分子式为 HNO_3，五价氮的含氧酸。纯硝酸为无色液体。密度 1.5027 g/cm^3（25℃）。熔点-42℃。沸点 86℃。发烟硝酸是红褐色液体，在空气中猛烈发烟并吸收水分。

2. 化学性质

硝酸具有强氧化性和强腐蚀性，酸性比硫酸和盐酸略小，不稳定，在接触热和暴露于光、水、二氧化氮和氧气时易分解。

二、制备方法

氨氧化法；硝酸钠与浓硫酸反应制取。

三、检验方法

酸碱中和滴定法。

四、抗微生物机制

浓硝酸作为强氧化剂依靠其强大的氧化作用使蛋白质变性、酶失去活性，导致微生物死亡。稀硝酸则通过降低环境中 pH 以破坏微生物生长环境，达到抑制微生物的作用。

五、杀灭微生物的类别

浓硝酸以其强酸性及腐蚀性可以杀灭细菌繁殖体、细菌芽孢、真菌、病毒等一切微生物。

六、杀灭微生物效果

实验室鉴定对微生物的作用（杀灭、灭活、抑制）效果：硝酸能明显提高乙醇和银离子复方消毒液杀菌的作用。

七、影响作用效果的因素和注意事项

1. 影响作用效果的因素

（1）浓度：浓度越低，其氧化性及酸性越低，对微生物作用效果会降低。

（2）有机物：有机物的存在会消耗一部分氢离子，从而降低硝酸的有效作用浓度。

2. 注意事项

（1）硝酸为强氧化剂，遇有机物能起火燃烧，严禁与木屑、稻草、纸张、木材等有机物接触。

（2）硝酸具有强腐蚀性，凡接触人员，应使用必要的防护用品，如过滤式防毒面具、耐酸手套及工作服等防止灼伤。取样时应有人监护。

（3）硝酸灼伤皮肤应立即用大量水冲洗，然后用小苏打水清洗，并立即就医。

（4）硝酸起火应用沙土、二氧化碳扑灭，并用大量水冲洗，同时防止氧化氮气体中毒。

（5）硝酸应装在耐腐蚀的容器中，运输过程防止暴晒和猛烈撞击，不得与各种酸、碱、有机物、氧化物、可燃物、有毒物品混储。

八、毒理学安全性

大鼠的 LC_{50} 值为 7 mg/h；小鼠的 LC_{50} 值为 67 ppm/4h。

九、应用范围（消毒对象）

硝酸作为消毒剂因强酸性及腐蚀性其应用受到很大限制，可将其稀释后用于耐腐蚀管道、环境的消毒。

十、应用方法（消毒方法）

1. 用法
冲洗。
2. 用量
1.2%～1.5%的硝酸。

（谭　昊）

第十九章 盐类消毒剂

盐（salt）是指一类金属离子或铵根离子（NH_4）与酸根离子或非金属离子结合的化合物，如氯化钠、硝酸钙、硫酸亚铁、乙酸铵硫酸钙、氯化铜、乙酸钠等。可溶性盐的溶液有导电性，是因为溶液中有可自由游动的离子，故可作电解质。盐类消毒剂以其快速、高效、简便、经济的特点应用较为广泛，其核心是以适宜的形式对病原微生物进行杀灭，从而阻断微生物的繁殖及疾病传播途径。盐类消毒剂的消毒灭菌机制主要包括对微生物体内酶和氨基酸的作用：进入细菌内部滞留在胞浆膜上，抑制胞浆膜内酶的活性；与微生物体内硫氢基酶的亲和力较强；与蛋白质的巯基结合，可形成不可逆的含硫化合物；干扰巯基酶的活性，使微生物对葡萄糖、蔗糖的代谢受阻；高浓度则使蛋白质沉淀，导致微生物死亡。盐类消毒剂可以破坏微生物的细胞膜，使细胞膜松散、轮廓不清、胞膜破裂、胞质外漏，菌体随之被破坏。盐类消毒剂中的金属离子还可以作用于微生物 DNA 分子上的特定位点，破坏 DNA 分子结构；金属离子也可以通过凝固病毒蛋白质分子和束缚 DNA 分子上的供电子体，引起 DNA 核苷酸链的断裂而导致病毒死亡。

常用于消毒杀菌的无机酸盐主要有高锰酸钾、硫酸铜、硝酸银、焦亚硫酸钠、高铁酸钾；有机酸盐有硫柳汞等。高锰酸钾主要适用于皮肤、黏膜的消毒；硫酸铜（含铜消毒剂）主要用于农业、养殖业等对真菌的杀菌；高铁酸钾、含银消毒剂主要用于环境消毒和水消毒；焦亚硫酸钠广泛应用于食品、果蔬和饮料行业中；硫柳汞适用于疫苗、滴眼液中。正确选择和使用消毒剂才能有效地杀灭有害微生物，达到消毒效果，起到预防疾病的作用。

硝酸银（argentum nitricun，silver nitrate）消毒剂对微生物有杀灭作用的是银离子（silver ion），相关杀菌机制同重金属银相同。硝酸银的分子式为 $AgNO_3$，分子量 169.87，是一种无色透明斜方片状晶体，味苦，有毒；易溶于水和氨，微溶于乙醇，难溶于丙酮与苯，几乎不溶于浓硝酸。硝酸银在 207～209℃融化，变为明亮的淡黄色液体。硝酸银水溶液呈弱酸性，pH 为 5～6，含有大量的银离子，故氧化性较强，并具有一定的腐蚀性。纯硝酸银晶体对光稳定，在有机物存在下，易被还原为黑色金属银。潮湿硝酸银及硝酸银溶液见光易分解，在 440℃分解产生氧化氮棕色气体。硝酸银能与一系列试剂发生沉淀反应或配位反应，例如，与硫化氢反应，形成黑色的硫化银沉淀；与卤素离子反应形成卤化银沉淀。银与硝酸反应生成硝酸银溶液，加入特殊的除杂剂，通过具有微孔结构的过滤装置而分离，获得精制硝酸银溶液。反应式：$3Ag+4HNO_3$（稀）$=\!=\!=3AgNO_3+2H_2O+NO\uparrow$；$Ag+2HNO_3$（浓）$=\!=\!=AgNO_3+H_2O+2NO\uparrow$。在硝酸及饱和硫酸铁铵溶液存在下，用 0.1 mol/L 硫氰酸钠标准溶液滴定至溶液呈红色，半分钟不褪色，根据消耗标准液的体积即可算出有效银的含量。

随着各种消毒剂的广泛而不合理的使用，微生物出现了对消毒剂有一种类似于对抗生素耐药性的性质，称为消毒剂抗性，即在常用消毒剂浓度下，某种微生物仍能存活甚至繁殖。加强微生物对消毒剂的抗性机理研究，有利于消毒剂的合理应用，对消除已出现的微生物对消毒剂抗性意义重大。

本章主要介绍常用于消毒杀菌的无机酸盐高锰酸钾、硫酸铜、硝酸银、焦亚硫酸钠、高铁酸钾和有机酸盐硫柳汞。

第一节　高 锰 酸 钾

一、理化性质

1. 物理性质

高锰酸钾（potassium permanganate），俗称"灰锰氧""PP 粉"。高锰酸钾的分子式为 $KMnO_4$。分子量为 158.034，是一种无机化合物，常温常压下为深紫色细长斜方柱状晶体，有金属光泽。易溶于水和碱液，水溶液呈紫色，微溶于乙醇、丙酮和硫酸。密度小（25℃时为 1.01 g/mL），熔点为 240℃。

2. 化学性质

1）稳定性

高锰酸钾受热易分解，稳定性较差，受热分解的方程式为：$2KMnO_4 \xrightarrow{\triangle} K_2MnO_4+MnO_2+O_2\uparrow$，因此储存和使用过程中应注意避免高温。

2）腐蚀性

常温下高锰酸钾溶液对金属单质几乎无腐蚀作用；对于非金属单质，高锰酸钾溶液与碳的反应现象明显，腐蚀性强；与硫不反应，无腐蚀性。而对于有机物，饱和的聚氯乙烯不能被腐蚀，不饱和的橡胶易被腐蚀，对皮肤组织的腐蚀较强。总而言之，常温下高锰酸钾溶液的腐蚀性要视具体物质而言，主要是针对有机物，因此存放时不能使用橡胶塞，取用要小心操作或戴上手套防止腐蚀皮肤。

3）氧化性

溶液的酸碱度会影响高锰酸钾的氧化性，在酸性、中性、碱性条件下的氧化性依次减弱，这是因为 H^+ 含量会改变其标准氧化还原电位。在酸性介质中还原产物为 Mn^{2+}，呈淡粉色；在中性介质中还原产物为 MnO_2，呈棕黑色沉淀；在碱性

介质中还原产物为 MnO_4^{2-}，呈绿色。

二、制备方法

目前制备高锰酸钾的方法较多，大致分为两类：一步法和两步法。一步法是指原料通过化学反应或电解等方式直接生成高锰酸钾，例如，由锰铁、锰合金或金属作阳极，在碳酸钾和氢氧化钾溶液里直接电解得到高锰酸钾；由二氧化锰直接电解得到高锰酸钾。此类方法工艺流程简单、耗碱少，但原料成本高或能耗高。两步法是指锰粉被氧气或空气先氧化为中间产物锰酸钾，锰酸钾再经电解或其他化学反应生成高锰酸钾。

三、检验方法

碘量法。

四、抗微生物机制

高锰酸钾的杀菌机制是将酶的—SH 基氧化为—S—S—基，使酶失活，导致菌体和芽孢死亡。

五、杀灭微生物的种类

高锰酸钾对菌落总数、大肠杆菌、绿脓杆菌、细菌芽孢、炭疽芽孢杆菌的杀菌效果良好。

六、杀灭微生物效果

1. 实验室鉴定对微生物的作用（杀灭、灭活、抑制）效果

高锰酸钾是一种强烈的氧化剂，是高效的消毒剂。0.1%可用于消毒皮肤、水果和饮具；1%高锰酸钾和 1%盐酸混合液体能在 30 s 内破坏炭疽芽孢杆菌；2%～5%溶液在 24 h 内可杀死芽孢；3%溶液能杀死厌氧菌。

2. 现场试验对微生物的作用（杀灭、灭活、抑制）效果

模拟现场试验：让受试者消毒前两手掌充分对搓。取两张 2 cm×2 cm 规格板分别置于两掌中段表面。在右手掌规格板区域内均匀喷涂上高锰酸钾消毒液，左手掌喷涂上无菌水作对照，分别作用 10 min。用棉拭在规格板区域内进行采样，结果显示高锰酸钾对手的杀菌率为 100%，说明高锰酸钾具有明显的

杀菌效果。

七、影响作用效果的因素和注意事项

1. 影响作用效果的因素

高锰酸钾含量越高，抗微生物效果越好；微生物种类越多，抗菌效果越差；微生物数量越多，抗菌效果越差；作用时间越短，杀菌效果越差；化学拮抗物质越多，杀菌效果越差。总之，能够使高锰酸钾消毒剂有效成分减少的物理化学因素均降低其杀菌效果；反之亦然。

2. 注意事项

高锰酸钾作为消毒剂在使用时要控制其浓度。高锰酸钾溶液浓度过高，有刺激和腐蚀作用，会灼伤皮肤或黏膜，当其浓度大于 1∶500 时有腐蚀和刺激作用，严重的也会引起中毒，甚至造成死亡；而溶液浓度过低，则起不到预期效果。高锰酸钾消毒剂不得与碘类消毒剂混合使用。

八、毒理学安全性

高锰酸钾小鼠灌胃的 LD_{50} 为 986 mg/kg，属中等毒。最小致死量为 248 mg/kg，推测人的最小致死量，以人的敏感性比动物大 10 倍计，则约为 25 mg/kg，国人以平均体重 50 kg 估算，则为 1250 mg。临床使用高锰酸钾溶液洗胃，需要及时排出，浓度不宜超过 0.02%（w/v）。

九、应用范围（消毒对象）

适用于皮肤、黏膜的消毒。

十、应用方法（消毒方法）

1. 用法

直接喷洒在消毒对象的表面或者将消毒对象浸泡在其中。

2. 用量

用于人体皮肤、黏膜的消毒浓度不宜超过 1∶5000；作用时间 20 min，杀菌率可以达到 100%。

第二节 硫 酸 铜

一、理化性质

1. 物理性质

硫酸铜（copper sulfate，cupric sulfate）固体一般以五水硫酸铜形式存在，化学式为 $CuSO_4 \cdot 5H_2O$，分子量为 249.686，相对密度为 2.284，蓝色晶体，俗称胆矾、铜矾或蓝矾。易溶于水，溶于甲醇，微溶于乙醇、甘油。硫酸铜常压下没有熔点，受热失去结晶水后分解。

2. 化学性质

在常温常压下稳定，不潮解，在干燥空气中会逐渐风化，加热至 45℃时失去二分子结晶水，110℃时失去四分子结晶水，150℃时失去全部结晶水而呈灰白色至绿白色正交晶体或无定形粉末，650℃时分解成氧化铜、二氧化硫和氧。分析纯、化学纯五水硫酸铜均可用于棉纺织品的媒染剂、木柴防腐剂、水的杀菌剂等。

二、制备方法

以金属铜为原料生产硫酸铜是目前硫酸铜的主要生产方法，主要包括以铜粉、海绵铜及铜废渣、印刷线路板、蚀刻废液等为原料生产硫酸铜；还包括以铜矿石（如氧化铜矿石、硫化铜矿石）为原料生产硫酸铜。

三、检验方法

用 $BaCl_2$ 溶液滴定出现白色沉淀，用 1% KI 溶液滴定出现黄色沉淀，则可证明硫酸铜的存在。还可用石墨炉原子吸收光谱法、火焰原子吸收光谱法、电感耦合等离子体质谱法、电感耦合等离子体发射光谱法对铜离子进行检测。

四、抗微生物机制

铜离子为广谱抗微生物制剂，硫酸铜的作用机制主要是铜离子能与病原体细胞内蛋白质的巯基等有机官能团结合，干扰酶的活性，使病原体的呼吸代谢受到抑制，且铜离子对病原体的作用位点多，病原体很难产生抗药性。此外，铜离子能够破坏病原体的细胞壁，使细胞形态的稳定性受到破坏。

五、杀灭微生物的类别

硫酸铜（铜离子）对曲霉菌、白色念珠菌真菌和某些寄生虫的抑制活性较强，对细菌和病毒的抑制作用较弱。

六、杀灭微生物效果

1. 实验室鉴定对微生物的作用（杀灭、灭活、抑制）效果

用 $10\sim150$ μmol/L 硫酸铜处理大肠杆菌 K88 悬液；在 1 min 内，LD_{50} 的硫酸铜致死浓度为 76 μmol/L，并随时间的延长，剂量逐渐变小。硫酸铜抑菌浓度在微摩尔浓度水平。

2. 现场试验对微生物的作用（杀灭、灭活、抑制）效果

现场试验:以波尔多液（铜离子）300 倍液、高分子有机酸复合碱式铜 300 倍液、绿得保悬浮剂 300 倍液和琥胶酸通 300 倍液分别对苹果轮纹病、番茄早疫病这两种细菌进行杀灭，结果表明，波尔多液的杀菌效果较差，但通过与有关助剂、有机酸或高分子有机酸络合能明显提高铜制剂的杀菌效果。

七、影响作用效果的因素和注意事项

1. 影响作用效果的因素

硫酸铜（铜离子）含量越多，抗微生物效果越好；铜离子对真菌杀灭效果较好，对细菌的杀灭效果较差；作用时间越短，杀菌效果越差；化学拮抗物质越多，杀菌效果越差。总之，能够使铜离子减少的物理化学因素均降低其杀菌效果；反之亦然。

2. 注意事项

硫酸铜、波尔多液及铜离子相关试剂不能用铁制器皿盛装；含铜消毒剂在使用时注意保证其有效浓度；使用之前应将药剂搅拌混匀；在与别的药物共同使用时，要防止其与铜发生氧化还原反应使铜离子变成一价铜或铜单质。

八、应用范围（消毒对象）

硫酸铜（含铜消毒剂）主要用于农业、养殖业等对真菌的杀菌。

九、应用方法（消毒方法）

250～500 mg/kg 的硫酸铜溶液可直接用于对曲霉菌、白色念珠菌等真菌的杀灭；含铜消毒剂（波尔多液等）直接按照配方配制即可。含铜消毒剂主要是喷洒在物体表面对其进行消毒杀菌。

第三节　焦亚硫酸钠

一、理化性质

1. 物理性质

焦亚硫酸钠（sodium pyrosulfite, sodium metabisulfite），又名重硫氧、偏重亚硫酸钠、一缩二亚硫酸钠，分子式 $Na_2S_2O_5$，分子量为 190.1，白色或微黄色结晶粉末，相对密度 1.48，易溶于水、甘油，微溶于乙醇，不溶于苯类，其水溶液呈酸性。在水中的溶解度随温度升高而增大，20℃时为 54 g/100 mL，100℃时为 81.7 g/100 mL。

2. 化学性质

固体的焦亚硫酸钠加热至 150℃即开始分解；在空气中允许含量为 5 mg/m³，摄取有毒，但易受潮分解，在空气中能够被氧化并释放出 SO_2，最终生成无毒的硫酸钠；溶于水电离生成 Na^+，OH^-，SO_3^{2-}，HSO_3^-，具有杀灭与抑制细菌繁殖的作用（主要是由于电离生成的 HSO_3^- 与放出的二氧化硫气体）。焦亚硫酸钠与强酸接触放出 SO_2，并生成相应的盐类；与烧碱或纯碱溶液反应生成亚硫酸钠；与醛类可生成加成物。

二、制备方法

焦亚硫酸钠的生产工艺路线有干法和湿法两种。干法是将纯碱和水按照一定的物质的量比搅拌混匀生成块状物，然后通入 SO_2，反应后取出块状物，经粉碎得成品；湿法是于亚硫酸氢钠溶液中加入一定的纯碱使其生成悬浮液，再通入 SO_2，即可生成焦亚硫酸钠结晶。

三、检验方法

焦亚硫酸钠的检测方法目前主要有盐酸副玫瑰苯胺法、蒸馏法、离子色谱法和碘量法、分光光度法和碘量法。

四、抗微生物机制

焦亚硫酸钠作为消毒剂的关键是可以形成亚硫酸（二氧化硫），亚硫酸具有较强的还原性，可以阻断微生物的正常生理氧化过程，破坏酶的氧化系统，抑制微生物的繁殖，从而起到杀菌剂的效果。

五、杀灭微生物的类别

酵母菌、真菌、细菌。

六、杀灭微生物效果

实验室鉴定对微生物的作用（杀灭、灭活、抑制）效果：焦亚硫酸钠能够杀伤细胞，首先作用的是细胞膜，浓度 $100 \sim 1000\ \mu mol/L$ 的焦亚硫酸钠可抑制微生物细胞的生长分裂，通过诱导微生物细胞内活性氧和 Ca^{2+} 水平升高来引起细胞的死亡；随着暴露时间的延长，微生物细胞相对存活率下降，死亡细胞数目增加，具有一定的时间依赖性；酸性环境能够增强其对酵母细胞的毒性作用，更加有助于抑菌防腐。

选择浓度为 $100 \sim 1000\ \mu mol/L$ 的焦亚硫酸钠不同浓度组，在不同时间、pH环境下对酵母菌进行作用，结果显示，随着浓度、时间的增加，抑菌效果增强；酸性 pH 环境能够增强其抑菌效果。

七、影响作用效果的因素和注意事项

1. 影响作用效果的因素

焦亚硫酸钠浓度越大，抗微生物效果越好；对微生物的抑制作用具有一定的时间依赖性；酸性 pH 环境下，抑菌效果更好。总之，能够使得焦亚硫酸钠（亚硫酸、二氧化硫）浓度减少的物理化学因素均降低其杀菌效果；反之亦然。

2. 注意事项

焦亚硫酸钠易受潮分解而变质，影响其防腐杀菌的效果，应按照相应要求进行保存和使用；使用时浓度过高（二氧化硫超标）容易产生恶心、呕吐等反应，引起急性中毒，严重时可产生喉头痉挛、水肿等，甚至可在人体内转化成亚硝胺致癌物质。

八、毒理学安全性

对小鼠的 LD_{50} 为 600 mg/kg，焦亚硫酸钠对小鼠的肝、肾、睾丸、神经元及腹腔巨噬细胞会产生毒性作用，在小鼠体内无明显的蓄积毒性作用。

九、应用范围（消毒对象）

焦亚硫酸钠广泛应用于食品、果蔬和饮料中，作为防腐杀菌剂、疏松剂、抗氧化剂、护色剂和保鲜剂。

十、应用方法（消毒方法）

作为食品添加剂，《食品添加剂使用卫生标准》（GB 2760—2014）对其具体的最大使用量有具体规定。

第四节 高铁酸钾

一、理化性质

1. 物理性质

高铁酸钾（potassium ferrate），分子式为 K_2FeO_4，分子量为 198.04，固态呈紫黑色并带有金属光泽，极易溶于水，在水中呈与高锰酸钾溶液类似的紫红色，一般不溶于有机溶剂。当纯度较高时，干燥的 K_2FeO_4 能稳定存在，温度、酸碱度、杂质及催化剂等是影响其稳定性的重要因素。FeO_4^{2-} 结构为正四面体，Fe 原子处于中心，四个氧原子均位于顶角。

2. 化学性质

高铁酸钾在 198℃ 以上开始分解，其遇水能够迅速生成 $Fe(OH)_3$。FeO_4^{2-} 中的铁元素为 +6 价，具有极强的氧化性，其氧化性具有选择性，在酸性条件下，其氧化还原电位为 2.20 V，在碱性条件下，氧化还原电位为 0.72 V。FeO_4^{2-} 在酸性条件下极易分解，其稳定性会随着 pH 的升高而升高，在酸性条件下，生成物是 Fe^{3+}；在弱酸性、中性、弱碱性条件下，生成 $Fe(OH)_3$；在碱性条件下，生成 FeO_2^-。

二、制备方法

通常采用次氯酸盐氧化法制备高铁酸钾，即在强碱性环境中，向次氯酸盐溶液中加入 Fe^{3+}，次氯酸根将 Fe^{3+} 氧化为 FeO_4^{2-}；电解法是在电流的作用下，在铁制阳极发生氧化反应，将其氧化成 FeO_4^{2-}，再在阳极液中加入 KOH，从而制得 K_2FeO_4；熔融法又称干法，采用过氧化物高温氧化铁的氧化物制得高铁酸钾。

三、检验方法

主要运用滴定的方法对高铁酸钾进行测定，包括砷酸盐滴定法、亚铬酸盐滴定法、EDTA 滴定法；还可运用分光光度法（510 nm 处比色测定）及循环伏安法。

四、抗微生物机制

高铁酸钾的杀菌效果主要是由于其具有极强的氧化性，可以破坏构成细菌的结构或结构中的物质，如细胞壁、细胞膜及一些酶类，抑制或阻碍细菌核酸及蛋白质的合成，从而抑制细菌的生长繁殖，起到杀菌作用。

五、杀灭微生物的类别

高铁酸钾对大肠杆菌、金黄色葡萄球菌、白色念珠菌、枯草杆菌黑色变种芽孢及 f2 病毒等都具有良好的杀菌能力。

六、杀灭微生物效果

1. 实验室鉴定对微生物的作用（杀灭、灭活、抑制）效果

用活性黏土处理，制得较稳定的高铁酸钾溶液。以其含 0.5 mg/L、5.0 mg/L 与 10.0 mg/L 的高铁酸钾溶液，分别对金黄色葡萄球菌、白色念珠菌和枯草杆菌黑色变种芽孢作用 10 min，杀灭率均达 99.95 % 以上。

2. 现场试验对微生物的作用（杀灭、灭活、抑制）效果

利用含量为 6 mg/L 的高铁酸钾对天然水进行处理，杀菌率达到 99% 以上，而且水的色度和浊度都有明显的下降。水体本身的 pH 对高铁酸钾的杀菌效果有一定的影响，要达到相同的杀菌效果，pH 越低所需高铁酸钾的量越少、时间越短。

七、影响作用效果的因素和注意事项

1. 影响作用效果的因素

高铁酸钾的含量越多，杀菌效果越好；杀菌效果与环境的 pH 有关，酸性条件下较碱性条件下所需高铁酸钾的量要少、作用时间要短。与其他的消毒剂联用不仅可以保证水体的杀菌率，还可以减少高铁酸钾的使用量。

2. 注意事项

FeO_4^{2-} 中的铁元素为 +6 价，具有极强的氧化性，是能够进行杀菌的主要原因；同时 Fe^{6+} 也极容易被还原，使其降低或失去杀菌的能力，故在使用高铁酸钾进行消毒杀菌时要注意防止其被还原。

八、毒理学安全性

高铁酸钾对小白鼠的 LD_{50} 为 1300 mg/kg，大白鼠 LD_{50} 为 918.5 mg/kg。大白鼠胚胎和胎儿毒理学实验表明高铁酸钾含量在 50 mg/kg 以下为阴性。

九、应用范围（消毒对象）

高铁酸钾主要是用于水体的消毒，包括饮用水、工业废水、生活污水、鱼塘水产养殖水等。

十、应用方法（消毒方法）

直接将高铁酸钾投入需要处理的水体中即可对水体进行消毒杀菌。杀菌率随着投药量的增加而提高，处理后的水体高铁酸钾含量大于 4 mg/L 会使得其细菌总数达到国家饮用水标准；对于生活污水高铁酸钾含量达到 10 mg/L 即可保证其杀菌率。对于工业废水、生活污水等水体由于其组成成分复杂、细菌种类及数量较多，经过预处理之后再用高铁酸钾进行消毒杀菌效果会更好。

第五节　硫　柳　汞

一、理化性质

1. 物理性质

硫柳汞（thiomersalate；merthiolate）又名乙汞硫基苯甲酸钠，分子式为

$C_9H_9HgNaO_2S$，分子量为 404.80，为白色或类白色或微带黄色结晶性粉末，微有特臭味道，在水中易溶，在乙醇中溶解，在乙醚中几乎不溶解，熔点为 103～105℃。

2. 化学性质

遇光分解变质。

二、制备方法

用硫柳酸的甲醇溶液，在氢氧化钠存在下与氯化氢基汞或氢氧化乙基汞反应制成。

三、检验方法

检验硫柳汞的方法有滴定法和仪器法（如分光光度法、冷原子吸收法、高效液相色谱法）。

四、抗微生物机制

硫柳汞通过使病原微生物的蛋白质变性沉淀和凝固，从而有效地发挥其杀菌作用；在抗菌的同时，硫柳汞还可以抑制真菌的生长。

五、杀灭微生物的类别

真菌，霉菌。

六、杀灭微生物效果

实验室鉴定对微生物的作用（杀灭、灭活、抑制）效果：用浓度为 13.3 ppm 的硫柳汞，在 25℃ 环境中，能完全抑制霉菌的生长；用浓度为 20 ppm 的硫柳汞，在 19～29℃ 环境中，能起到杀灭霉菌的作用。从实验结果可以看出，不同品牌的硫柳汞对霉菌的种类、培养时间的长短和菌液浓度的大小，在抑霉杀霉作用上有一定的差别。

七、毒理学安全性

硫柳汞可被代谢为二乙汞和硫代水杨酸盐，通过注射途径对动物具有一定的毒性，但相关毒性作用和毒性机制目前尚未清楚。

八、应用范围（消毒对象）

广泛用作生物制品及药物制剂，如眼药水、耳滴剂、免疫球蛋白、化妆品及某些药品，特别是儿童疫苗的生产中常被用作防腐剂。

九、应用方法（消毒方法）

硫柳汞作为一类有机汞制剂，汞含量为 49.55%，广泛用于滴眼液、隐形眼镜护理液及化妆品，其药用浓度为 0.001%～0.004%。

（代海兵）

第二十章　重金属类消毒剂

重金属（heavy metal）是指相对密度大于 5 的金属（一般指密度大于 4.5 g/cm^3 的金属），包括金、银、铜、铁、铅等。重金属类消毒剂属于无机抗菌剂，包括 Ag、Cu、Zn、Fe、Au、Mn、Co、Ni、V、Mo、Al、Sn、Ba、Mg 等金属离子，早在两千多年前，蒙古牧民就知道用银器盛牛奶可以保鲜，也有人用银器皿煮水喝以治病（如肠道类疾病）等，古埃及人用银片覆盖伤口进行良好的消毒。公元 5 世纪，希腊国王亚历山大东征时用银壶装水饮用避免了拉肚子，而士兵喝锡壶装的水则有许多人拉肚子。1929 年英国药学家发明了一种名为砷矾纳明（含银的有机物）的药物来医治梅毒，随后人们又用磺胺嘧啶银来控制烧伤感染，用 1% 的硝酸银做眼药水防止眼部感染。20 世纪 60 年代，美国阿波罗号宇航员的饮用水中含银离子约 50 μg/L，同时含铜离子 1 mg/L，从此，含银和（或）铜的各类消毒产品如雨后春笋般风靡全球，20 世纪 80 年代以来，以日本为代表的许多发达国家大力发展金属类无机抗菌材料，并将其广泛应用于家电、厨卫、日化、通信、纺织、医疗等行业，当时此类无机抗菌材料具有无毒、光谱抗菌、抗菌时效长、不产生耐药性的优点，尤其是耐热（＞600℃）性高，成功克服了有机抗菌剂的缺点。

现在市售重金属类消毒剂主要是将各类金属离子与各种有机或无机载体相连，形成含金属离子的复合物或纳米产品，其中的载体或复合物可保证金属活性组分的稳定，同时使金属离子具有缓释性，起到长效抗菌的作用。而抗菌杀菌机理主要是通过金属离子与微生物蛋白结合，破坏微生物正常的新陈代谢从而抑制其生长繁殖。同时在微生物死亡后，金属离子会从菌体内溶出，起到反复杀菌的作用。20 世纪，科学家们多研究重金属类消毒剂的抗菌杀菌效果，以及相关消毒商品的制备，多宣扬的是此类产品抗菌杀菌浓度低，且长效抗菌、安全无毒、无污染、无耐药性。而 21 世纪以来，越来越多的研究则表明，即使是金属类消毒剂，也有不同的菌株对其耐药，且浓度过高对人体有害，另外，我们也应更多地关注及研究金属类消毒剂在环境中的蓄积毒性。

从安全性、抗菌有效性及成本等综合考虑，常用的是 Ag、Cu、Zn 三种金属及其氧化物（或化合物），其中又因银离子抗菌活性最高，因此市场上商品化的重金属类消毒剂绝大多数为含银的无机抗菌杀菌剂。

第一节　银

一、理化性质

1. 物理性质

银（Argentum）的原子序数为 47，元素符号为 Ag，在元素周期表中位于 I_B 族，属副族元素，原子量为 107.868，熔点为 960.5℃，沸点为 2213℃。银有极好的延展性，可碾成厚度为 0.025 mm 的银箔，拉成直径为 0.001 mm 的银丝，但当含有少量的砷、锑、铋时，则变脆。在所有金属中，银的导电性能最好，常温下，电阻率仅为 1.61 $\mu\Omega\cdot cm$。银离子（Ag^+）直径为 0.1 nm，带一个单位的正电荷。纳米银是大小为 1～100 nm 的银颗粒，而胶态银则是指 10～1000 nm 间的银颗粒悬液。

2. 化学性质

银单体的化学稳定性较好，在所有重金属中，银的化学性质最活泼，它能溶于硝酸生成硝酸银；易溶于热的浓硫酸，微溶于热的稀硫酸；在盐酸和王水中表面生成氯化银薄膜；与硫化物接触时，会生成黑色硫化银，这就是银制品逐渐变黑的原因。此外，银能与任何比例的金或铜形成合金，与铜、锌共熔时极易形成合金，与汞接触可生成银汞齐。

二、制备方法

银的消毒剂制备主要有电解法（硝酸银、银溶胶）、化学合成法（磺胺嘧啶银、对氨基苯磺酸银、尿嘧啶银）、物理吸附或离子交换吸附法（磷酸锆银、载银活性炭、含银沸石、载银阳离子交换树脂等）。如涂银沸石或涂银活性炭是通过银镜反应在载体表面沉淀一层极薄的银层。

三、检验方法

检验方法主要有电感耦合高频等离子体发射光谱法（ICP-MS）、辉光放电质谱法（GDMS）、负离子热表面电离质谱法（NTIMS）、中子活化分析法（NAA）、原子吸收光谱法（AAS）[包括火焰法（FLAAS）和石墨炉法（GFAAS）]、原子发射光谱法（AES）、X 射线光谱技术（XRF）、电化学分析法、流动注射分析法、激光热透镜光谱法等。

四、抗微生物机制

（1）载银或含银离子的无机抗菌剂其抗菌机理有多种解释，目前认可的大致有以下两种。

a.对细菌酶和氨基酸的作用

银离子能破坏细菌体内可分解葡萄糖、蔗糖、尿素的酶，从而干扰微生物的呼吸作用致细菌死亡。

b.破坏微生物的细胞膜和DNA分子结构

银电解液可以极大地破坏细胞膜，使细胞膜松散，细胞粘连或溶解；与细菌或病毒DNA分子上的特定部位（N^7原子）结合，干扰DNA的复制。而对RNA病毒则是通过破坏其衣壳（非RNA）发挥作用。

图20.1为银离子抗微生物机理示意图。

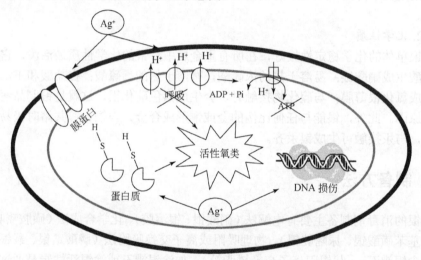

图20.1　银离子抗微生物机理示意图

资料来源：Mijnendonckx K, Leys N, Mahillon J, et al. 2013. Antimicrobial silver uses, toxicity and

potential for resistance[J]. Biometals，26（4）:609-621

（2）纳米银的抗微生物机理目前也不完全清楚，但目前认为与以下四个步骤有关：①纳米银黏附到细胞膜和细胞壁上；②渗入细胞损坏细胞器（如线粒体、空泡、核糖体）和生物分子（如蛋白质、脂类、DNA）；③纳米银通过使细胞产生活性氧簇和自由基从而诱导细胞毒性和细胞氧化应激反应；④改变细胞的信号转导通路。另外，纳米银还可通过参与炎症反应从而调节人体细胞的免疫系统，进一步帮助抑制微生物。

图20.2为纳米银抗微生物机理示意图。

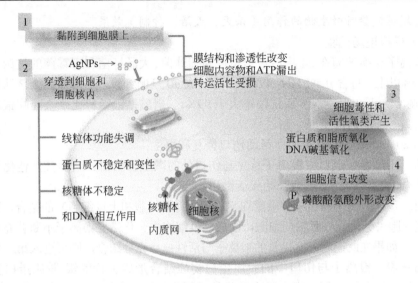

图 20.2　纳米银抗微生物机理示意图

资料来源：Dakal T C, Kumar A, Majumdar R S, et al. 2016. Mechanistic basis of antimicrobial actions of silver
nanoparticles[J]. Frontiers in Microbiology, 7:1831

五、杀灭微生物的类别

对常见的藻类、真菌、细菌、病毒都有较强的抑制和杀灭作用，纳米银对真菌、革兰氏阳性菌及其耐药菌株、革兰氏阴性菌及其耐药菌株、病毒（如 HIV-1、HBV、诺如病毒、痘病毒等）都有较好的抗菌活性。

六、杀灭微生物效果

1. 实验室鉴定对微生物的作用（杀灭、灭活、抑制）效果

0.01 mg/L 的银溶液可杀灭藻类，0.05 mg/L 的银溶液可显著杀灭大肠杆菌，0.2 mg/L 的银溶液（PBS 制备）作用 30 min 可使大肠杆菌降低 5 $\log_{10}$ 以上，金黄色葡萄球菌需作用 90 min。20 mg/L 的胶态银液消毒剂作用 15 min 对金黄色葡萄球菌和大肠杆菌的平均杀灭率均为 100.00%，对白色念珠菌的平均杀灭率为 99.94%。含银离子 0.003%的柠檬酸二氢化银消毒剂（SDC）作用 5 min 可使诺如病毒悬液病毒滴度降低 4 $\log_{10}$。硝酸银溶液对青霉菌和黄曲霉菌的最小抑菌浓度分别是 60 mg/L 和 70 mg/L，最小杀菌浓度则分别是 800 mg/L 和 120 mg/L。7～20 nm 的纳米银杀真菌浓度为 0.4～3.3 mg/L，最小抑菌浓度是 0.78～6.25 mg/L，最小杀菌浓度是 12.5 mg/L。

2. 现场试验对微生物的作用（杀灭、灭活、抑制）效果

1）模拟现场试验

银离子交换玻璃在 24 周后对金黄色葡萄球菌、大肠杆菌和青霉菌的抗菌力仍在 99.9%以上。将含 0.5% HN-300 的涤纶纺成 90 旦的纤维，采用摇瓶振荡法测定 1 h 抗菌率大于 80%，24 h 后抗菌率大于 99%。 磷酸锆银敷料比磺胺嘧啶银对烧伤更有效，作用时间更长，耐洗涤。

图 20.3 模拟了银离子如何帮助伤口恢复和再生：

第一步：含银敷料中银离子首先与伤口处的微生物蛋白、肽键及其他化合物成分结合，20～30 min 后即开始灭活微生物。

第二步：银离子与组织中敏感细胞（如成纤维细胞和上皮细胞）的结合，可诱导这些细胞去分化变成胚胎期细胞，而成纤维细胞去分化需要银离子不断补充至少 2～3 天，如果在此期间，有足量的银离子与活性位点充分结合，则可进入第三步。

第三步：银离子与伤口中的胶原蛋白物理结合形成独特的银-胶原蛋白复合物，该复合物可激活第二步中已去分化的成纤维细胞（即胚胎期细胞）的活性。

第四步：足够的胚胎期细胞的形成及活化，使细胞再分化，从而组织再生。

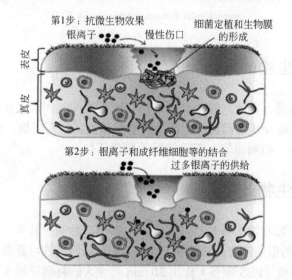

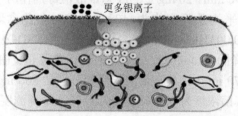

第4步：细胞再分化和伤口的修复

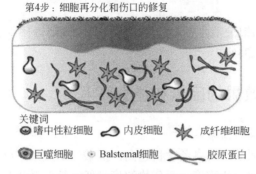

关键词

🔘 嗜中性粒细胞　　🧅 内皮细胞　　✦ 成纤维细胞

🔘 巨噬细胞　　· Balstemal细胞　　✕ 胶原蛋白

图 20.3　银离子帮助伤口恢复和再生机制

资料来源：Naik K, Kowshik M. 2017.The silver lining towards the responsible and limited usage of silver[J]. Journal of

Applied Microbiology, 123（5）:1068-1087

图 20.4 为银离子交换玻璃的抗菌电镜图谱。其中图（a）～（c）为未经处理的菌株；图（d）～（f）为银离子交换玻璃作用后的菌株。图（a）和（d）为大肠杆菌，图（b）和（e）为金黄色葡萄球菌，图（c）和（f）为绳状青霉菌。右上角小图为各菌株的平板培养图。

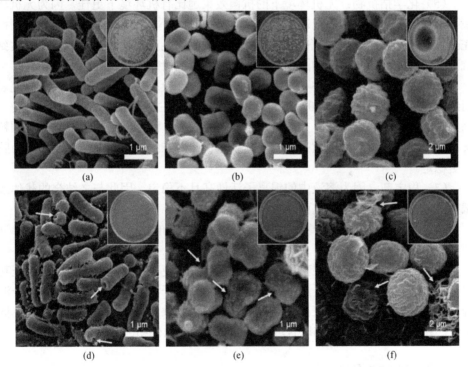

图 20.4　载银铝硅玻璃杀灭微生物的场发射扫描电镜图

资料来源：Shim G I, Kim S H, Eom H W,et al. 2015. Development of a transparent, non-cytotoxic, silver ion-exchanged

glass with antimicrobialactivity and low ion elution[J]. Enzyme and Microbial Technology, 72:65-71

2）现场试验

20 mg/L 的胶态银液消毒剂对志愿者手进行喷洒消毒作用 5 min，手上自然菌的平均消除率为 92.38%。

七、影响作用效果的因素和注意事项

1. 影响作用效果的因素

（1）消毒剂的剂量：银离子含量越高，抗微生物效果越好。

（2）微生物的种类和浓度：微生物浓度越低，抗菌效果越好；灭活革兰氏阴性菌的效果最后，其次为革兰氏阳性菌，最差为真菌类（所需银浓度较高）。

（3）时间：从安全性考虑，含银消毒剂的释放浓度一般较低，作用时间较长，起长效消毒的作用，接触时间越久，抗微生物效果越佳。

（4）温度和湿度：膜过滤处理后的银溶液其灭菌效果较高压灭菌处理的银溶液效果更好。另外环境温湿度较高，消毒剂的灭菌效果也更好，这可能与微生物充分接触有关。

（5）化学拮抗物：无机环境下的抗菌效果远比有机环境下更佳，因为无机环境下杂质的干扰少，如被聚乙烯吡咯烷酮（PVP）、小牛血清（BSA）等化学制剂完全包裹起来的纳米银颗粒因不能与病毒等微生物良好的接触，因此也不能达到抗菌抗病毒的目的。含银的固相物表面越干净，抗菌效果也越好。

（6）纳米银的抗菌活性与其大小、形状、浓度及胶体状态密切相关。研究表明纳米银颗粒越小（一般 $10\sim15$ nm），其稳定性、生物相容性及抗菌活性越好，因为越小越容易渗入细菌，尤其是革兰氏阴性菌内，而截断三角形的纳米银颗粒又比球形和杆状形的抗菌效果好。胶体纳米银比液态纳米银抗菌活性高，因为胶体更稳定。

（7）稳定剂：因为溶液中的银离子活性高且不稳定，因此与之结合的载体或试剂的稳定性直接影响其抗菌效果和时间。

总之，一切能使银离子更快、更多释放的条件均能加强其灭菌效果。

2. 注意事项

单纯的银液消毒剂或银离子不够稳定，易氧化使得抗菌性能下降。为保证其抗菌广谱性与持久性，多采用银离子络合、与锌离子混合双组分交换、多组分混合、TiO_2 光催化剂复合及表面处理等办法来改善。微生物对银系抗菌剂会产生抵抗性，和其他种类消毒剂的联合应用也有助于降低微生物的这种抵抗。

八、毒理学安全性

浓度为 20 mg/L 的胶态银液对小鼠急性经口毒性试验 $LD_{50}>5000$ mg/kg 体重，

属实际无毒级，蓄积毒性试验为弱蓄积毒性，对家兔皮肤和阴道黏膜的刺激指数为 0，属无刺激性。载银沸石对大白鼠的无作用剂量每千克每日为 0.011 g，无致癌性，经口毒性试验 $LD_{50}>5000$ mg/kg，经皮肤毒性试验 $LD_{50}>2000$ mg/kg。

九、应用范围（消毒对象）

含银消毒剂在环境消毒、水消毒（如工业废水、冷却循环水、游泳池水、水产养殖）及抗菌材料等方面应用广泛。将载银抗菌剂与各类高分子材料（如 PP、PE、PVC、ABS、PS、PET、PC 等）混炼、捏合、注塑可制成抗菌板片、膜材，经拉丝后制成抗菌纤维，主要应用在以下几方面。

（1）家用消费品和食品：如含银抗菌冰箱、洗衣机、饮水机、空调过滤器、坐便器、餐橱具等，食品包装、纳米生物技术型家禽生产。

（2）抗菌服装和织物：如抗菌内裤、袜子、毛巾、床上用品等。

（3）各种建材建筑：如含银抗菌地板、门把手、墙面涂料、电流系统等。

（4）医院系统中也应用广泛，如含银的伤口敷料、乳膏，银包被的各种医用家具、医疗器械、牙科龋齿、种植体、外科移植物等，各科均有涉及。

十、应用方法（消毒方法）

1. 用法

银系抗菌剂一般作为辅助消毒剂与其他有机消毒剂联合应用而起到长效抗菌的作用，一般不作为主要消毒剂使用，以防止银的蓄积毒性。不同的含银消毒剂有不同的使用方法，需严格按照其说明进行。

2. 用量

确定银系消毒剂中银离子或纳米银的浓度，尤其是银离子从载体中释放出的浓度尤为重要，如饮水中不超过 0.1 mg/L，空气中不超过 0.01 mg/m^3，人体每日耐受剂量不超过 2.5 μg/kg 体重等标准。

第二节　铜

一、理化性质

1. 物理性质

铜（copper，cuprum），元素符号为 Cu，原子序数 29，原子量 63.546。纯铜是紫红色金属，质地坚韧、有延展性并有顺磁性，熔点为 1083.4℃，沸点为 2567℃，密度为 8.92 g/cm³，其导电性仅次于银。铜和银一样，都是等电子体，原子外层电子排列为 $d^{10}s^1$。

2. 化学性质

铜在干燥的空气中不易被氧化，但在含有 CO_2 的潮湿空气中，表面易与空气中的 CO_2 生成一层有毒的碱式碳酸铜（铜绿），这层薄膜能保护铜不再被 CO_2 所腐蚀；在空气中加热至 185℃ 以上时开始氧化，表面形成一层暗红色的铜氧化物；温度高于 350℃ 时，铜表面颜色变黑，外层为 CuO，中间为 Cu_2O，内层仍为金属铜。在溶液中，1 价铜离子不稳定（$2Cu^+ \rightleftharpoons Cu^{2+} + Cu$）。铜在盐酸和稀硫酸中不易被溶解，但能溶于具有氧化作用的硝酸或含有氧化剂的盐酸中；还能溶于氨水。

二、制备方法

铜系抗菌剂主要是制成含铜的固体表面，最常见的是铜单体与其他金属或非金属熔炼成合金。含铜离子的载体制备类似银系消毒剂，可采取物理吸附或离子交换吸附法与各类载体结合。纳米颗粒的铜或铜氧化物的制备也类似银：经放电、电化学还原、溶液辐照、低温化学合成及化学还原的方法而制成。

三、检验方法

检验方法主要有电感耦合高频等离子体发射光谱法（ICP-MS）、辉光放电质谱法（GDMS）、负离子热表面电离质谱法（NTIMS）、中子活化分析法（NAA）、原子吸收光谱法（AAS）[包括火焰法（FLAAS）和石墨炉法（GFAAS）]、原子发射光谱法（AES）、X 射线光谱技术（XRF）、电化学分析法、流动注射分析法、激光热透镜光谱法等。

四、抗微生物机制

铜离子的抗菌机理主要在于铜离子与细菌表面—SH 基团的结合形成 Cu—S 键，造成细胞膜的破坏，细胞裂解。其中起主要作用的是 1 价铜离子（Cu^+）与 S 的结合。而 1 价铜离子因为不稳定，存在形式少，故铜的抗菌效果也不如银好。

五、杀灭微生物的类别

含铜消毒剂及铜合金表面（含铜量 60% 以上）对常见的各种细菌、真菌、病毒都有一定的杀灭和抑制作用，而纳米铜又具有广谱抗菌的作用，对革兰氏阳性菌及其耐药菌株、革兰氏阴性菌及其耐药菌株、真菌、病毒（如 HIV-1、鼠诺瓦病毒、痘病毒、流感病毒 A、HCV 等）都有一定的抗菌活性。可杀灭枯草杆菌但不能灭活其芽孢。

六、杀灭微生物效果

1. 实验室鉴定对微生物的作用（杀灭、灭活、抑制）效果

0.1 mol/L 的乙酸铜溶液要使大肠杆菌和铜绿假单胞菌降低 5 $\log_{10}$ 需作用 10 min 以上，金黄色葡萄球菌则需要 420 min；0.1 mol/L 的硝酸铜要达到同样或更好的效果则对大肠杆菌需作用 60 min，金黄色葡萄球菌 300 min。Cu 金属（含铜 99% 以上）作用 60 min 后，可使金黄色葡萄球菌、铜绿假单胞菌及鲍氏不动杆菌均降低 3 $\log_{10}$，芽孢作用 3h 后可降低 99.8%，含铜量 70% 以上的合金完全杀灭艰难梭菌及芽孢需作用 24~48 h，而含铜 63% 的合金作用 24 h 后仍不能有效杀灭或抑制金黄色葡萄球菌和鲍氏不动杆菌。含铜陶瓷（表面 7 wt%[①]，内部<1 wt%）在 4 L 左右的水中浸泡 6 h 其铜离子释放量 0.05~0.20 mg/L，作用 5 h，使金黄色葡萄球菌和肺炎克雷伯菌分别降低 6 $\log_{10}$ 和 4 $\log_{10}$ 以上。

不同含量的铜合金对多重耐药的不动杆菌属不同菌株其杀灭能力不同。如表 20.1 和图 20.5 所示，合金中铜含量越高，对不动杆菌的杀灭作用越强，且纯铜（Cu-ETP）在作用 300 min 后可完全杀灭耐药性不动杆菌，而其他的铜合金则不能达到完全杀灭的效果，不锈钢（SS）对不动杆菌没有杀灭作用。

表 20.1　不同合金中各成分的组成表（%）

常用名	Cu	As	Bi	Cd	Fe	Mn	Al	Ni	P	Pb	Sb	Si	Sn	Zn
铜（Cu-ETP）	99.9	0.0	0.001	0.001	0.002	0.001	0.0	0.0	0.030	0.002	0.000	0.008	0.0	0.0
黄铜（CuZn37）	63.2	0.001	0.001	0.001	0.001	0.001	0.001	0.06	0.001	0.004	0.001	0.008	0.0	36.7
磷青铜（CuSn6）	94.1	0.006	0.002		0.001	0.001	0.016	0.01	0.222	0.038	0.001	0.002	5.5	0.1
镍黄铜（CuNi18Zn20）	63.1	0.001	0.001	0.001	0.027	0.12	0.001	17.9	0.001	0.001	0.008	0.001	0.001	18.9
不锈钢	Fe 68.8，C 0.07，Cr 19,Mn 2,N 0.1,Ni 10,P 0.045,S 0.015,Si 1													

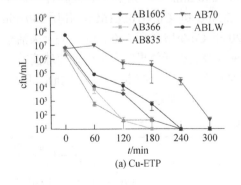

(a) Cu-ETP

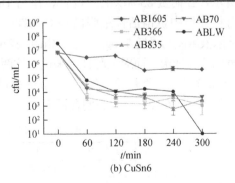

(b) CuSn6

----
① wt%表示质量分数

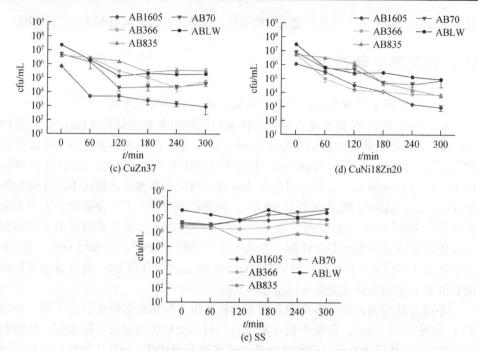

图 20.5　不同含量的铜合金对多重耐药不动杆菌不同株的作用效果

AB1605：鲍氏不动杆菌 1605 菌株；AB366：鲍氏不动杆菌 366 菌株；AB835：鲍氏不动杆菌 835 菌株；AB70：
皮特不动杆菌（分离自医院环境）；ABLW：鲁氏不动杆菌

资料来源：Różańska A, Chmielarczyk A, Romaniszyn D, et al. 2018.Antimicrobial effect of copper alloys on Acinetobacter species isolated from infections and hospital environment[J]. Antimicrobial Resistance and Infection Control, 7:10

2. 现场试验对微生物的作用（杀灭、灭活、抑制）效果

1）模拟现场试验

用胰酶大豆肉汤（TSB）模拟有机物存在的现场环境，发现不同的铜合金对大肠杆菌和金黄色葡萄球菌的杀菌能力各不相同，如表 20.2、图 20.6 和图 20.7 所示，含铜量 85% 以上的铜合金作用 180～240 min 后可完全灭活大肠杆菌。在有机环境中抗菌活性最强的是 Cu-ETP、CuSn6 和 CuNi10Fe1Mn，作用 240 min 菌悬液浓度均降低 5 $\log_{10}$ 以上。CuNi18Zn20 和 CuZn15 作用 300 min 可完全灭活金黄色葡萄球菌，而对大肠杆菌来说，这两种合金的灭活效果较金黄色葡萄球菌差。CuZn37 抗菌活性最差，作用 300 min 也仅是抑菌作用。不锈钢（SS）无抗菌活性，可作为阴性对照。这也表明含铜量越高，抗微生物效果越好。

表 20.2　不同合金中各成分的组成表

常用名	Cu	As	Bi	Cd	Fe	Mn	Al	Ni	P	Pb	Sb	Si	Sn	Zn
Cu-ETP	99.9	0.0	0.001	0.001	0.002	0.001	0.0	0.0	0.030	0.002	0.000	0.008	0.0	0.0
红铜（CuZn15）	85.7	0.001	0.001	0.001	0.001	0.001	0	0.001	0.001	0.001	0.001	0.01	0.001	14.3
黄铜（CuZn37）	63.2	0.001	0.001	0.001	0.001	0.001	0.001	0.06	0.001	0.004	0.001	0.008	0	36.7

续表

常用名	Cu	As	Bi	Cd	Fe	Mn	Al	Ni	P	Pb	Sb	Si	Sn	Zn
磷青铜（CuSu6）	94.1	0.006	0.002	0	0.001	0.001	0.016	0.01	0.222	0.038	0.001	0.002	5.5	0.1
镍铝青铜（CuAl10Ni5Fe4）	82.2	0.03	0.001	0.002	3.5	0.6	8.9	4.6	0.003	0.004	0.001	0.009	0.03	0.1
白铜（CuNi10Fe1Mn）	87.8	0.001	0.001	0.001	1.5	0.6	0.001	10	0.004	0.002	0.001	0.005	0.01	0.1
镍黄铜（CuNi18Zn20）	63.1	0.001	0.001	0.001	0.027	0.12	0.001	17.9	0.001	0.001	0.008	0.001	0.001	18.9
镍黄铜（CuNi12Zn20）	64.7	0.001	0.001	0.001	0.009	0.25	0.001	12	0.002	0.001	0.001	0.001	0.002	23.4
不锈钢	Fe68.8，C0.07，Cr 19,Mn 2,N 0.1,Ni 10,P0.045,S 0.015,Si 1													

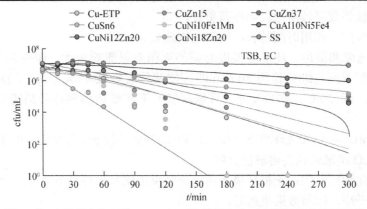

图 20.6　在模拟有机环境（TSB）下各种铜合金对大肠杆菌的作用效果

资料来源：Różańska A, Chmielarczyk A, Romaniszyn D, et al. 2017.Antimicrobial properties of selected copper alloys on staphylococcus aureus and *Escherichia coli* in different simulations of environmental conditions: with vs. without organic contamination[J]. International Journal of Environmental Research and Public Health, 14(7):813

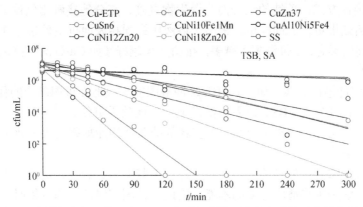

图 20.7　在模拟有机环境（TSB）下各种铜合金对金黄色葡萄球菌的作用效果

资料来源：Różańska A, Chmielarczyk A, Romaniszyn D, et al. 2017. Antimicrobial properties of selected copper alloys on staphylococcus aureus and *Escherichia coli* in different simulations of environmental conditions: with vs. without organic contamination[J]. International Journal of Environmental Research and Public Health,14(7):813

2）现场试验

在儿科急诊中，含铜表面的听诊器其菌落回收量远低于常规听诊器（11.7 cfu/cm^2 vs. 127.1 cfu/cm^2）。

七、影响作用效果的因素和注意事项

1. 影响作用效果的因素

（1）消毒剂的剂量：含铜量越高，抗微生物效果越好。铜合金中含铜量在 60% 以上方可起到一定的抗菌效果，而 99.9% 的铜合金在几分钟内即可杀灭某些细菌。

（2）微生物的种类和浓度：微生物浓度越低，抗菌效果越好；灭活大部分革兰氏阴性菌的效果较革兰氏阳性菌更好。

（3）时间：作用时间越长，抗微生物效果越好。

（4）温度和湿度：环境温湿度对铜的灭菌效果影响很大。如在 37℃、100% 湿度下，铜表面与细菌作用 30 min 即可使菌悬液降低 4 log$_{10}$ 以上，而在 20℃、50% 湿度，或 20℃、40% 湿度（常规环境）下，要达到同样效果需要 60 min 以上。

（5）pH：在弱酸性环境下（如 pH=5）抗菌活性较 pH 为 6 或 7 更佳，可能该环境下 CuO 纳米颗粒的溶解性更好。

（6）化学拮抗物：无机环境下的抗菌效果远比有机环境下更佳。含铜的固相物表面越干净，抗菌效果也越好。

（7）纳米铜颗粒的抗菌活性还与其大小态密切相关。纳米铜颗粒越小，对革兰氏阴性菌和革兰氏阳性菌的灭菌效果都更好，因为越小越容易渗入细菌，尤其是革兰氏阴性菌内。

（8）接触方式：单纯的铜表面与微生物直接、充分地接触比包被了聚合物的铜表面抗菌效果更佳。同样地，铜离子溶液比铜固相表面抗菌效果更佳。

（9）铜的形态：1 价铜离子越多，抗菌效果越好（如 Cu$_2$O 涂层抗菌效果优于纯铜表面）。

（10）缓冲液的种类：如 Tris-HCl 缓冲液因能更快地促进铜离子的释放，因此含铜的 Tris-HCl 比在 PBS、水及磷酸溶液中灭菌效果更佳。

总之，一切能使铜离子更快、更多释放的条件均能加强其灭菌效果。

2. 注意事项

正如微生物对抗生素的耐药问题一样，某些细菌、病毒、真菌株也会对铜产生抵抗性，这是生物适应环境的本能。因此，在测定铜的作用效果时，应考虑到各种菌株的抵抗性问题。同时，铜系消毒剂和其他有机类消毒剂的联合应用也有助于降低微生物的这种抵抗。

八、毒理学安全性

根据爱尔兰大学营养联盟组织（IUNA）对爱尔兰人群暴露于含银和铜的果汁包装涂料的调查模型显示，含纳米银（或铜）的果汁包装材料中银和铜的转移（或渗出）量均超标（2011 年欧盟规定的人体暴露限为 0.01 mg/kg 体重），其中 3～8 岁的儿童接触量最多，如图 20.8 所示。而铜的暴露量又高于银，主要是因为包装涂料上的铜纳米颗粒更小，迁出率更高。

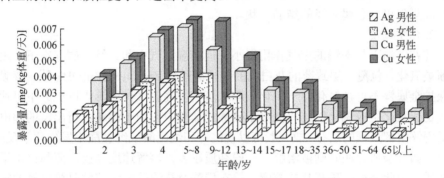

图 20.8　爱尔兰人群暴露于含银和铜的果汁包装涂料的调查模型图

资料来源：Hannon J C, Kerry J P, Cruz-Romero M,et al. 2016. Human exposure assessment of silver and copper migrating from an antimicrobial nanocoated packaging material into an acidic food stimulant[J]. Food and Chemical Toxicology, 95:128-136

九、应用范围（消毒对象）

铜离子用于抗饮用水及交通运输方面的微生物；也可将铜表面广泛应用于环境污染方面，如各种公共设施、医用器具等；也可与银联合作为消毒剂使用，在环境消毒、水消毒（如工业废水、冷却循环水、游泳池水、水产养殖）及抗菌材料等方面也应用广泛。

十、应用方法（消毒方法）

1. 用法

铜类抗菌剂一般作为辅助消毒剂与其他消毒剂联合应用而起到长效抗菌的作用，一般不作为主要消毒剂使用，多是作为铜合金或纳米颗粒的铜氧化物来使用。主要是铜的含量应足够高（一般大于 85%）方可起到抗微生物的作用。

2. 用量

确定铜离子的浓度，尤其是铜离子或纳米铜颗粒从载体中释放出的浓度尤为重要，欧盟规定人体每日耐受剂量不超过 0.01 mg/kg 体重标准。

第三节　其他重金属（锌）

1. 物理性质

锌（zinc）是元素周期表中ⅡB族元素，元素符号为 Zn，原子序数 30，原子量 65.38。锌的原子外层电子排列为 $3d^{10}4s^2$，密度为 7.14 g/cm³（298K 时），熔点为 692.7 K，沸点为 1180 K。金属锌颜色为银白略带蓝灰色，六面体晶体，其新鲜断面呈现出有金属光泽的结晶形状。

2. 化学性质

锌在常温下与干燥的空气作用很小，但在湿空气中和二氧化碳存在下，表面逐渐被氧化，包覆一层致密的灰白色的碱式碳酸锌 $ZnCO_3 \cdot 3Zn(OH)_2$ 膜，该膜可以保护金属锌不再被氧化。一氧化碳和水蒸气在高温（锌的沸点以上）下可使锌蒸气迅速氧化生成氧化锌。锌能溶于硫酸或盐酸中，由于溶解时析出氢的超电压会阻碍锌溶解过程的进行，故一般可以视纯锌和纯硫酸或纯盐酸不发生化学反应。但锌中如有杂质存在时则被溶解，一般杂质越多，溶解速度越快，商品锌由于含有杂质，因此易被硫酸和盐酸溶解。锌在硝酸及热浓硫酸中溶解时放出氮的氧化物和二氧化硫。

3. 抗菌机理

抗菌机理主要包括以下三种。

（1）通过电场吸附作用杀菌。材料表面缓慢释放金属离子，当微量金属离子达到微生物细胞膜时，因细胞膜带负电荷而与金属离子发生库仑吸附，二者牢固吸附，使细菌的蛋白质凝固，破坏细胞合成酶的活性，造成细胞丧失分裂增殖能力而死亡。

（2）通过催化作用杀菌。在光的作用下，金属离子激活空气或水中的氧，产生羟基自由基及活性氧离子，通过羟基自由基及活性氧离子的强氧化还原作用，在短时间内破坏微生物细胞的繁殖能力，导致其死亡。

（3）通过纳米表面效应杀菌。如纳米 ZnO，在水、空气及光照条件下，自行分解出自由移动的带负电的电子，同时留下带正电的空穴，这种空穴可以激活空气中的氧气，产生有极强化学活性的活性氧，其与大多数有机物发生反应达到杀菌的效果。

锌的抗微生物应用主要是制成纳米 ZnO，对大肠杆菌、缘链球菌、金黄色葡萄球菌等具有广谱杀菌作用。白色念珠菌等真菌的菌体组成成分、生物学行为、耐药机制、对药物敏感性等方面不同于细菌。采用抑菌圈法对不同质量分数下的纳米 ZnO 对白色念珠菌的抑制作用进行研究，并与普通 ZnO 进行对照，发现随着纳米 ZnO 浓度的提高，对白色念珠菌的抑制作用逐渐增强，抑菌圈直径逐渐增大，普通 ZnO 无明显抑菌作用，证实了纳米 ZnO 能够抑制白色念珠菌等真菌的生长。纳米 ZnO 与其他抗菌剂或成膜基质的协同效应，对其抗菌活性也有显著的提高，而 ZnO 纳米颗粒在弱紫外线及黑暗环境中抗菌活性较弱，故一般和其他金属抗菌剂联合使用。

其他有一定抗微生物活性的金属还包括 Fe、Au、Mn、Co、Ni、V、Mo、Al、Sn、Ba、Mg 等离子，但从安全性、抗菌有效性及成本等综合考虑，常用的仍是 Ag、Cu、Zn。其他金属离子极少单独应用，常作为辅助掺杂体存在，从而改变产品特性（如空间构象或形成不同的纳米晶体等），帮助提高主体有效抗菌性能。

（代小英）

第二十一章　植物中抗微生物活性成分

从世界范围来看，由微生物感染导致人类发病和死亡是主要原因之一。世界卫生组织（WHO）估计 2011 年全球有 5500 万人死亡，其中感染性疾病占所有死亡人数的三分之一。在这种情况下，因抗生素大量用于临床治疗而引起的微生物耐药急剧增加，微生物对抗生素耐药性已成为一个日益严重的公共卫生问题。此外，在食品防腐中，合成防腐剂对人体健康存在潜在的食品安全问题。为了解决这些问题，研究开发新的抗微生物制剂显得十分重要和必要。我们知道，自古以来，来源于植物（plant）中的草药和香料就被用于食品调味、传统医药和食品防腐。除了在食物中使用以传递风味、辣味和色泽，草药和香料还具有抗氧化、抗菌、提供营养和充当药物的作用。植物含有众多生物活性成分（bioactive constituents，biologically active ingredients，bioactive components），已经有研究证实一些生物活性成分具有抗微生物作用（antimicrobial effect），因此，研究植物生物活性成分为探索新型抗微生物制剂提供了新的路径。

植物的抗菌作用是指一种植物的提取物在体外能抑制、防止微生物生长繁殖或具有杀灭作用，其机理主要是干扰微生物的代谢过程，影响其结构和功能等。抗菌植物在医药保健、日用化工、食品保藏等方面有着广泛的应用价值。研究证明植物中的多种活性成分都有良好的抗微生物作用。植物中含有众多衍生物，这些化合物大多是次级代谢产物，其中大部分是酚或其氧取代的衍生物。这些次级代谢产物对人体具有多种益处，其中包括抗致病微生物和腐败微生物的重要特性。植物中具有抗微生物活性的主要化合物包括酚类、醌类、萜类、醛类、生物碱和多肽等，这些化合物因结构和化学性质不同导致其抗菌作用存在较大的差异。

第一节　酚类化合物

酚类化合物（phenolic compound）在植物生理学中起着重要的作用，并且对人类具有多种功效，如抗氧化作用、抗过敏、抗炎、抗癌、抗高血压和抗微生物。研究证明，植物中的一些酚类化合物具有较强的体外抗微生物活性，这种抗微生物活性既可以归因于其对细菌、病毒和真菌的直接作用，也可以归因于抑制微生物毒力因子。同时，越来越多的证据表明部分酚类化合物能够与多种抗生素协同作用，对抗多重耐药微生物。

一、简单酚和酚酸

简单酚和酚酸（simple phenol and phenolic acid）化合物包括一些最简单的含有单个酚环取代基的生物活性植物化学物质，以苯基丙烷衍生化合物和羟基化酚为主。其中咖啡酸和肉桂酸为苯基丙烷衍生化合物的代表，儿茶酚和邻苯三酚是主要的羟基化酚抗菌剂。

（一）天然植物中存在的酚和酚酸

咖啡酸是一种常见的简单的酚酸，常见的草本龙蒿和百里香等植物和咖啡中都含有咖啡酸。咖啡酸能够有效地对抗多种细菌、真菌和病毒，并且已作为一种药物对抗多种疾病。

（二）抗微生物机制

酚类造成对微生物毒性的机制包括被氧化的酚化合物可通过巯基反应或通过与蛋白质的更多非特异性相互作用来抑制酶活性，从而达到对微生物的抑制作用。

（三）抗微生物功效

咖啡酸能干扰细胞膜的稳定性和金黄色葡萄球菌细胞的代谢活性，并且能够较大程度减少生物膜的形成，降低细菌黏附性，从而达到对金黄色葡萄球菌的抑制作用。研究还证明，咖啡酸具有抗单纯疱疹病毒和脊髓灰质炎病毒的抗病毒活性，并且能够在体外抑制甲型流感病毒的繁殖。

二、多酚

多酚（polyphenols）是由高等植物产生的次生代谢产物，具有多种多酚结构的分子，并且通常分为类黄酮和非类黄酮。类黄酮具有二苯基丙烷的共同碳骨架，两个苯环（环 A 和 B）通过线性三碳链连接。中心三碳链与 A 苯环形成一个封闭的吡喃环。非黄酮类化合物的第一种主要群体是酚酸，其可以细分为苯甲酸的衍生物，如没食子酸和原儿茶酸，以及主要由香豆酸、咖啡酸和阿魏酸组成的肉桂酸衍生物。第二种为二苯乙烯，它们的主要代表物质是由白藜芦醇和两个苯丙烷单元的氧化二聚产生以顺式和反式异构体形式存在的木脂素。除此之外，多酚在植物组织中主要以糖苷，或与各种有机酸结合，或以高分子量的复合聚合分子形式存在，如单宁（tannis）。

（一）天然植物中存在的多酚类化合物

1. 亲水性多酚

早在 20 世纪 90 年代，源自茶叶中的儿茶素（黄烷-3-醇的衍生物）的抗菌活性就已经被人们所熟知。茶多酚是茶叶中多酚类物质的总称，含黄烷醇类、花色苷类、黄酮类、黄酮醇类和酚酸类等成分，其中以属儿茶素类化合物的黄烷醇类含量最高，占茶多酚总量的 60%～80%。多酚类化合物与茶叶的多种生物学功效都有着密切的联系，尤其是茶叶的抗菌功效。

2. 疏水性多酚

丁香属桃金娘科蒲桃属植物丁香的干燥花蕾，通常被用于烹调、香烟添加剂、焚香的添加剂、制茶等，也可以作为药用。从丁香中提取的丁香油是一种重要的香料，还具有较强的抗微生物功效。丁香精油中的丁香酚是一种强有效的抗菌剂，与丁香的抗菌作用有重要关联。

（二）抗微生物机制

研究证明，不同酚类化合物的毒性和疏水性之间存在高相关性，酚能改变膜功能，影响膜中蛋白质与脂质的比例并诱导钾离子外排，并且利用多酚处理后的细菌也发生了细胞壁的裂解。酚类物质还能破坏膜的完整性，引起胞内物质的渗漏。研究还表明，芳香环中羟基取代的位置和饱和侧链的长度是影响抗菌活性的因素之一，酚类化合物的高抗微生物活性还取决于结构中烷基或烯基的大小，拥有较大烷基或链烯基的酚类化合物具有更强的抗微生物活性。此外，还有研究显示单宁对病毒反转录酶有抑制作用，并且能够与病毒包膜相互作用而抑制病毒的吸收。不仅如此，单宁还能够直接影响微生物的代谢或消耗微生物生长所需的底物，尤其是必需矿物微量营养素，如铁和锌，其耗竭可严重限制细菌生长。

（三）抗微生物功效

1. 类黄酮

类黄酮本身可以细分为许多亚类：黄酮醇、黄酮、黄烷酮、花青素、黄烷醇和异黄酮等。其中黄烷-3-醇（flavan-3-ol）、黄酮和黄酮醇（flavonoids and flavonols）、单宁几种化合物的抗菌功效备受关注。

1）黄烷-3-醇

研究证实茶叶中含有一种混合物即儿茶素化合物，这些化合物是黄烷-3-醇的衍生物，具有广谱抗菌活性，能在体外抑制霍乱弧菌 O1（25）、变形链球菌、志贺氏菌、蜡样芽孢杆菌、产气荚膜梭菌、金黄色葡萄球菌和其他细菌和微生物，还能够灭活霍乱毒素并抑制细菌葡萄糖基转移酶。同时这一类化合物对多种病毒表现出抑制作用，如呼吸道合胞病毒（RSV）和单纯疱疹病毒（HSV-1）等。儿茶素中的没食子儿茶素（EGCG）能够通过与病毒血凝素结合来防止由流感病毒引起的感染，从而防止病毒颗粒附着至靶受体细胞。其他研究表明，病毒膜性质的改变有助于儿茶素的抗病毒药物对流感病毒的抑制效果。

2）黄酮和黄酮醇

黄酮（flavonoids）中含有一个羰基的酚醛结构（与醌中的两个羰基相反），加入 3-羟基后得到黄酮醇（flavonols）。黄酮和黄酮醇是植物针对微生物感染而合成的，因此在体外它们也能够抑制多种微生物。就黄酮醇而言，其对几种革兰氏阳性细菌如金黄色葡萄球菌、嗜酸乳杆菌和内氏放线菌，以及革兰氏阴性细菌如普雷沃氏菌、黑色素普雷沃氏菌、牙龈卟啉单胞菌和梭杆菌，有着显著活性。

3）单宁

单宁是一组独特的酚类代谢物，分子量在 500~30000 Da。几乎在每个植物部位都可以找到单宁，如树皮、木材、叶子、果实和根。单宁分为可水解单宁和缩合单宁两类。可水解单宁以没食子酸为基础形成，通常为具有 D-葡萄糖的多酯。而更多的缩合单宁（通常称为原花色素）源自类黄酮单体。单宁可以通过已被运输到植物的木质组织的黄烷衍生物缩合形成，或者可以通过醌单元的聚合形成。单宁化合物近年来受到了很多的关注，因为研究发现含有单宁的饮料，特别是绿茶和红葡萄酒可以治愈或预防各种疾病。

实验证明，单宁具有广谱抗菌性，能够通过多种方式对细菌、病毒、丝状真菌、酵母菌产生较强的抑制作用。单宁能够抑制多种革兰氏阳性菌（如金黄色葡萄球菌、链球菌等）和革兰氏阴性菌（沙门氏菌、螺杆菌、大肠杆菌、梭菌、弯曲杆菌和芽孢杆菌等）的生长，并且革兰氏阳性细菌通常比革兰氏阴性细菌更敏感。由于单宁对人体健康的多种功效，已经受到越来越多人的关注。因此，开发好单宁的各种功效并将其应用到实际生活中具有十分广阔的前景。

2. 非类黄酮

与类黄酮相比，非类黄酮（non-flavonoid）显示出较弱的抗微生物活性。但是一些酚酸（如没食子酸、阿魏酸）对革兰氏阳性菌（金黄色葡萄球菌和单核细胞增多性李斯特菌等）和革兰氏阴性菌（大肠杆菌和绿脓假单胞菌等）显示出较好的抗菌活性，并且发现这些化合物比传统抗生素如庆大霉素和链霉素对这几种细菌更有效。

第二节　醌类化合物

醌（quinones）是具有两个酮取代基的芳香环，它们在自然界中无处不在，并且具有广泛的生物活性。醌类化合物是植物中一类具有醌式结构的化学成分，主要分为苯醌、萘醌、菲醌和蒽醌四种类型，其中以蒽醌及其衍生物尤为重要。现在已知有 2000 多种天然存在的醌类，它们在自然界中作为色素以及细胞呼吸和光合作用的中间体广泛分布，不可或缺。一些醌类化合物在能量生成的生物化学反应中扮演着重要角色，并在电子传输过程中起着重要的作用。

一、天然植物中存在的醌类化合物

芦荟是百合科芦荟属的一种常见的多功能药用植物，蒽醌类化合物是芦荟的重要活性成分之一，芦荟的多种功效都与蒽醌化合物有着紧密的联系。蒽醌化合物主要存在于新鲜芦荟汁液中。芦荟中的蒽醌化合物主要有芦荟苷、芦荟大黄素、大黄酚、大黄素、大黄酸和大黄素甲醚等，它们都具有较强的杀灭微生物的能力。

二、抗微生物机制

除了提供稳定的自由基来源之外，醌类化合物能够与蛋白质中的亲核氨基酸发生不可逆的结合，导致蛋白质失活和功能丧失。醌类化合物在微生物细胞中可能的作用目标为表面暴露的黏附素、细胞壁多肽和膜结合的酶。醌类化合物的生物作用模式主要依赖其结构，它们可以通过氧化还原循环作为生物分子、DNA 嵌入剂和活性氧物生成剂的共价修饰剂。例如，蒽环类醌如多柔比星可以插入 DNA 中，还原活化后形成反应性甲基化物中间体，共价修饰生物分子，诱导 DNA 断裂并抑制 RNA 合成。

三、抗微生物功效

醌类化合物具有良好的广谱抗微生物功效，其中植物中的天然醌类以蒽醌类、苯醌类和萘醌类化合物为主。醌类化合物广泛存在于植物中，对细菌、真菌和病毒都具有良好的杀灭作用。研究证明竹子的乙醇提取物含有 0.2%～0.5%的苯醌时，对衣原体存在一定的抵抗作用。并且研究人员发现从一种叫做"山龙眼科（Conospermum）"的植物中分离出来的三聚萘醌，能够抑制病毒的生长和复制，特别是反转录病毒，如 HIV。而蒽醌类化合物也是醌类化合物中一种具有抗微生物作用的代表成分，多分布于芦荟等植物中，是这一类植物中的主要抗菌成分。蒽醌类化合物具有广谱抗菌功效，而在一项关于皮肤感染的研究中表明，芦荟凝胶提取物（即蒽醌类化合物）对单纯革兰氏阴性细菌和单纯革兰氏阳性细菌所导致的皮肤感染都有抑制作用，并且与同浓度的抗生素相比，抑菌效果更加显著。因此，醌类化合物是一种具有良好的抗微生物功效的天然植物提取物。

第三节 植 物 精 油

精油（essential oil）是从植物的多个部位提取出来的芳香和挥发性液体，如花、根、树皮、叶子、种子、果皮、果实、木材和整株植物。在过去的几个世纪中，精油在医学、香料、化妆品等领域中得到了广泛使用，并且已经作为香料或草药的一部分添加到食物中。精油中的化学物质主要是次生代谢物，由于它们通常具有抗菌性质，因此它们在植物防御中起着重要作用。精油成分是一个多元化的低分子量有机化合物家族，抗微生物活性差异很大。植物精油的可能抗微生物机制包括破坏细胞膜、抑制必需酶、螯合必需微量元素（如铁）和靶向细胞膜等。它们控制或抑制病原体生长的活性除了对 pH 有依赖性以外，还取决于微生物的数量和类型、植物精油或活性化合物的化学结构和浓度。并且，植物精油之间的协同作用，也能够影响其抗微生物功效。根据它们的化学结构，活性化合物可以分成萜烯、萜类、苯丙烯和其他成分四组，其抗菌活性主要与萜类、醛等有关。

一、萜类

植物的香味主要由花或精油部分产生，这些油是基于高度富集的异戊二烯结构的次级代谢产物，被称为萜烯。它们的最常见的化学分子式是 $C_{10}H_{16}$，它们以二萜、三萜和四萜（C_{20}、C_{30} 和 C_{40}）以及半萜烯（C_5）和倍半萜烯（C_{15}）存在。

萜类（terpenoids）化合物是经过生物化学修饰的萜烯，萜类可以细分为醇、酯、醛、酮、醚、酚和环氧化物。萜类化合物由乙酸酯单元合成，因此它们与脂肪酸来源相同。它们不同于脂肪酸，因为它们含有众多的支链并且被环化。萜类化合物主要有百里酚、香芹酚、芳樟醇、乙酸芳樟酯、香茅醛、胡椒碱、薄荷醇和香叶醇等，其中抗微生物作用最强的为香芹酚和百里酚。

（一）天然植物中存在的萜类

生姜为姜科植物姜的新鲜根茎，既可食用又可药用，属多年生草本宿根植物。姜精油是复杂的混合物，其主要成分为倍半萜烯类碳水化合物、氧化倍半菇烯单菇烯类碳水化合物、氧化单菇烯类等。倍半菇烯类碳水化合物包括α-主姜烯、α-蒎烯等。研究证明倍半萜烯类碳水化合物有良好的广谱抑菌作用。

（二）抗微生物机制

到目前为止，萜烯和萜类化合物的抑菌作用机理尚未完全了解，但推测和亲脂性化合物对膜的破坏有关。研究发现，通过增强甲基二萜类的亲水性能够显著降低它们的抗微生物活性，因此抑菌活性与其亲脂性有一定的关系。并且研究表明其机制可能涉及使微生物内膜破裂、与膜蛋白和细胞内靶点相互作用，从而导致膜电位发生改变，细胞内重要成分的泄漏等。

（三）抗微生物功效

萜烯或萜类化合物对细菌、真菌、病毒和原生动物都有抑制活性。有60%的精油衍生物对真菌有抑制作用，而30%的精油衍生物抑制了细菌。萜类被证实能够对金黄色葡萄球菌、霍乱弧菌、铜绿假单胞菌和假丝酵母属等多种细菌产生强烈的抑制作用；此外，三萜类桦木酸已被证明可抑制HIV。

二、醛类

醛类（aldehyde）化合物常存在于可食用植物中，并与多种植物的香气和味道有关。一些脂肪族中的饱和和不饱和醛是植物在遭受微生物攻击时通过酶促反应裂解不饱和脂肪酸产生的，因此它们可能是几种植物用来抵抗微生物入侵的多重化学防御机制之一。

（一）天然植物中存在的醛类

醛类化合物广泛存在于多种植物中，其中大部分存在于植物精油中，发挥着多种功效。例如，属樟科植物的肉桂，树皮芳香，呈浅槽状或卷筒状，其树皮、叶子、花和果实通常用于制备精油。树皮精油中主要含有肉桂醛，它是一种良好的天然抗微生物剂。在传统中药中肉桂已被用作神经保护剂和用于治疗糖尿病。肉桂同时也被用作治疗炎症、胃肠疾病和泌尿感染等疾病的健康促进剂。除此之外，肉桂的潜在用途将涉及其抗菌特性，尤其是用在食品等的防腐保存中。目前肉桂醛已初步在食品中作为一种防腐剂。

（二）抗微生物机制

一方面，这些药物能够直接引起细菌质膜的脂质部分损坏，导致膜的渗透性改变和细胞内物质的渗漏，另一方面，醛导致膜受损还可能体现在细胞表面膜相关蛋白功能的改变。由于侧链较易发生加成和缩合反应，醛本身是一种非常活泼的化合物，并且醛容易与生物学上重要的亲核基团发生反应，如K, L-不饱和醛容易与巯基、氨基和羟基等基团发生反应。研究结果表明，饱和醛、己醛和壬醛不显示出显著的抗菌活性，但一些K, L-不饱和长链醛类具有广谱抗菌的特性。

（三）抗微生物功效

植物精油中的醛类具有广谱抗菌特性，其代表物质为肉桂树皮精油中的肉桂醛。植物中提取的具有抗菌活性的醛类能够有效地抑制金黄色葡萄球菌、肺炎链球菌、化脓性链球菌、蜡样芽孢杆菌、流感嗜血杆菌及胃肠道致病菌的生长，同时对于临床上分离的多重耐药菌群也有较好的抑制作用，是一类良好的抗菌剂。在临床治疗、食品防腐保存和化妆品等行业中都具有巨大的应用前景。

第四节　生　物　碱

杂环氮化合物被称为生物碱（alkaloids），生物碱是植物体内具有天然活性的次生代谢物质，具有多种生物活性，并且多种生物碱对人体具有很好的保健作用。所有天然生物碱都来自植物中，但并非所有植物都能生成生物碱。生物碱存在于300多个植物家族的多个植物部位，如根、茎、叶、花、果实和种子，其中茄科植物以其高生物碱含量而闻名。生物碱是植物为保护自身免受感染和食草动物的进食而生成。生物碱对人体具有多种功效，如利尿、发汗和麻醉，其首个医学应用实例是从罂粟中分离出来的吗啡作为镇痛剂进行使用。在研究中，生物碱被发现具有良好的抗微生物性质，对于细菌和病毒都有较好的抑制作用。

一、天然植物中存在的生物碱

一直以来，茄科植物以高生物碱含量而闻名，如食药两用植物辣椒中含有丰富的生物碱即俗称辣椒素。辣椒素是辣椒中的主要活性成分，并与类似物质包括二氢辣椒素和降二氢辣椒素共同组成了超过90%的辣椒果实辛辣味。辣椒素及其类物质具有很多生理和药理功能，如抗癌作用、抵抗高胆固醇水平和肥胖症，并且可以用于治疗关节炎缓解疼痛。此外，辣椒素还具有抗微生物性质，这表明辣椒素可以作为潜在的天然病原微生物抑制剂。

二、抗微生物机制

生物碱被证实能够通过抑制酶的活性从而抑制核酸合成。最近的研究表明，生物碱类可以通过干扰细菌毒力基因的调控，并且抑制如霍乱毒素和大肠杆菌热稳定肠毒素外毒素介导的效应，来达到对细菌的有效抑制作用；此外在研究中，生物碱能够抑制生物膜的形成，从而直接抑制细菌的生长；生物碱也能够通过抑制分选酶（连接基质蛋白与细胞壁的酶）或黏附素达到间接抗菌的功效。

三、抗微生物功效

生物碱是一种高潜力抗微生物剂，对多种细菌和病毒等都有较强的抑制作用。在研究中，几种生物碱显示出比标准品（链霉素）对抑制金黄色葡萄球菌生长存在更强的效果，并且对于大肠杆菌具有很高的抗菌潜力。与标准品相比，提取物对细菌的抑制活性持续时间更长，效果更好。在另一项研究中，一种来自苏门答腊茄果（*Solanum khasianum*）中的配糖生物碱是能够有效地抗艾滋病毒感染以及与艾滋病相关的肠道感染的活性物质。在多项研究中证实生物碱具有强大的生物活性，可作为未来的一种特效抗菌药物，特别是对抗由大肠杆菌和金黄色葡萄球菌引起的疾病。

第五节 多 肽

抗菌肽是一组由基因编码的、通常带正电荷和二硫键的多肽（polypeptides），由所有活生物体（包括动物和植物）产生。它们在宿主受到感染不久后产生，是先天免疫的一部分，能够迅速中和众多感染性微生物。抗菌肽在长度、组成、电荷和二级结构方面差别很大。

一、天然植物中存在的多肽

蛋白质和多肽作为植物中对抗病原微生物感染的第一道防线，引起了研究人员的极大兴趣。小麦种子、蚕豆中的多肽和多种植物中存在的凝集素都被证实具有良好的抗微生物特性。

二、抗微生物机制

尽管各种抗菌肽之间差别很大，但大多数抗菌肽都有类似的靶标，即细菌磷脂膜。它们在细菌膜上累积达到阈浓度，然后影响膜渗透或分解。然而，渗透途径的结构可以针对不同的肽而变化，其中包括通道聚集体、环形孔或形成离子通道。同时抗菌肽还能够竞争性抑制微生物蛋白质与宿主多糖受体的黏附，从而达到抗微生物的作用。

三、抗微生物功效

在 1942 年首次报道了能够抑制微生物的植物多肽。硫堇素是大麦和小麦中常见的多肽，由 47 个氨基酸残基组成。它们对病毒、革兰氏阴性和革兰氏阳性细菌有毒性。一种来自蚕豆的由 47 个残基组成的肽，能够抑制大肠杆菌、铜绿假单胞菌和肠球菌。一些蛋白质类如较大的植物凝集素分子（包括来自几种植物的甘露糖特异性凝集素、苦瓜的 MAP30 等）可抑制病毒增殖（HIV、巨细胞病毒）。

（谢宇婷）

第二十二章　生物消毒剂

生物消毒剂（biological disinfectants）是利用生物学和微生物学原理用于消毒的生物活性物质，包括植物提取物、生物酶、抗菌肽、质粒、噬菌体等。生物消毒剂是新型消毒剂，与传统化学消毒剂相比，具有作用条件温和、杀菌特异性强、不易产生耐药菌株、无刺激性及毒副作用低且无残留、无环境污染等优点，在环境卫生和临床消毒方面具有良好的发展应用前景。

植物提取物消毒剂：用具有消毒作用的植物提取物进行的消毒，称为植物提取物消毒。用于消毒的植物提取物，主要为精油、萜类、黄酮类、生物碱、有机酸等，如天然植物精油、香薷油、小茴香精油、大蒜素等。植物提取物中的活性成分如精油（含醇、醛、酮等化合物）、萜类、生物碱类、黄酮类、甾体类、有机酸、蛋白质等具有杀菌抗菌作用的功效，可发挥消毒、杀菌功能。

生物酶消毒剂：20 世纪 70 年代，就出现了生物酶在消毒中的应用研究。生物酶是由活细胞产生的具有催化作用的有机物，主要有溶葡萄球菌酶、溶菌酶等，生物酶大部分为蛋白质，也有极少部分为 RNA。溶葡萄球菌酶可裂解葡萄球菌细胞壁肽聚糖中的 Gly-Gly 键，使细胞壁溶解而致微生物死亡。溶葡萄球菌酶只是针对细胞壁具有这种结构的细菌，所以只能裂解革兰氏阳性菌细胞壁，使其死亡。核酶是具有酶活性的一段 RNA，具有高特异性和无毒性等特点，具有一定的抗 HIV 感染和抗乙肝病毒的效果，但目前国内外还未有将其作为消毒剂的报道。

抗菌肽消毒剂：瑞典的鲍曼（Boman）首先从惜古比天蚕（*hyalophora cecropia*）中获得了 15 种抗菌蛋白，掀起了人们对抗菌肽的研究热潮。迄今，人类已从生物界中分离到 750 多种抗菌肽。抗菌肽是生物体经诱导产生的一种具有生物活性的小分子多肽。抗菌肽一般带正电荷、具有强酸碱稳定性、热稳定性及广谱抗菌等特点，更重要的是产生耐药性概率小。

噬菌体消毒剂：噬菌体能侵染特定的细菌，在细菌内进行增殖，进而裂解细菌。噬菌体裂解酶是噬菌体在感染细菌后期表达的一种水解酶。裂解酶具有特异性强、不干扰正常菌群、不易使细菌产生耐药性、能杀死在黏膜表面定植病原菌的特点。

其他生物消毒剂：例如，从新西兰海洋苔藓虫中分离得到生物碱 pterocellins A 具有强大的体外抗肿瘤和抗菌活性。牡蛎中的鲍灵素可能是多种黏蛋白的混合物，对培养的病毒和甲型流感病毒有明显的抑制作用。含有抗菌基因的质粒在细菌中的表达也能够产生抗菌物质。此外，以益生菌或生物酶等为有效成分的复合型生物消毒剂可比单一的抗菌成分获得更广的抗菌图谱。

本章主要介绍生物消毒剂中的生物酶类、抗菌肽类和噬菌体消毒剂。

第一节 生物酶类消毒剂

用具有消毒作用的生物酶进行的消毒，称为生物酶消毒。具有体外杀菌作用的生物酶（bio-enzyme）称为酶消毒剂。生物酶是由活细胞产生的具有催化作用的有机物，主要有溶葡萄球菌酶、溶菌酶等，生物酶大部分为蛋白质，也有极少部分为 RNA。

一、特性

生物酶具有以下几种特性。

（1）高效性：酶的催化效率是一般无机催化剂的 $10^7 \sim 10^{13}$ 倍。

（2）专一性：一种酶只能催化一类物质的化学反应，即酶是促进特定化合物、特定化学键、特定化学变化的催化剂。

（3）低反应条件：一般催化剂需要高温、高压、强酸、强碱等剧烈条件，而酶催化可在较温和的常温、常压下进行。

（4）易变性失活：在受到紫外线、热、射线、表面活性剂、金属盐、强酸、强氧化剂、强还原剂等因素影响时，酶的催化功能会因酶蛋白的二级、三级结构改变而失活。

二、制备来源

生物酶广泛存在于各种生物中，而作为消毒剂使用的生物酶多为水解细胞壁的生物酶。细菌的细胞壁主要由肽聚糖（peptidoglycan）和小分子肽蛋白组成，β-1,4 糖苷键和肽键是细胞壁中的主要连接键。真菌和有些原生生物的细胞壁主要成分为几丁质。几丁质是由 N-乙酰葡萄糖胺以 β-1,4 糖苷键连接而成的多糖。根据生物酶对细胞壁中不同的具体作用对象，水解细胞壁的生物酶主要分为溶菌酶（lysozyme）和几丁质酶（chitinase）。

溶菌酶广泛存在于鸟类和家禽的蛋清、哺乳动物的泪液、唾液、血浆、尿、乳汁等体液及微生物中，其中以蛋清含量最为丰富，为 0.3%～0.4%。工业上，可采用盐析法和反胶束法提取溶菌酶。

几丁质酶分布广泛，从微生物到动植物体内都有几丁质酶，自然界中侵袭真菌和甲壳、节肢类动物的生物，以及很多产生抗真菌感染物质的植物均会产生几丁质酶；哺乳动物也产生几种几丁质酶，如壳三糖酶（chitotriosidase-1，CHIT1）

和酸性哺乳动物几丁质酶（acidic mammalian chitinase，AMCase）。国内外对几丁
质酶的研究多集中于机制，其作为消毒剂的应用尚在开发中。几丁质酶可采用硫
酸铵透析的方法进行提取。

三、检验方法

1）溶菌酶类消毒剂有效成分测定

消毒剂或其他样品中溶菌酶的测定包括溶菌酶含量和活性的测定，一般以溶
菌酶标准品为参照。样品中溶菌酶活性，可通过检查其对指定敏感菌株的裂解作
用来进行测定，测定方法有平板打孔测定法和光学测定法两种。溶菌酶蛋白浓度
的测定，可采用考马斯亮蓝法和分光光度法。考马斯亮蓝法测定原理为染料考马
斯亮蓝 G-250 与蛋白质结合后，形成蓝色的复合物，其最大光吸收波长由 465 nm
变为 595 nm。在一定蛋白浓度范围内，蛋白和染料结合后吸光度的变化符合朗
伯-比尔定律（Beer-Lambert law）。分光光度法测定原理为溶菌酶在 281 nm 波长
处有最大吸收峰。溶菌酶标准品以 0.9% NaCl 溶液溶解并稀释成不同浓度梯度，
在 281 nm 波长处测定吸光度值，根据其吸光度值，由标准曲线回归方程计算试
样中的溶菌酶含量。

2）几丁质酶消毒剂有效成分测定

几丁质酶样品中蛋白质含量的测定采用考马斯亮蓝法测定样品中的蛋白质含
量（mg/mL）。几丁质酶的活性为样品每毫克蛋白中 1 min 内由几丁质酶催化反应
生成的 N-乙酰基葡萄糖胺的量。

四、抗微生物机制

生物酶的消毒机制：生物酶具有高效专一的特点。酶通过水解作用，裂解细
菌细胞的特定结构，使胞内物质外渗，细胞破裂，从而起到杀灭或抑菌作用。酶
的杀菌作用常是酶群复合作用的结果。

（1）溶菌酶：又名细胞壁溶解酶。溶菌酶通过水解细胞壁和外膜层中肽聚糖
的糖苷键和酰胺键，破坏细菌的细胞壁结构，从而使细菌的细胞壁溶解导致细菌
死亡。溶菌酶在等电点以下较广泛的 pH 范围内，分子带正电荷，可与带负电荷
的病毒蛋白直接结合，与 DNA、RNA、脱辅基蛋白形成复盐，使病毒失活。因此，
该酶也具有抗病毒的作用。

（2）几丁质酶：几丁质酶破坏几丁质中的糖苷键，将之水解生成 N-乙酰基葡
萄糖胺，破坏真菌的细胞壁导致真菌死亡。

五、杀灭微生物的类别

生物酶对真菌、细菌、病毒具有良好的杀灭效果。

六、杀灭微生物效果

含溶菌酶 50 g/L、甲壳素 10 g/L 的复合溶菌酶消毒剂原液对溶血链球菌作用 2 min，平均杀灭对数值＞5.0；对变异链球菌和金黄色葡萄球菌作用 3 min，平均杀灭对数值＞5.0。含溶葡萄球菌酶 0.9996 U/mL、溶菌酶 42958 U/mL 复合溶菌酶消毒剂原液作用 10 min，对载体上大肠杆菌和金黄色葡萄球菌的杀灭率均达到 100%；对载体上白色念珠菌平均杀灭率为 98.98%。

七、毒理学安全性

复合溶菌酶消毒剂原液对小鼠急性经口 LD_{50} 值＞5000 mg/kg 体重，口服毒性属实际无毒级。原液对家兔完整皮肤、破损皮肤和眼黏膜的急性刺激试验反应积分均值为 0；小鼠骨髓嗜多染红细胞微核试验为阴性。

八、应用范围

在应用上，因为人体细胞没有细胞壁，因此溶菌酶对人体安全无毒，以溶菌酶和溶葡萄球菌酶为主要成分的复合溶菌酶消毒剂对革兰氏阳性的金黄色葡萄球菌、溶血性链球菌，革兰氏阴性的大肠杆菌、铜绿假单胞菌，以及白假丝酵母都具有快速高效的杀灭效果，对流感病毒也有杀灭作用。复合溶菌酶消毒剂可应用于皮肤消毒、黏膜消毒、创面消毒等方面。

九、应用方法

目前，复合溶菌酶消毒剂的应用形式有膏剂、喷剂、洗液等制剂，还有复合溶菌酶消毒剂杀菌纱布等形式。

第二节　抗菌肽类消毒剂

用抗菌肽（antimicrobial peptides）进行消毒，称为抗菌肽消毒。抗菌肽是存在于生物体内、具有抵抗外界微生物侵害、消除体内突变细胞的一类小分子物质，具有广谱抗菌性，尤其对耐药菌株有明显的杀灭作用，主要包括蛙皮素、抗菌肽MUC712等。抗菌肽数据库（antimicrobial peptide database，APD）是一个专门收录抗菌肽的数据库，其综合了蛋白质银行数据库（protein data bank，PDB）、Swiss-Prot蛋白质知识库（Swiss-Prot Protein Knowledgebase）和美国国立医学图书馆（PubMed National Library of Medicine）的数据。这些数据库收录成熟和有活性的肽段。

一、特性

抗菌肽氨基酸组成个数较少，一般由 20～60 个氨基酸组成，分子量在2000～7000 Da。大部分抗菌肽具有耐强碱性、热稳定性及广谱抗菌等特点，在溶液中呈现亲水亲脂的双亲性。

二、制备来源

瑞典的鲍曼首先从惜古比天蚕中获得了 15 种抗菌蛋白，掀起了人们对抗菌肽的研究热潮。迄今，人类已从生物界分离到 750 多种抗菌肽，来源包括细菌、真菌、两栖类动物、昆虫、高等植物、哺乳动物及人体。根据来源可将抗菌肽分为：①昆虫抗菌肽，如天蚕素（cecropin）；②哺乳动物抗菌肽，如从猪身上分离的Cecropin P1，以及人体产生的防御素，包括人 α-防御素（human α-defensin）、人 β-防御素（human β-defensin）、人 θ-防御素（human θ-defensin）等；③两栖动物类抗菌肽，如爪蟾素（magainins）；④鱼类、软体动物、甲壳类动物来源的抗菌肽，如贻贝抗菌肽等；⑤植物抗菌肽，如硫素；⑥细菌抗菌肽，又称为细菌素（bacteriocin），包括有杆菌肽（bacitracin）、短杆菌肽 S（gramicidin S）、多黏菌素E（polymyxin E）和乳链菌肽（nisin）4 种类型。此外，还可以通过化学合成、构建抗菌肽基因工程菌株的方法人工合成抗菌肽。

三、抗微生物机制

严格地说，抗菌肽以何种机制杀死细菌至今还没有完全弄清楚。但目前已知的是多数抗菌肽都具有一个相同结构：两性表面结构，一端疏水性和一端表面带正电荷。大部分抗菌肽通过此两性表面结构结合细胞生物膜，以其疏水端插入细胞膜，破坏细菌细胞膜而起作用。例如，天蚕素类抗菌肽作用于细胞膜，在膜上形成跨膜的离子通道，破坏膜的完整性，造成细胞内容物泄漏，从而杀死细胞。在一定条件下，抗菌肽疏水性越大，抗菌活力就越强。部分抗菌肽可直接作用于细胞内的靶点，影响核酸、蛋白质、线粒体、细胞壁等合成，阻碍细胞分裂，抑制胞内酶活性等以发挥抗菌机制。目前发现的抗菌肽抗病毒的机制主要是抗菌肽与包膜结合、阻遏基因表达、影响病毒增殖等方式杀灭病毒。

四、杀灭微生物的类别

抗菌肽具有广谱抗菌活性,对革兰氏阳性菌、革兰氏阴性菌、真菌、寄生虫及病毒等具有较强的抑制和杀灭作用,对某些耐药菌的杀伤力尤为引人注目,而且细菌对之不易产生耐药性。此外,乳链菌肽对造成食品腐败的许多腐败菌有强烈的抑制作用,已被联合国粮食及农业组织和世界卫生组织批准为生物型防腐剂。

五、应用范围

抗菌肽应用范围广,目前研究抗菌肽作为抗生素的替代品用于临床的研究较多,此外,抗菌肽研究还涉及食品防腐、医院消毒等方面。例如,乳酸链球菌素(nisin)是第一个美国食品药品监督管理局(FDA)批准用于食品防腐剂的抗菌肽,由乳酸链球菌产生,其抗菌谱比较窄,杀死或抑制革兰氏阳性菌,对革兰氏阴性菌、酵母无作用。海洋单胞菌产生的抗菌肽,其抗菌谱包括革兰氏阳性菌和革兰氏阴性菌,对临床分离的耐药葡萄球菌和假单胞菌也具有很强的抗菌作用,但对真核有机体无任何作用。

第三节　噬菌体消毒剂

噬菌体(bacteriophages)是侵染细菌的病毒,又称细菌病毒,从广义上讲,是感染细菌、真菌或螺旋体等微生物的病毒的总称。噬菌体有宿主细胞的特异性,即噬菌体仅能在某种或几种近缘菌种内复制。能在短时间内连续完成吸附、侵入、增殖(复制与生物合成)、成熟(装配)和裂解(释放)5个阶段而实现繁殖的噬菌体,称为烈性噬菌体(virulent phage)。另有一类称为温和噬菌体(temperate phage),其在感染细菌后,不会在短时间内繁殖,但能将基因组整合于细菌的染色体上形成溶原状态(lysogeny),并随细菌的繁殖传至子代。带有噬菌体基因组的细菌称为溶原性细菌(lysogenic bacterium),而整合于细菌染色体上的噬菌体则称为前噬菌体(prophage)。前噬菌体可自发地或在某些理化和生物因素的诱导下脱离宿主菌基因组而进入溶菌周期,产生成熟噬菌体,导致细菌裂解。用噬菌体进行的消毒,称为噬菌体消毒。

一、特性

噬菌体具有严格的宿主特异性,为了进入细菌内部,噬菌体首先需吸附至细菌表面特异性受体上，噬菌体的吸附结构与宿主表面受体的相互作用直接影响裂解谱，使噬菌体只裂解有限范围的细菌菌株。噬菌体裂解酶是噬菌体在感染细菌后期表达的一种水解酶。裂解酶具有特异性强、不干扰正常菌群、不易使细菌产生耐药性、能杀死在黏膜表面定植病原菌的特点。

二、检验方法

噬菌体滴度的测定采用双层琼脂平板法，即先在培养皿中倒入下层琼脂，待其冷凝后，倒入含有宿主菌和一定数量的噬菌体的半固体培养基。培养一段时间后，计算噬菌斑的数量。

三、抗微生物机制

噬菌体可以专一感染某种细菌，其产生的裂解酶（lytic enzyme）可以高度专一地裂解细菌。噬菌体裂解酶是噬菌体感染宿主晚期表达的一类肽聚糖水解酶。裂解酶含有结构相同的氨基端，具有裂解细胞壁肽聚糖的活性；其羧基端可以特异性地结合到细菌细胞壁的糖决定簇上。当它体外应用时，能快速水解革兰氏阳性菌的细胞壁，对多重耐药的革兰氏阳性致病菌同样有效，而且不易诱导细菌产生新的抗性。

四、杀灭微生物的类别

噬菌体具有宿主专一性，噬菌体裂解酶具有较高的特异性。如葡萄球菌噬菌体产生的酶只能杀灭特定的葡萄球菌。但部分噬菌体裂解酶也具有一定的广谱性，如瑞士乳杆菌噬菌体Φ0303 的裂解酶 Mur-LH、无乳链球菌噬菌体 B30 的裂解酶和产气荚膜梭菌噬菌体Φ3626 的裂解酶 Ply3626 均可裂解多种细菌。

五、毒理学安全性

有研究者以小鼠和豚鼠为受试对象，评价了噬菌体的急性毒理性，研究结果表明，受试对象经肌肉注射、腹腔注射和静脉注射等不同胃肠外给药后，并未出现任何不良反应。对小鼠腹腔急性攻毒高剂量的噬菌体后，未引起任何副作用或各脏器组织学上的病变。大鼠每日口服 10^8 PFU/mL 噬菌体，在连续进行 28d 后发现，受试对象并未出现任何不良反应，大鼠采食量、饲料转化率、体质量和脏器指数均与对照组无显著差异。

六、应用范围

目前噬菌体制剂主要分为活体噬菌体制剂和噬菌体裂解酶制剂两种。鉴于噬菌体的高度特异性，对机体和环境无毒、无刺激，有望开发为新型的生物消毒剂，在应对多重耐药、治疗烧伤感染、净化炭疽菌污染场所、净化畜牧业环境、发酵工艺中的消毒及食品消毒防腐等方面都具有极大的应用潜力。现在，噬菌体在工业和医疗卫生方面的应用发展迅速，FDA 已经批准将几种噬菌体产品投入食品消毒和防腐保存领域。但目前，因各种因素限制，相关研究仍处于初级阶段。

（陈　倩）

第二十三章 纳米消毒剂综述

微生物污染防治日益成为一个全球卫生的严峻问题，并且可发生在生活生产的任一环节。随着人类需求、技术进步及微生物耐药性等发生变化，对于传统微生物污染防治技术提出更为严苛的考验，传统消毒剂越来越难以满足现有需求，尤其表现在部分传统消毒剂的胞膜渗透性差，对于胞内感染的杀灭作用受限。纳米材料是指颗粒粒径在 $1\sim100$ nm 的一类物质，具有粒径小、穿透性好、传导性能好和表面活性高等独特性能，引起广泛关注。近年，越来越多的纳米材料被广泛用于医学、生命科学领域研究，表现出高效且广谱的微生物抑制、杀灭效应，可作为消毒剂使用。本章对现有的纳米消毒剂（nanostructured disinfectants）进行综合分类梳理、机制阐述，并罗列现有的纳米消毒剂产品，综合评价纳米消毒剂的优劣势，为未来纳米消毒剂的进一步开发提供思路。

纳米消毒剂分类。纳米消毒剂并不等同于完全由纳米材料组成的一类消毒剂，根据这一评判标准可以将纳米消毒剂分为两大类：单一纳米消毒剂和复合纳米消毒剂；根据纳米颗粒的化学性质，可以简单分为有机纳米消毒剂和无机纳米消毒剂。其中无机金属纳米消毒剂是现行使用、研究最多的一类纳米消毒剂，同时随着物质合成工艺水平的提高，越来越多的复合纳米消毒剂得以问世，进一步提高了消毒剂的作用效果。

无机纳米消毒剂（non-organic nanostructured disinfectants）。无机纳米消毒剂根据组成颗粒化学性质主要分为纳米金属消毒剂、纳米碳和其他无机物消毒剂；根据纳米颗粒排布性质，可以分为纳米颗粒、纳米片晶、原子团、纳米壳和纳米线等；其中以纳米金属及其氧化物消毒剂研究最多。纳米银是最早被应用于消毒学领域的一类无机纳米消毒剂。早在 20 世纪中叶，银就被加入口腔清洁产品用于防止口腔感染；实际上，人类对于纳米银的认识已超过 120 年，在纳米一词问世前，其被称为胶状银。纳米银具有纳米尺寸效应，可以结合至微生物体表面并快速渗透，从而破坏结构完整性，并竞争性结合氧气造成机体窒息而实现消毒目的，广泛应用于医疗设备消毒、个体洗护产品抑菌、棉纺织业消毒等。纳米二氧化钛消毒剂是一类依靠光催化的新型高效消毒剂，在 1985 年，就有研究发现二氧化钛粉末具有微生物杀灭作用。纳米二氧化钛颗粒的抗微生物特性被进一步放大，依靠在光照下产生羟基自由基和超氧离子等活性基团，破坏微生物代谢，具有抗真菌、抗细菌和抗病毒等多种生理学功效，广泛用于水环境和空气环境消毒。纳米氧化锌也是一类光催化纳米消毒剂，部分消毒机制与纳米二氧化碳相似，同时其含有的锌组分可以络合微生物体表面或胞内蛋白，引起代谢或功能障碍，从而表现出杀菌效应。除此之外，越来越多的金属或金属氧化物纳米颗粒被证实具有消毒功效。纳米金颗粒对于禾草柄锈菌、黄曲霉、黑曲霉和念珠菌消毒效果良好，且纳米金可以耦合药物以提高消毒效果，对于金黄色葡萄球菌和大肠杆菌的 MIC 分别是 10 μg/mL、100 μg/mL；纳米铜和纳米氧化铜颗粒被证实有消毒效果，作用剂量在 0.2 mg/g 时，纳米铜颗粒对于革兰氏阴性菌、革兰氏阳性菌及真菌都具有一定的杀灭效果；20～100 μg/mL 的纳米氧化铜颗粒对于大肠杆菌、金黄色葡萄球菌、铜绿假单胞菌和枯草芽孢杆菌具有杀灭效果，杀灭能力与颗粒粒径相关；纳米二氧化铈通过吸附在微生物体表面，阻碍其正常生理功能而发挥消毒效果。

　　碳纳米是另一类可作为消毒剂前景的纳米材料，主要可以分为富勒烯、石墨烯和碳纳米管。有研究表明石墨烯可以通过参与胞内活性氧或单线态氧生成，介导氧化应激反应而实现抗菌效果，具体机制尚未清晰，有待于进一步的研究，目前碳纳米广泛用于复合纳米材料研究。

　　有机纳米消毒剂（organic nanostructured disinfectants）。有机纳米消毒剂是指将某些天然存在的抗微生物特性的生物大分子及其衍生物（如几丁质/壳聚糖、抗菌肽、抗生素等）纳米化，使其粒径达到纳米级别，而这种以纳米脂质体和纳米粒等形式的给药方式，可以提高药物的渗透效率。有机纳米消毒剂的消毒机制取决于原始生物大分子的抗微生物作用机制，因此这一类纳米消毒剂无法杀灭对传统消毒剂耐受的微生物。其中以纳米壳聚糖一类研究最多，通过直接破坏胞膜结构，引起胞内物质大量流失，纳米级壳聚糖及其衍生物对细菌、病毒和真菌均表现出一定的抗菌作用。

　　复合纳米消毒剂（nanocomposited disinfectants）：复合纳米消毒剂是指以某一种物质作为基体连续相，以纳米尺寸的物质例子作为改性分散相并使之表面活化改性，通过适当的制备方法将改性剂均匀性地分散于基体材料中，形成的具有抗微生物特性的一类复合消毒剂。掺杂组合作用的方式多种多样，可以分为：①不同种类的金属、金属氧化物和其他小分子无机物组合的复合纳米消毒剂；②金属或金属氧化物掺杂有机物的复合纳米消毒剂。复合纳米消毒剂相较单一物质的纳米消毒剂而言表现出更好的消毒效果，但是多种材料的具体配比及其生产制备工艺较为复杂，现阶段尚未实现扩大化生产，但其复合杀菌能力得到广泛关注。

　　纳米消毒剂局限性。纳米消毒剂也存在一定缺点。首先，纳米消毒剂具体杀菌消毒机制尚未完全阐释，体外模拟实验无法完全模拟其实际生理学效用和消毒效果；其次，纳米消毒剂的毒作用研究较少，生理学代谢机制不清晰，对于机体和生态系统的实际毒作用尚无标准评价结果；再次，目前并无针对纳米消毒剂的消毒评价标准，对于其在消毒学领域的使用尚未形成规范，限制其规模化利用；最后，纳米消毒剂造价成本相较于传统消毒剂更高昂，市场竞争性较差。

总之，纳米消毒剂的纳米特性赋予其较原材料更优质、更高效的消毒效果，随着技术工业的进步，越来越多的纳米消毒剂材料得以问世，并逐渐实现市场化，广泛用于水消毒、个人洗护产品及棉纺织品等诸多行业；同时，相较传统消毒剂而言，对于纳米材料的科学探索尚处于萌芽时期，生理学机制和实际消毒效果尚未完全清晰，较高的成本也限制了其规模化使用。因此，纳米消毒学的科研研究需要进一步探索，未来将着力对其作用机制的完全阐释、消毒剂的毒性评价和实际使用的规范标准，用以消除市场对于新兴产品效用、健康的担忧，并进一步降低成本推动纳米消毒剂的市场化应用。

第一节　纳米二氧化钛

一、理化性质

1. 物理性质

纳米二氧化钛（TiO_2 nanoparticles），白色疏松粉末状（也称钛白粉），柔软，无嗅无味，熔点 1560～1580℃，不溶于水、稀无机酸、有机溶剂、油，微溶于碱，溶于浓硫酸。按其晶型结构可分为金红石型、锐钛矿型、板钛型，物理性质有所差异。粒径在 10～50 nm，具有半导体性质，分散性良好，表面活性好，热导性好，紫外线屏蔽性能强。纳米二氧化钛具有表面超亲水性、表面羧基、表面电性和表面酸碱性的表面性质。

2. 化学性质

纳米类二氧化钛为两性氧化物，溶于热浓硫酸中生成硫酸氧钛，进一步水解成水合二氧化钛；溶于浓氢氧化钠溶液，析出水合钛酸盐；二氧化钛与炭粉以及氯气在高温条件下反应得到气态的四氯化钛，后者广泛用于纳米二氧化钛制备；同时，二氧化钛与 $COCl_2$、$SOCl_2$、$CHCl_3$、CCl_4 等氯化试剂反应也可得到四氯化钛。

二、制备方法

纳米二氧化钛制备方法可粗略地分为物理法和化学法，具体细分方法多样，但均要求收获的纳米粒子表面光洁、形状可控且不易团聚。目前最主要的方法是溶液-凝胶法：以钛醇盐或钛的无机盐为原料，经水解和缩聚反应得到溶胶，再进一步缩聚得到凝胶，干燥后得到纳米二氧化钛。

三、检验方法

晶型鉴定：使用 X 射线衍射仪（功率：40 kV/30 mA）观察衍射峰确定晶型。

含量测定：以浓硫酸和硫酸铵溶液溶解试样，在二氧化碳气氛下用金属铝将钛（Ⅳ）还原成钛（Ⅲ），还原后的溶液以硫氰酸铵作指示剂，用硫酸铁按标准滴定溶液测定。

四、抗微生物机制

纳米二氧化钛在光催化下，发生电子跃迁，产生电子—空穴对，即带负电的电子（e^-）和带正电的空穴（h^+），与空气中的氧和表面水层反应生成氧化性极强的超氧负离子（O_2^-）和羟基自由基（·OH）等基团，这些基团能够穿透细胞壁，破坏细胞膜结构，阻止膜内物质转运，阻断呼吸系统和电子传输系统等，从而发挥消毒功效。

五、杀灭微生物的类别

纳米二氧化钛对真菌、细菌繁殖体、部分细菌芽孢、病毒等杀灭效果好。

六、杀灭微生物效果

1. 实验室鉴定对微生物的作用（杀灭、灭活、抑制）效果

10 g/L 纳米二氧化钛涂抹在玻片上，$0.25\sim0.50$ mW/cm^2 光强下照射 24 h，对大肠杆菌、金黄色葡萄球菌的杀灭率分别为 $86.06\%\sim97.55\%$、$94.04\%\sim95.81\%$；在室温、紫外灯条件下照射 150 min，0.4 g/L 的纳米二氧化钛可杀灭铜绿假单胞菌；在常温（23℃±2℃）、相对湿度为 50%±5%条件下，光照作用 24 h，纳米二氧化钛对于白色念珠菌最小杀菌浓度为 40 mg/mL；0.5 g/L 的纳米二氧化钛在 365 nm、0.6 mW/cm^2 光强下，作用 4 h，97%乙肝病毒被灭活。

2. 现场试验对微生物的作用（杀灭、灭活、抑制）效果

现场试验：在温度为 24~27℃、湿度为 55%~58%的现场试验条件下，选用波长为 254 nm 的紫外灯作为激发光源催化纳米二氧化钛丝网进行现场空气消毒，作用 15 min、30 min、60 min 对空气自然菌的平均杀灭率为 92.60%、93.36%、95.45%。

七、影响作用效果的因素和注意事项

1. 影响作用效果的因素

纳米二氧化钛作用浓度、光源有无及作用时间、光源类型及其强度（紫外光催化消毒效果最佳，波长越短越好）、纳米二氧化钛晶型类型（锐钛矿型 TiO_2 的光催化活性高于金红石型 TiO_2）；作用微生物的类型及其初始浓度，以细菌繁殖体最为敏感，细菌芽孢杀死效率低；体系 pH，pH=6.0 时，光催化效率最高；消毒表面清洁度，影响光催化效率。

2. 注意事项

在光源催化条件下进行可获最佳消毒效果。

八、毒理学安全性

纳米二氧化钛对小鼠经口毒性 $LD_{50}>10000$ mg/kg；小鼠蓄积毒性 $K>5$；一次完整皮肤刺激试验、急性眼刺激试验和阴道黏膜刺激试验结果为无刺激性；3 个剂量 PCE 微核实验阴性，对小鼠骨髓 PCE 无诱变作用。

九、应用范围

适用于物体表面消毒（直接涂布）、水消毒（包括医院污水消毒）、空气消毒等。

十、应用方法

1. 用法

将纳米二氧化钛施用于消毒物体表面或制成溶液用于浸泡消毒，给予一定光强的光源，照射一定时间。

2. 用量

作用剂量在 0.5～40 g/L，结合一定光强的光源，视具体情况而定。

第二节 纳 米 银

一、理化性质

纳米银（Ag nanoparticles），黑色粉末状银单质，延展性好、可塑性强、导电性和导热性极佳。粒径小于 100 nm，一般在 25～50 nm，相比于银，具有体积效应、量子尺寸效应等特性。熔点 110～960℃，取决于颗粒大小；沸点 2212℃，密度 10.49 g/cm³，不溶于水。纳米银粒子易团聚，易被氧化。

二、制备方法

分为物理法、化学法及微生物法。物理法主要通过机械、超声波、冷凝法等粉碎原材料得到纳米银粒子；微生物法利用微生物表面含氧基团还原银离子；化学法通过还原银离子得到纳米银颗粒，沉淀还原法是目前生产纳米银最主要的方式：在聚乙烯吡咯烷酮存在下（分散剂），用环六亚甲基四胺还原银盐溶液，得到纳米银。

三、检验方法

纳米银消毒剂属纳米银相关材料，针对该类产品国标需检查两大方面。首先测定纳米银含量，经浓硝酸、浓盐酸在微波消解仪中消解后，采用电感耦合等离子体质谱仪测定银含量；其次测定含纳米银材料银离子释放量，纳米银于模拟体液中释放 Ag^+，特殊滤膜进行离心过滤分离出释放的银离子，电感耦合等离子体质谱仪测定银浓度，确定银离子释放量。

四、抗微生物机制

纳米银存在于微生物体附近，可竞争性结合周边氧气，造成生物体缺氧；同时，负载正电荷与细胞壁/膜上带负电的菌体蛋白相结合，破坏结构完整性，引起功能紊乱；再者，纳米银快速渗透进胞膜内部，损坏 DNA 结构并抑制其复制，与胞内氧代谢酶的硫醇基团（—SH）结合，使胞体窒息而死。

五、杀灭微生物的类别

纳米银对真菌、滴虫、细菌繁殖体、病毒、部分细菌芽孢、支/衣原体的杀灭效果好。

六、杀灭微生物效果

实验室鉴定对微生物的作用（杀灭、灭活、抑制）效果：浓度为 20 μg/mL 的纳米银溶液作用完全抑制大肠杆菌的生长；浓度为 5 μg/mL 的纳米银溶液作用 12 h，可完全抑制金黄色葡萄球菌的生长；浓度为 1～7 μg/mL 时，即可杀灭念珠菌等真菌；当纳米银浓度为 25 μg/mL 时可以高效阻断流感病毒侵袭靶细胞，且针对多种流感病毒（H1N1、H3N2 及副流感病毒）均有消毒效果；0.3～5.0 mg/mL 的纳米溶液显著降低 HIV 病毒 gp120 蛋白活性。

七、影响作用效果的因素和注意事项

1. 影响作用效果的因素

纳米银颗粒的粒径、形状、浓度及表面修饰物等均能影响消毒效果；污染微生物的种类和浓度（纳米银对于革兰氏阴性菌的消毒作用明显强于革兰氏阳性菌）；含氧量（有氧条件下，杀菌效果迅速）；培养基状态（纳米银对于固体表面的消毒效果强于液体消毒）；温度（37℃消毒效果明显，4℃和25℃消毒效果微弱）。

2. 注意事项

纳米银消毒需在有氧条件下进行，无氧条件下失去消毒效果；纳米银稳定性较差，表现在易发生积聚和易被空气氧化，需注意保藏问题。

八、毒理学安全性

纳米银在体内半衰期长达数月，在动物肝、脾、肺、肾中有明显蓄积效应，造成明显的肝、肾毒性和免疫毒性；纳米银剂量高于 1.0 mg/L 时即表现出明显的细胞毒性，且粒径越小，毒作用越强；粒径小于 5 nm 的纳米银微核试验阳性，表明纳米银具有明显的遗传毒性；纳米银可以跨越血睾、胎盘屏障和血脑屏障，具有生殖系统毒性和神经毒性。

但另有试验表明纳米银生物安全性高，Ames 试验、染色体畸变试验、微核试验、口服急性毒性试验、阴道刺激性试验、皮肤急性毒性试验、皮肤刺激性试验、皮肤过敏试验，结果均为阴性。

九、应用范围（消毒对象）

纳米银主要用于接触消毒，用于个体护理产品、医疗器械表面、墙体涂料等实现表面消毒，还用于水体净化、空调空气过滤消毒等。

十、应用方法

1. 用法

将纳米银直接施加于消毒物体表面，或配成溶液浸泡消毒，也可采用将其制成抗菌涂料或涂层用以消毒。

2. 用量

纳米银溶液消毒剂量在 5 μg/mL～5 mg/mL，视具体情况而定。

第三节　纳米氧化锌

一、理化性质

纳米氧化锌（ZnO nanoparticles），白色或浅黄色晶体或粉末状，高温时呈黄色，低温时为白色，无嗅无味、易分解、不易变质、热稳定性好。两性化合物，难溶于水和甲醇，不溶于稀酸、氢氧化钠和氯化铵溶液，可溶于强酸和其他强碱。在空气中易吸收水和二氧化碳，生成碱式碳酸锌。比表面积大于 45 m^2/g，熔点是1720℃，升华温度为 1800℃，禁带宽度大于 3.2 eV。根据晶型可以分为六边纤锌矿、立方闪锌矿和氯化钠式八面体，理化性质有所差异。

二、制备方法

制备方法可分为物理法、化学法和物理化学法。其中以化学沉淀法最为主要，通过向锌盐溶液中加入沉淀剂（氨水、碳酸铵、碳酸钠等），得到锌沉淀物，经过滤、洗涤、干燥、热分解制得纳米氧化锌。

三、检验方法

溶解试样后，二甲酚橙作指示剂，EDTA 滴定测定含量；使用电镜或 X 射线衍射仪测定其平均粒径；气相色谱法确定比表面积；激光粒度仪确定纳米氧化锌团聚指数；综合评价纳米氧化锌性能。

四、抗微生物机制

纳米氧化锌主要通过光催化和接触式两大机制杀菌。光催化：在光源作用下，电子跃迁生成电子—空穴对，与材料表面氧气、羟基和水等反应产生氢氧根、氧负离子和过氧化氢等具有还原作用的羟基自由基及活性氧离子，从而破坏细胞结构。接触式：在含水介质中可缓慢释放 Zn^{2+}，可与膜蛋白结合，破坏胞膜结构使其失活。

五、杀灭微生物的类别

纳米氧化锌对真菌、细菌繁殖体、部分细菌芽孢、病毒的杀灭效果好。

六、杀灭微生物效果

实验室鉴定对微生物的作用（杀灭、灭活、抑制）效果：质量分数为 1%～4% 的纳米氧化锌溶液可杀灭大肠杆菌和金黄色葡萄球菌，在紫外灯下作用效果强于日光灯，对于金黄色葡萄球菌的消毒效果强于大肠杆菌。

七、影响作用效果的因素和注意事项

1. 影响作用效果的因素
纳米氧化锌的作用浓度、作用时间及颗粒排布类型；光源有无及作用强度。
2. 注意事项
纳米氧化锌消毒作用必须要在光催化下才能进行；纳米氧化锌稳定性较差，易成团聚集，使用前需要予以检查。

八、毒理学安全性

纳米氧化锌蓄积在肺、肝、胰腺、骨、脾和脑部位，0.5 g/kg 剂量时表现出肝和胰损伤，并引起机体氧化应激等炎症反应。

九、应用范围（消毒对象）

主要用于抗菌膏体、口腔清洁、抗菌涂料和水体消毒等。

十、应用方法

1. 用法
主要是直接涂布于消毒物体表面，或制成溶液浸泡消毒。
2. 用量
0.1～1 mg/L 的用量对细菌繁殖体具有杀灭作用。

第四节　载银纳米复合消毒剂

银可以作为改性剂与一定基底相掺杂制成载银纳米复合消毒剂（silver nanometer compound disinfectant），并同时起到稳定剂的作用。现有的掺杂银的复合消毒剂主要有：载银金属复合消毒剂（二氧化钛、铜及氧化铜等）、载银有机复合消毒剂（硅胶、苯乙烯-丙烯酸、聚乙烯醇和聚乙烯基吡咯烷酮纳米纤维等）以及其他载银复合消毒剂。其中以载银二氧化钛为示例进行阐述。

一、理化性质

以纳米二氧化钛为基底相，掺杂一定银作为改性剂和稳定剂形成的一类纳米消毒剂，有研究表明在二氧化钛晶格内部，银主要以金属态存在，而在晶格表面，主要以 Ag^+ 存在。该复合物同时具有银和纳米二氧化钛的理化和消毒特性，且在光催化效应上相较纳米二氧化钛有显著改进，提高了纳米二氧化钛可用光范围。

二、制备方法

溶液-凝胶法：溶胶凝胶制备银掺杂改性二氧化钛粉体，以钛酸四丁酯为前驱物，硝酸银为银源，冰醋酸为水解抑制剂，无水乙醇为溶剂，采用适当的配比制备 $Ag\text{-}TiO_2$ 复合粉体。

三、检验方法

针对银及二氧化钛进行质量检测，确定各组分质量分数，同时需针对载银二氧化钛中二氧化钛的晶形进行确定。

四、抗微生物机制

高效结合银与纳米二氧化钛消毒作用机制，主效应与两种物质掺杂比例有关，即若负载银含量过高，则主要表现银的杀菌性能；若负载纳米二氧化钛含量过高，则主要表现纳米二氧化钛的杀菌性能。

五、杀灭微生物的类别

载银二氧化钛对真菌、细菌繁殖体、部分细菌芽孢、病毒等杀灭效果好。

六、杀灭微生物效果

实验室鉴定对微生物的作用（杀灭、灭活、抑制）效果：掺杂 1% 银的纳米二氧化钛相比纯纳米二氧化钛，在紫外灯光源下，对 10^7 cfu/mL 大肠杆菌杀灭作用的时间从 65 min 缩短至 16 min；载银纳米二氧化钛对白色念珠菌的 MBC 为 0.156 mg/mL。

七、影响作用效果的因素和注意事项

1. 影响作用效果的因素

银与纳米二氧化钛的掺杂比例、光源作用强度、微生物类型与浓度。

2. 注意事项

掺杂过程会影响二氧化钛晶格的稳定性，故载银二氧化钛的稳定性须于使用前确定；因为负载有银，无法避免银氧化发黑导致消毒作用不稳定这一问题，需注意材料的保藏问题。

八、毒理学安全性

浓度低于 25 g/L 的载银二氧化钛无细胞毒性。

九、应用范围（消毒对象）

该产品成功用于涂料、陶瓷、化妆品、塑料及家居用品等行业中，同时逐渐被清洁与消毒领域所使用。

十、应用方法

1. 用法

直接施加于物体表面用做表面消毒，或者掺杂进一定物体中用以改善材料的抗菌性能。

2. 用量

0.156～40 mg/L 的用量对细菌繁殖体具有杀灭作用，掺杂后载银纳米二氧化钛质量分数高于 2% 能够完全清除细菌繁殖体。

第五节　碳纳米复合材料

碳纳米材料（carbon nanoparticles），以石墨烯为例，具有极好的吸附与解吸能力，可以加入金属、有机大分子等基底相中制成新型碳纳米复合材料（carbon nanocomposited materials）。现有研究的碳纳米复合材料主要包括：碳纳米金属复合材料（二氧化钛、铜、镁、铝、金等）、碳纳米有机分子复合材料、碳纳米生物大分子复合材料（壳聚糖等）。下面以碳纳米铜复合材料为例阐述。

一、理化性质

碳纳米与铜的含量比例决定复合材料的理化性质，二者可互为基底相和改性相。碳纳米铜复合材料可以解决铜及其氧化物强度低、耐磨性差等缺点，使晶体结构稳定性提高，整体性能改善。

二、制备方法

将碳纳米进行酸化处理，在高温或高压条件下掺杂铜颗粒，得到碳纳米铜复合材料。

三、检验方法

分别检测碳纳米与铜基材料的含量，确定掺杂物中各组分的质量分数。

四、抗微生物机制

除碳纳米自身作用效果外，铜在其表面可缓慢释放金属离子，与带负电的微生物体结合后，使表面蛋白质凝固，达到消毒效果。

五、杀灭微生物的类别

碳纳米铜复合材料对细菌繁殖体杀灭效果好。

六、杀灭微生物效果

实验室鉴定对微生物的作用（杀灭、灭活、抑制）效果：碳纳米铜对大肠杆菌的 MIC、MBC 分别为 0.25 g/L、2 g/L；一定浓度下，作用 18 h，能够完全杀死 10^7/mL 的大肠杆菌和金黄色葡萄球菌。

七、影响作用效果的因素和注意事项

影响作用效果的因素：碳纳米与铜的掺杂比例、晶格稳定性、微生物类型与浓度。

八、毒理学安全性

纳米铜复合材料的 LD_{50} 为 413 mg/kg，有研究表明，碳纳米铜具有一定的神经毒性。

九、应用范围（消毒对象）

多用于棉纺织业、建筑涂料和水消毒剂。

十、应用方法

1. 用法
碳纳米铜复合材料主要作为添加剂或改性剂进行掺杂使用，或可浸泡使用。
2. 用量
大于 0.25 g/L 的碳纳米铜复合材料溶液可以抑制细菌繁殖体生长。

第六节　纳米石墨烯

一、理化性质

纳米石墨烯（graphene nanomaterials），石墨烯（C_{60}）是由单层碳原子之间依靠 sp^2 杂化组成的具有六角形晶体结构的二维碳纳米材料，是构成碳纳米管、富勒烯、石墨等的基本结构，其单层厚度仅有 0.335 nm，结构稳定，是现有强度最高的材料之一。具有光学饱和效应、导热性好，是一种零距离半导体。

C_{60} 易溶于非极性溶剂，具有超疏水性和超亲油性。可以与金属发生氧化反应，发生加成反应等，同时易与各种原子和分子发生吸附和脱附，便于各种石墨烯衍生物的生成，衍生物包括多层石墨烯、单层石墨烯、氧化石墨烯与还原氧化石墨烯。

二、制备方法

石墨烯的制备方法一般有机械法、氧化石墨还原法、SiC 外延法及气相沉积（CVD）法等，其中以 CVD 法用途最为广泛：在铜箔等基底铺一层石墨烯薄膜，涂上催化剂，再铺一层碳纳米管，利用化学腐蚀法去除铜箔等基底，制得石墨烯/碳纳米管复合薄膜。

三、检验方法

目前对于石墨烯的检测尚无标准方法，检测主要包括两大方面：一是对石墨烯进行定量检测，可以通过光谱测定、导电性能等指标进行定量分析；二是需要对纳米石墨烯的表面形貌和化学结构进行确定，可以通过原子力显微镜、透射电子显微镜、扫描隧道显微镜、X 射线电子光谱等方法进行检测。

四、抗微生物机制

物理切割效应：微生物体与石墨烯锋利的边缘接触，使机体受损；石墨烯可包围微生物体，阻断其正常复制等生理活动；石墨烯可以插入磷脂双分子层中，将磷脂分子抽离；非 ROS 氧化应激效应：石墨烯可以诱导脂质的过氧化，从而影响其正常生理功能，使活性氧含量提高，氧化脂肪酸，形成脂质过氧化物，刺激自由基反应，实现消毒效用。

五、杀灭微生物的类别

石墨烯及其衍生物对于细菌繁殖体杀灭效果好。

六、杀灭微生物效果

实验室鉴定对微生物的作用（杀灭、灭活、抑制）效果：85 μg/mL 的石墨烯溶液，作用 2 h，可以杀死 87% 的大肠杆菌；石墨烯对于鼠伤寒沙门氏菌、粪肠球菌、枯草芽孢杆菌的 MIC 分别为：1 μg/mL、8 μg/mL、4 μg/mL，作用 24h。

七、影响作用效果的因素和注意事项

1. 影响作用效果的因素

石墨烯及其衍生物的类型与作用浓度、作用时间长度、微生物种类及浓度。

2.注意事项

石墨烯在溶液中易发生团聚。

八、毒理学安全性

石墨烯及其衍生物主要蓄积在人体肺及肝脏器官，半衰期约为 20 天。

九、应用范围（消毒对象）

主要用于污水处理、水体消毒、食品包装等。

十、应用方法

1.用法

主要是制成溶液浸泡消毒。

2.用量

$1\sim100~\mu g/mL$ 石墨烯（衍生物）溶液，作用一定时间。

第七节　纳米壳聚糖

一、理化性质

纳米壳聚糖（nanostructured chitosan），壳聚糖又称脱乙酰甲壳素，由自然界壳类的动植物外壳组分几丁质经过脱乙酰作用得到,化学名称为聚葡萄糖胺-（1,4）-2-氨基-β-D-葡萄糖。壳聚糖结构中有羟基和氨基，化学性质活泼。壳聚糖能发生水解、烷基化、酰基化、羧甲基化络合等多种化学反应,可衍生性好。

二、制备方法

特殊的是，壳聚糖可以直接从虾壳等生物材料中提取，随后进行改性处理，改性壳聚糖的制备方法取决于改性方法和使用用途，需视具体情况而定。

三、检验方法

纳米壳聚糖的定量检测主要针对壳聚糖质量检测，可以通过酸水解法、水合茚三酮法和酶联免疫法等方法进行检测；同时需要利用透射电镜等仪器对纳米壳聚糖的粒径进行分析。

四、抗微生物机制

纳米壳聚糖消毒作用取决于原始壳聚糖分子，主要机制包括：①带正电的壳聚糖粒子结合至带负电的微生物胞膜，使其通透性增加并裂解细胞；②壳聚糖可以络合金属，导致代谢酶失活；③对于真菌，壳聚糖穿透细胞壁和细胞核，结合DNA并抑制RNA合成。

五、杀灭微生物的类别

纳米壳聚糖对真菌、细菌繁殖体的杀灭效果好。

六、杀灭微生物效果

实验室鉴定对微生物的作用（杀灭、灭活、抑制）效果：纳米壳聚糖对于稻瘟病菌、灰葡萄孢菌的 EC_{50} 分别为 1.11 g/L、1.02 g/L；当作用剂量较高（>2 g/L）时，可抑制孢子产生；纳米壳聚糖可杀死多种革兰氏阳性菌和革兰氏阴性菌，MIC介于 20～1000 mg/L。

七、影响作用效果的因素和注意事项

影响作用效果的因素：微生物种类及浓度、纳米壳聚糖的分子量及聚合度、作用环境 pH、拮抗物（如脂质和蛋白质）。

八、毒理学安全性

纳米壳聚糖源自于生物大分子产生的壳聚糖，无生物毒性，但壳聚糖改性材料或掺杂壳聚糖的复合材料具有一定的生物毒性，需要视具体的改性物和复合材料而定。

九、应用范围（消毒对象）

主要应用于食品、医药、污水消毒。

十、应用方法

1. 用法

将纳米壳聚糖制成一定浓度的溶液，用以浸泡消毒。

2. 用量

2000 mg/L 的用量对各类细菌繁殖体，乃至孢子均具有一定的杀灭作用。

（杨慧萍）

参 考 文 献

艾丽思, 张宇, 林莉. 2014. 抗菌肽及其在口腔领域应用前景[J]. 中国实用口腔科杂志, 7(4): 204-208.

艾佑宏, 吴慧敏. 2006. 有机过氧化物性质和安全性评价[J]. 工业安全与环保, (3): 48-51.

安家驹. 2000. 实用精细化工辞典[M]. 2版. 北京: 中国轻工业出版社.

白亚娜, 程宁. 1996. 新型消毒洗洁精应用试验[J]. 兰州医学院学报, 22(2): 53-56.

包烈, 彭道兴. 1999. 碘伏稀释液在不同 pH 下稳定性的实验观察[J]. 中国现代应用药学杂志, 16(4): 32-34.

蔡练兵. 2009. 高纯硝酸银制备研究与生产实践[D]. 长沙: 中南大学.

蔡玲斐, 郑婷, 俞利平, 等. 2004. 克大克消毒液抗菌作用的研究[J]. 中国消毒学杂志, 21(4): 299-301.

蔡荣华, 张家凯, 高春娟. 2008. 溴氯海因杀生剂的合成研究[J]. 盐业与化工, 37(6): 9-12, 17.

蔡璇, 魏源源, 李然, 等. 2011. 饮用水化学消毒方法及其影响因素研究进展[J]. 卫生研究, 40(5): 660-663.

蔡忠林. 2010. 次氯酸盐消毒剂的特性及安全使用[J]. 化工安全与环境, (48): 14-15.

曹吉林, 李梦青, 谭朝阳, 等. 2005. 固体消毒剂过氧化尿素湿法合成[J]. 过程工程学报, (5): 517-520.

曹玉鑫, 刘立屏, 马静. 2000. 四种含氯消毒剂使用液的稳定度及实用性探讨[J]. 湖北预防医学杂志, (6): 26-27.

常春艳, 葛含光, 王利强, 等. 2016. 离子迁移谱快速测定食品中熏蒸剂溴甲烷[J]. 食品研究与开发, 37(14): 116-119.

常文军, 蔡全才, 徐荷, 等. 2004. 邻苯二甲醛消毒剂研究进展[J]. 中国消毒学杂志, 21(1): 67-69.

陈爱君, 汪晓琴, 郭彩霞, 等. 2002. 二氯异氰尿酸钠溶液喷洒地面对病室空气中细菌杀灭效果的研究[J]. 中国国境卫生检疫杂志, (4): 201-203.

陈安东, 吴兆伟, 余倩, 等. 2014. GC/MS 法同时分析液体制剂及口服液型保健品中 31 种防腐剂和抗氧化剂[J]. 质谱学报, 35(5): 438-445.

陈灿, 龚福春, 夏姣云, 等. 2018. 基于固体酸 HClO$_4$/SBA-15 催化的奥硝唑合成[J]. 精细化工, 35(4): 716-720.

陈昌, 侯艳梅, 赵祥平, 等. 1995. 用环氧乙烷和溴化甲烷对动物产品熏蒸消毒[J]. 天津畜牧兽医, 12(4): 14-15.

陈超森, 曾卓, 熊淑群. 2005. 喹诺酮类药物的研究进展[J]. 精细化工中间体, 35(5): 1-5.

陈春田, 李东力, 刘希真, 等. 2002. 3 种消毒剂对肠道致泻菌最小杀菌浓度的测定[J]. 中国消毒学杂志, (3): 45-47.

陈春田, 李东力, 王亚玉, 等. 2005. 两种消毒剂对食堂餐厨具消毒效果观察[J]. 解放军预防医
    学杂志, (6): 423-424.

陈惠珍, 张紫虹. 2005. 对氯间二甲苯酚复方消毒剂生物效应研究[J]. 中国消毒学杂志, 22(2):
    182-184.

陈佳, 李守英, 徐为然, 等. 2014. 一种邻苯二甲醛消毒剂的毒理学研究[J]. 中国消毒学杂志,
    31 (1): 100-101.

陈敏敏, 方岩雄, 张永成. 2003. 戊二醛的制备、应用情况及发展前景[J]. 广州化工, 31(4): 51-54.

陈明中, 吴心勤, 蔺红光. 2007. 过氧乙酸消毒液的毒理学评价[J]. 预防医学论坛, 13(4): 338-339.

陈强, 李清禄, 李建生, 等. 2005. 复方溴氯海因消毒剂中二甲基海因含量的高效液相色谱法测
    定[J]. 福建农业大学学报, 34(3): 353-356.

陈巧芝, 崔玉杰, 栗华, 等. 2009. 聚六亚甲基双胍复方消毒剂医院消毒应用研究[J]. 河北医药,
    31(6): 668-670.

陈荣凤, 薛广波, 顾春英, 等. 2001. 二溴二甲基乙内酰脲的消毒杀菌作用[J]. 疾病控制杂志,
    5(1): 15-17.

陈如, 刘宇平, 盛景焕, 等. 2009. 欧盟决定 2009/251/EC 与富马酸二甲酯[J]. 纺织导报, (11):
    23-28.

陈少萍, 陈卓辉, 陈佩珠. 2005. 口腔临床药物手册[M]. 广州: 华南理工大学出版社.

陈式一, 蓝才燕, 卢桂宁. 2002. 子弹消毒剂对细菌芽孢杀灭力及其毒性的试验观察[J]. 医学动
    物防制, (4): 187-188.

陈素良, 谢国伟. 2013. 含溴消毒剂的研究与应用[J]. 中国消毒学杂志, 30(9): 857-860.

陈泰尧, 沈伟, 朱仁义, 等. 2008. 过氧乙酸用于中央空调的消毒效果研究[J]. 中国消毒学杂志,
    25(4): 363-365.

陈为民, 徐显干, 肖贤明. 2006. 化学合成酸性电位水的消毒效果及其毒性试验[J]. 解放军预防
    医学杂志, 24(6): 402-404.

陈伟, 李忠义, 刘江秋, 等. 2003. β-丙内酯在 Vero 细胞 HFRS 疫苗中的应用[J]. 中国公共卫生,
    19(6): 669-670.

陈向楠. 2013. 水溶液中溴离子的测定方法研究[D]. 青岛: 中国海洋大学.

陈玉珍, 肖服兴. 2004. 异丙醇复合物洗手液对手消毒的效果监测[J]. 现代临床护理, 3(4):
    35-36.

陈越英, 陈文森, 谈智, 等. 2011. 隐形眼镜护理液杀菌效果影响因素研究[J]. 中国消毒学杂志,
    28 (2): 141-145.

陈越英, 吴晓松, 徐燕, 等. 2010. 两种醇类消毒剂对龟分枝杆菌杀灭效果观察[J]. 中国消毒学
    杂志, 27(5): 519-520, 523.

陈昭斌, 刘晓娟. 2014. 醛类消毒剂分析技术及其注意事项[J]. 中国消毒学杂志, 31(9): 973-977.

陈昭斌, 张朝武, 许欣, 等. 2006. 三种噬菌体对二氯异氰尿酸钠消毒剂抵抗力的比较[J]. 中华
    预防医学杂志, 4(1): 25-28.

陈昭斌, 张朝武. 2001. 消毒剂对真菌的杀灭作用[J]. 中华医院感染学杂志, 11(4): 318-320.

陈昭斌. 2017. 消毒学检验[M]. 成都: 四川大学出版社.

陈中建, 陈松, 王秀丽. 2010. 用 HPLC 法同时测定水杨酸间苯二酚火棉胶中水杨酸和间苯二酚含量[J]. 药学服务与研究, 10(2): 151-153.

程建民, 过良, 罗淑娟, 等. 2014. 一种丙酮加氢制异丙醇的分离方法: CN103772145A[P].

程爽. 2017. 高铁酸钾的制备及预氧化强化混凝效果研究[D]. 成都: 西南交通大学.

崔清晨, 孙秉一. 1993. 海洋化学辞典[M]. 北京: 海洋出版社.

崔树玉, 陈璐. 2011. 胍类消毒剂及其研究进展[J]. 中国消毒学杂志, 28(6): 749-751.

崔小明. 2002. 异丙醇的生产应用及市场分析[J]. 化工科技市场, (9): 12-16.

崔迎春, 乔卫红. 2009. 双胍盐杀菌剂的研究及应用进展[J]. 中国洗涤用品工业, (6): 68-71.

崔玉杰, 王宝品, 张继达, 等. 2008. 溴氯海因消毒片对游泳池水消毒效果及毒性试验研究[J]. 现代预防医学, 35(14): 2756-2757+2770.

崔玉杰, 张春长, 陈素良, 等. 2007. 聚六亚甲基双胍复方消毒剂杀菌性能试验观察[J]. 中国卫生检验杂志, 17(8): 1499-1501.

崔玉杰, 张春长, 姜霞, 等. 2009. 溴氯海因现场消毒效果应用研究[J]. 医学动物防制, 25(4): 258-259.

戴彦榛. 2002. 消毒药物的合理选择与应用[J]. 中国热带医学杂志, 2(4): 500-504.

邓洁. 2014. 硼酸消毒液促进糖尿病难愈性创面愈合的护理效用及相关机制初探[D]. 重庆: 第三军医大学.

刁佩德. 1993. 一种固体过氧戊二酸的制备方法: 中国, CN1067882[P]. 1993-01-13.

刁香. 2007. 富马酸二甲酯合成研究进展[J]. 精细石油化工进展, 8(5): 32-36.

丁晓静, 车宜平, 王颖, 等. 2008. 固相萃取-反相高效液相色谱法测定隐形眼镜护理液中聚胺丙基双胍[J]. 理化检验(化学分册), 44(4): 359-360, 363.

董非, 李爱萍, 杨彬, 等. 2012. 一种新型胍类消毒剂杀菌效果及毒性研究[J]. 中国消毒学杂志, 29(1): 25-27.

董士平, 曾曦, 龚晓忠, 等. 1989. 富马酸二甲酯的毒性研究[J]. 卫生研究, 18(4): 36-39.

董四平. 2014. 气相色谱法测定消毒液中对氯间二甲苯酚[J]. 中国卫生检验杂志, 24(1): 44-45.

董小峰, 高红梅, 张志成. 2005. 两种消毒剂在内镜消毒机上对内镜模拟现场消毒效果观察[J]. 中国消毒学杂志, 22(3): 286-287.

董晓庆, 饶景萍, 田改妮, 等. 2009. 草酸复合剂对苹果清洗效果及生理特征的影响[J]. 西北植物学报, 29(8): 1643-1648.

董以爱, 王文. 2007. 高锰酸钾的消毒作用与注意事项[N]. 山东科技报, 1 版.

杜艳媚, 王琳, 李小妮, 等. 2011. 西瓜细菌性果斑病带菌部位检测及种子处理研究[J]. 广东农业科学, 38(19): 121-123.

范鑫丽, 李南薇, 高苏娟, 等. 2016. 5 种杀菌剂对蜡样芽孢杆菌生物被膜的杀灭[J]. 食品工业, 37(7): 104-107.

方建龙, 吴亚西, 李新武. 2009. 氧化电位水空气消毒效果及影响因素研究[J]. 中国护理管理, 9(9): 68-71.

冯若飞, 樊得英, 韦鹏建, 等. 2011. β-丙内酯对脑心肌炎病毒灭活效果的试验[J]. 中国兽医杂志, 47(8): 19-21.

符成峰, 郑德权, 曾雄. 2016. 胃镜采用戊二醛和邻苯二甲醛消毒的效果比较[J]. 现代消化及介入诊疗, 21(4): 630-632.

付红艺, 金红, 余显书, 等. 2003. 食醋代替乳酸行物体表面消毒的实验研究[J]. 中国实用护理杂志, 19(11): 45-46.

付丽娟, 刘万忠. 2017. 过氧化氢消毒灭菌技术及设备的研究新进展[J]. 中国药师, 20(2): 340-344.

付旭锋, 李圆圆, 苏红巧, 等. 2014. 异噻唑啉酮类杀菌剂对黑斑蛙胚胎和蝌蚪的急性毒性[J]. 生态毒理学报, 9(6): 1097-1103.

甘永新, 苏伟东, 孙贵娟, 等. 2008. 二氯异氰尿酸钠与三氯异氰尿酸杀菌效果比较[J]. 中国消毒学杂志, (3): 257-258.

高会兴. 1999. 异噻唑啉酮防腐杀菌剂[J]. 中华纸业, (5): 60.

高建君, 张黎华. 2007. 低温蒸气甲醛灭菌的应用[J]. 中华医院感染学杂志, 17(2): 169-171.

高晓东, 胡必杰, 鲍容. 2017. 次氯酸消毒液对皮肤软组织感染常见病原体体外杀菌试验效果分析[J]. 中华医院感染学杂志, (8): 1714-1716.

高彦祥. 2012. 食品添加剂基础[M]. 2版. 北京: 中国轻工业出版社.

葛暕, 杨双双, 陈全战, 等. 2013. 金属-水杨酸及其衍生物的配合物的合成及抗真菌性能[J]. 生物学通报, (6): 50-54.

葛忆琳, 宦彭成. 1999. 过氧化氢的消毒作用及其应用[J]. 上海预防医学杂志, (11): 517-518.

耿显春. 2018. 常用抗真菌药及其在鸭、鹅疾病防治中的应用[J]. 疾病防治, (1): 56.

顾德鸿, 张慧贤. 1992. 医用消毒学[M]. 北京: 北京科技出版社.

顾福萍, 徐伯赢, 蒋培余. 2010. 常用消毒剂对多重耐药鲍曼不动杆菌杀灭效果的试验观察[J]. 现代预防医学, 37(16): 3136-3139.

顾改娣, 黄孜昂, 顾换娣, 等. 1994. 乳酸熏蒸消毒病房空气效果观察[J]. 中国消毒学杂志, (3): 187.

顾峥嵘, 陈晓, 翁蔚宗, 等. 2015. 次氯酸临床研究及使用进展[J]. 世界复合医学, 1(4): 336-339.

广州市质量检验协会. 2017. 化妆品中 2, 4-二氯苯甲醇的测定-高效液相色谱法[S]. ICS 71. 100. 70.

郭成林, 邹春萍. 2014. 过硼酸钠的生产及其用途[J]. 广东化工, 41(19): 131, 147.

郭惠元, 田治明. 2000. 喹诺酮类抗感染药物的合成与有关化学 [J]. 中国抗生素杂志, 25(5): 321-329.

郭睿劫, 王晓东. 1998. 高浓度碘伏的制备及其稳定性研究[J]. 中国消毒学杂志, 15(2): 70-72.

郭素梅, 李丽凤. 2017. 葡萄糖酸氯己定与聚维酮碘用于术前皮肤准备的效果比较[J]. 中国消毒学杂志, 34(7): 684-686.

郭彤, 许梓荣. 2004. 铜离子对引起仔猪腹泻的大肠杆菌 K88 杀菌机理的研究[J]. 中国预防兽医
　　学报, 26(2): 127-130.

郭学益, 田庆华. 2010. 高纯金属材料[M]. 北京: 冶金工业出版社.

国家药典委员会. 2015. 中国药典(2015 年版) [M]. 北京: 中国医药科技出版社.

国家药典委员会. 2000. 中华人民共和国药典[M]. 北京: 化学工业出版社.

韩晗, 李雪敏, 王爽, 等. 2017. 噬菌体作抗菌剂使用的安全性评价研究进展[J]. 江苏农业科学,
　　45(22): 18-23.

韩益华, 涂瀛. 1995. 过氧戊二酸对大肠杆菌噬菌体 f₂ 杀灭机理[J]. 中国公共卫生学报, 14(1):
　　39-40.

韩应琳. 1995. 溴类杀菌灭藻剂的研究现状[J]. 工业水处理, (2): 5-8.

韩友圻, 张敏丽, 陈添弥, 等. 1996. 紫外线与过氧化氢对甲型肝炎病毒协同灭活效果的实验观
　　察[J]. 中国消毒学杂志, (1): 2-6.

杭柏林, 吴胜杰, 李杰, 等. 2015. 几种消毒剂对青霉菌消毒效果的比较[J]. 河南科技学院学报,
　　(2): 43-45.

郝吉鹏. 2013. 铁钼法甲醇氧化制甲醛工艺及过程控制分析[J]. 化工技术与开发, 3(42): 58-61.

郝巧艳, 王金中, 陈文静. 2009. 奥硝唑的荧光光度法测定[J]. 南阳师范学院学报, 8(3): 50-52.

何东龙. 2015. 过氧化物的活化技术在泡腾药物制剂中的应用研究[D]. 石家庄: 河北科技大学.

何红振, 李韶峰, 于文杰. 2016. 过氧化尿素的合成及其应用研究进展[J]. 化学推进剂与高分子
　　材料, 14(4): 19-31, 43.

何鹏, 邱少辉, 郭玉芬, 等. 2010. 不同方法测定生物制品中硫柳汞含量的比较[J]. 中国生物制
　　品学杂志, 23(2): 199-202.

何其能, 孟昭赫, 付虬声, 等. 1988. 富马酸二甲酯对面包与糕点防霉效果的研究[J]. 消毒与灭
　　菌, 5(3): 119-122.

何元季. 2008. 制冷设备维修工简明实用手册[M]. 南京: 江苏科学技术出版社.

贺春良, 于文. 2007. PCMX 家用消毒液的开发应用及发展趋势//第 27 届[2007]中国洗涤用品行
　　业年会论文集[C].

洪麟, 洪传沪. 2004. 高效液相色谱法测定医用消毒洗手液中三氯生的含量[J]. 齐鲁药事, 23(5):
　　31-32.

侯玉凤, 周宇, 王爱玲, 等. 2017. 戊二醛-癸甲溴铵复合剂对大肠杆菌和金黄色葡萄球菌的杀菌
　　作用研究[J]. 中国兽药杂志, 51(9): 12-17.

候秀丽, 董海燕, 王淑凤, 等. 2003. 波斯特消毒剂杀菌效果及毒性研究[J]. 中国卫生检验杂志,
　　(3): 367-368.

胡长诚. 2005. 国内外过碳酸钠近年来发展综述[J]. 化学推进剂与高分子材料, (6): 9-12, 17.

胡长诚. 2011. 国内外过氧化氢制备与应用研发新进展[J]. 化学推进剂与高分子材料, 9(1): 1-9,
　　17.

胡国庆, 徐燕, 潘协商, 等. 2009. 邻苯二甲醛消毒剂杀菌效果及相关性能评价[J]. 中国公共卫生, 25(4): 468-469.

胡国庆. 2012. 消毒剂临床应用进展[J]. 中国护理管理, 12(7): 15-18.

胡慧琼, 潘海龙, 顾洁, 等. 2011. 2-苯氧乙醇对无细胞百日咳原液及无细胞百白破联合疫苗安全性及免疫原性的影响[J]. 中国生物制品学杂志, 10: 1165-1167.

胡凯弟, 住佳雯, 王兴洁, 等. 2016. HPLC-UV 法检测微生物降解体系中西维因含量[J]. 食品发酵工业, 42(11): 192-198.

胡立峰, 陈彬, 王凤. 2018. 我国环氧丙烷生产工艺现状及进展[J]. 山东化工, 47(4): 39-42.

胡联业. 2016. 养殖场常用消毒药简述[J]. 农技服务, 33(5): 197, 208.

胡显权, 张春静, 王兰净, 等. 2011. 过氧化丁二酸的制备方法: 中国, CN102093276A[P]. 2011-06-15.

胡扬根, 丁明武. 2005. 咪唑啉酮类杀菌剂的研究进展[J]. 华中师范大学学报(自然科学版), 39(4): 490-493.

胡英, 张旭, 王为黎, 等. 2008. 光触媒材料抗菌效果及其影响因素观察[J]. 中国消毒学杂志, 25(1): 7-9.

胡永成, 杨美玲, 张紫虹, 等. 2005. 对氯间二甲苯酚消毒洗手液的安全性评价[J]. 毒理学杂志, 19(3): 287.

黄大亮, 王永明, 杨永敏, 等. 2004. 碘消毒剂对空气熏蒸消毒效果的观察[J]. 中国消毒学杂志, 21(2): 116-117.

黄道望, 向红菊, 胡焰, 等. 2014. 壬基酚聚氧乙烯醚络合碘消毒液的研制及其效果和安全性评价[J]. 中国药房, 25(5): 416-418.

黄华军, 余裕娟, 奚星林, 等. 2005. 萃取-分光光度法快速测定酱油中硼酸含量[J]. 食品科学, (10): 176-178.

黄翔峰, 周军, 李杰, 等. 2005. 合流制雨水泵站溢流污水消毒试验研究[J]. 工业安全与环保, (7): 9-11.

黄育红, 林立旺, 陈路瑶, 等. 2014. 弱酸性次氯酸消毒液杀菌性能和腐蚀性的试验研究[J]. 预防医学论坛, 20(9): 691-692.

纪春, 张丽珍, 牛伟, 等. 2010. 三氯卡班研究现状与展望[J]. 山西农业科学, 38(10): 82-87.

贾汉东, 张秀丽, 何占航, 等. 2000. 稳定性高铁酸钾溶液杀菌效果的试验观察[J]. 中国消毒学杂志, 17(1): 29-31.

贾瑞忠, 黄清臻, 史慧勤, 等. 2013. 三氯异氰尿酸消毒烟雾剂现场消毒效果观察[J]. 中国消毒学杂志, (4): 311-312.

贾兴真, 张倩, 银燕, 等. 2017. 一种泡沫型苯扎氯铵手消毒剂杀菌效果及毒性观察[J]. 中国消毒学杂志, 34(8): 745-747.

贾妍艳, 谭建华, 徐晨, 等. 2014. 固相萃取-气相色谱-质谱法同时测定水中9种药品及个人护理用品[J]. 色谱, 3(32): 264-267.

江丹, 钟美, 刘翅. 2013. 一种洗衣机槽清洗剂的杀菌功效研究[J]. 广东化工, (13): 54, 32.

江焕波, 杨景勋, 汤光, 等. 1989. 硼酸溶液 中国医院制剂规范[M]. 天津: 天津科技翻译出版公司.

江永忠, 张清文, 黄晓波, 等. 1999. 有机酸复方消毒剂杀灭微生物作用与毒性的实验观察[J]. 中国消毒学杂志, 16(4): 201-204.

姜海洋. 2007. 五水硫酸铜结晶冷却过程的研究[D]. 天津: 天津大学.

姜立民, 林晓波, 高磊, 等. 2014. β-丙内酯对狂犬病病毒的灭活效果[J]. 国际流行病学传染病学杂志, 41(2): 137-139.

姜茗, 董建军, 张强, 等. 2015. 一种聚维酮碘消毒剂杀菌效果及相关性能的研究[J]. 中国消毒学杂志, 32(10): 975-977.

姜霞, 李月平, 郭金铭, 等. 2005. 二溴海因消毒剂消毒性能的试验研究[J]. 中国消毒学杂志, (4): 422-424.

蒋建江, 戚凤春, 胡艳灵, 等. 2012. β-丙内酯对甲型肝炎病毒的灭活效应[J]. 中国生物制品学杂志, 25(5): 529-530.

蒋琦, 丁峰. 2001. 三氯异氰尿酸合成[J]. 化学生产与技术, (4): 45-46.

蒋小良, 黄钧, 陈凯. 2013. 纺织品中富马酸二甲酯检测分析方法的研究进展[J]. 日用化学品科学, 36(7): 27-30.

金宁. 2015. 关于生活饮水中余氯的检测[J]. 中国卫生产业, (3): 31-32.

金亚琳, 金晶, 刘青娥. 2014. 淡紫拟青霉几丁质酶提取工艺的优化研究[J]. 安徽农业科学, 42(30): 10456-10458.

金于兰, 陈哲文, 马福容. 2005. 冷原子吸收法检测硫柳汞含量[J]. 中国生物制品学杂志, 18(9): 422-423.

鞠超, 甘勇, 孙洁. 2006. 高浓度过氧乙酸检测方法的改进[J]. 齐鲁药事, (7): 437-438.

赖发伟, 杨宁, 曾文明, 等. 2016. 氧化电位水对微生物杀菌效果研究[J]. 中国消毒学杂志, 33(7): 698-700.

赖发伟, 张潜, 杨宁, 等. 2014. 复方邻苯二甲醛消毒液相关性能研究[J]. 中国消毒学杂志, 31(10): 1034-1039.

赖红梅. 2011. 气相色谱法同时测定化妆品中苯甲醇、苯甲酸及其盐[J]. 中国卫生检验杂志, (8): 1894-1897.

雷昕. 2008. 浅析次氯酸钠的制备方法及其漂白原理[J]. 环保与节能, (1): 129.

雷招宝, 雷光远. 2009. 氯己定(洗必泰)的不良反应与合理应用[J]. 药学实践杂志, 27(6): 473-475.

冷向军, 李小勤, 王康宁, 等. 2005. 盐酸和碳酸氢钠对早期断奶仔猪胃酸分泌、消化酶活性和肠道微生物的影响[J]. 浙江大学学报(农业与生命科学版), (6): 788-792.

李蓓, 赵铱民, 杨聚才, 等. 2008. 比较纳米载银抗菌剂与纳米二氧化钛抗菌剂抗白色念珠菌性能的实验研究[J]. 临床口腔医学杂志, 24(2): 70-72.

李彩苋, 廖如燕. 2006. 溴氯海因消净剂杀灭微生物效果的试验观察[J]. 中国消毒学杂志, 23(1): 31-33.

李长青, 佟颖, 田佩瑶, 等. 2006. 邻苯二甲醛消毒剂杀菌性能及影响因素的研究[J]. 中国消毒学杂志, 23(3): 208-211.

李传秋, 王磊, 陈军. 2014. 环氧乙烷灭菌效果及残留量的实验研究[J]. 食品与药品, 16(1): 41-43.

李春爵. 1991. 抗感染新药-新喹诺酮类抗菌剂[J]. 广州医药, 2: 44-46.

李春梅, 钟晓祝. 2010. 一种苯扎氯铵消毒液杀菌效果观察[J]. 中国消毒学杂志, 27(4): 388-389.

李芳. 2009. 食品中二氧化硫的危害及检测方法[J]. 职业与健康, 25(3): 315-316.

李光明, 陆思伟, 郭凤鑫. 2006. 中国氧化锌标准[J]. 无机盐工业, 38(3): 58-59.

李红艳, 李凌飞, 许伟锋. 2016. 苯酚制备工艺研究进展[J]. 化工设计通讯, 42(8): 48-49.

李建芬. 2006. 二溴次氮基丙酰胺的合成及其在水处理方面应用[J]. 环境科学与技术, 29(2): 82-83, 120.

李静雅, 向晓明, 张小林. 2016. 阳离子表面活性剂协同增敏动力学光度法测定消毒液中过氧乙酸[J]. 中国消毒学杂志, 33(10): 939-941.

李俊英, 李天铎, 张庆思, 等. 2004. 聚硅氧烷季铵盐的合成及其抗菌性[J]. 日用化学工业, 34(3): 154-156.

李莉芝. 1992. 分光光度法测定过氧化物[J]. 无机盐工业, (3): 35-37.

李丽, 刘涛, 张凡华, 等. 2013. 大豆疫霉检疫熏蒸处理技术初探[J]. 植物检疫, 1: 21-24.

李临生. 1997. 戊二醛的物理性质及其在水溶液中的存在形式. 中国皮革[J]. 中国皮革, 6(1): 30-32.

李临生, 张京东, 张昌辉, 等. 2005. 消毒剂的应用[J]. 日用化学工业, (3): 179-183.

李美芳, 刘敏, 蔡锦雄. 2018. 电位滴定法同时进行碳酸氢钠制剂中碳酸盐检查和含量测定[J/OL]. 今日药学: 1-7. http: //kns. cnki. net/kcms/detail/ 44. 1650. R. 20180326. 1439. 030. html. [2018-04-22].

李梦耀, 杨婧晖, 钱会. 2007. 五氯苯酚测定方法研究进展[J]. 分析测试技术与仪器, 13(4): 285-290.

李妮妮, 于文. 2015. 聚六亚甲基胍类消毒剂性能及应用研究进展[J]. 日用化学品科学, (9).

李鹏飞, 张玉敏, 孙文娟, 等. 2011. 过氧戊二酸毒理学评价[J]. 中国公共卫生, 27(10): 1287-1288.

李秋霞, 刘新锋, 徐文辉, 等. 2014. 溴素资源提取技术研究进展[J]. 广州化工, 42(21): 24-25.

李淑琴, 边林秀, 李建国, 等. 2015. 氧化电位水消毒液毒理学评价[J]. 山西医药杂志, 44(14): 1614-1616.

李涛, 邱侠, 周铁生, 等. 2011. 低温蒸气甲醛灭菌方法及影响因素的研究[J]. 中国消毒学杂志[J]. 28 (4): 393-395.

李新武, 孙守宏, 李涛, 等. 1996. 酸化电位水对微生物的杀灭效果及其作用机理的初步研究[J].

中华流行病学杂志, (2): 95-98.

李雅丽, 胥传来. 2007. 喹诺酮类药物残留检测方法[J]. 食品科学, 11: 628-633.

李炎, 王妍彦, 赵斌秀, 等. 2011. 二氧化氯气体对空气和物体表面消毒效果的观察[J]. 中国卫生检验杂志, 21(5): 1143-1145.

李振林. 1996. 微生物学及检验技术[M]. 2版. 广州: 广东科学技术出版社.

李震宇, 李静, 杜吕佩, 等. 2012. 硼酸及硼酸酯类过氧化氢荧光探针的最新研究进展[J]. 中国科学: 化学, 42(12): 1683-1693.

历辉, 王金龙, 周再群. 2003. 次氯酸钠等4种鼻窦腔局部抗菌药的鼻粘膜纤毛毒性研究 [J]. 中国医院药学杂志, (3): 180-181.

荔霞, 刘永明, 齐志明, 等. 2010. 纳米铜毒性研究进展[J]. 动物医学进展, 31(8): 74-78.

郦和生. 1995. 异噻唑啉酮杀生剂及其分析方法[J]. 净水技术, (4): 40-42.

梁光江, 王延东, 叶成添, 等. 2010. 滴眼剂中几种常用抑菌剂的兔眼刺激性实验[J]. 中国药房, 21(21): 1964-1966.

梁建生. 2012. 季铵盐类消毒剂及其应用[J]. 中国消毒学杂志, 29(2): 129-131.

梁晓薇, 梅凌锋, 张春荣, 等. 2016. 组织培养条件下甘草种子休眠解除方法的优化[J]. 中国现代中药, 18(3): 339-342.

梁艳利, 张慧丽, 吴拥军. 2010. 光度法测定依达拉奉注射液中抗氧剂焦亚硫酸钠的含量[J]. 河南科学, 28(11): 1403-1404.

廖骏, 叶庆临, 王莉, 等. 2003. 八种消毒剂对埃尔托弧菌杀灭效果及应用研究[J]. 中国消毒学杂志, (3): 175-178.

廖如燕, 白静, 兰和森, 等. 2012. 环氧乙烷用于口岸集装消毒效果的研究[J]. 中国消毒学杂志, 29(6): 466-469.

林崇德, 姜璐, 王德胜. 1994. 中国成人教育百科全书·化学·化工[M]. 海口: 南海出版公司.

林军明, 王笑笑, 皮博睿, 等. 2013. 四种消毒剂对鲍曼不动杆菌杀灭效果的研究[J]. 中国消毒学杂志, (6): 508-510.

林立旺, 许能锋, 陈菁. 2007. 复方邻苯二甲醛的研制及消毒性能观察[J]. 中国消毒学杂志, 24(1): 21-25.

林野, 张权, 刘文政, 等. 2017. 气相色谱法快速测定生活饮用水中4种氯酚类化合物残留[J]. 微量元素与健康研究, 34(6): 54-56.

刘长令. 1999. 近几年开发的国外农药新品种[J]. 农药, 38(5): 45.

刘德峰, 蒋霞. 1999. 在洗碗机内用二氯异氰尿酸钠溶液消毒餐具效果观察[J]. 中国消毒学杂志, (3): 176-177.

刘继敏, 高贵军. 2014. 消毒剂的应用与发展前景探讨[J]. 医学动物防制, 30(12): 1353-1356.

刘建高, 姜朴, 陈贵秋, 等. 2006. 过氧乙酸消毒液空气消毒效果观察[J]. 实用预防医学, (3): 759-760.

刘江琴, 庄海旗, 陈志东, 等. 2003. 消菌清消毒液中水杨酸的分光光度测定[J]. 广东医学院学报, 21(6): 590-590.

刘兰英, 刘旭红, 胡琦, 等. 1996. 国产环氧乙烷的毒性及杀菌性能[J]. 甘肃科技, 12(5): 24, 27.

刘立平. 2012. 浓海水提溴方法及存在问题的研究[J]. 盐业与化工, 41(1): 38-40.

刘丽萍, 王芳. 2010. 碱性戊二醛消毒液用于口腔器械消毒的效果观察[J]. 中国消毒学杂志,
　　27(2): 215.

刘敏诚. 1985. 环氧乙烷对污染炭疽杆菌粮食消毒效果的观察[J]. 消毒与灭菌, 2(2): 96-98.

刘明稀, 郭振飞. 2012. 不同消毒方式对假俭草种子愈伤诱导的影响[J]. 草地学报, 20(2):
　　383-388.

刘青, 陈文锐, 吴宏中, 等. 2002. 气相色谱法测定化妆品中的防腐剂苯甲醇和苯氧基乙醇[J],
　　检验检疫科学, (1): 34-35.

刘清, 治洪, 郭宝岗. 2006. 纳米 TiO_2 毒性的试验研究[C]. 全国浆料和浆纱技术 2008 年会.

刘荣杰, 黄昌杭. 2000. 含氯消毒剂持续释放对农村井水消毒效果检测[J]. 中国消毒学杂志, (2):
　　110-112.

刘瑞, 张弘弛, 周凤, 等. 2015. 溶菌酶的反胶束提取条件优化[J]. 中国实验方剂学杂志, 21(20):
　　30-33.

刘瑞刚, 熊清平, 石莹莹, 等. 2016. 含钨分子筛催化环戊烯制备戊二醛的研究进展[J]. 化学研
　　究, 27(1): 128-134.

刘深, 吴建一, 蔡丽玲, 等. 2002. 高铁酸钾的合成及其应用[J]. 嘉兴学院学报, 14(3): 39-43.

刘顺良, 蔡大伟, 史宇翔. 2008. 复方次氯酸钠消毒剂用于口腔器械消毒的实验研究[J]. 中国消
　　毒学杂志, (2): 152-153.

刘涛. 2008. 硫酸铜生产工艺改进[D]. 兰州: 兰州大学.

刘桐, 唐慧琴, 张学华, 等. 2006. 镀铜碳纳米管的抗菌性研究[J]. 透析与人工器官, 17(4): 1-5.

刘喜宏. 2013. 浅谈煤制甲醇的前景与工艺流程[J]. 中国石油和化工标准与质量, 33(10): 22.

刘贤政, 智永春, 刘步升, 等. 1986. 过氧戊二酸杀菌影响因素的研究[J]. 消毒与灭菌, (4):
　　183-186.

刘贤政, 周青阳, 任清明, 等. 1997. 沈芳牌净水剂对微生物杀灭效果的实验观察[J]. 中国消毒
　　学杂志, (4): 46-47.

刘小娥, 王继红, 苏宝凤, 等. 2008. 聚醇醚碘消毒液杀菌效果及稳定性试验观察[J]. 现代检验
　　医学杂志, 23(6): 59-60.

刘晓娟, 陈昭斌. 2014. 二溴海因消毒剂杀灭微生物机制及其效果的研究新进展[J]. 中国消毒学
　　杂志, 31(7): 751-754.

刘晓庚, 2010. 富马酸二甲酯的毒性研究进展[J]. 中国粮油学报, 25(4): 116-120.

刘艳霞. 2004. 含氯消毒剂在国内医院消毒应用进展[J]. 中国消毒学杂志, (3): 266-267.

刘艳芝. 2013. 二氧化氯灭活水中肠道腺病毒 41 型及分子机理研究[D]. 长沙: 中南大学.

刘云, 马福莲, 周淑芬. 2013. 两种消毒剂对消化内镜消毒效果的对比性研究[J]. 中国消毒学杂
　　志, (8): 718-719.

卢永忠. 2007. 海洋源生物消毒剂的研究进展[J]. 中国消毒学杂志, 24(6): 557-559.

卢勇涛, 尹晓虹, 刘叔文. 2010. 复方硼酸含漱液局部用药的毒性研究[J]. 广东牙病防治, 18(5): 250-253.

卢勇涛, 尹晓虹. 2007. 复方硼酸含漱液急性毒性实验[J]. 广东牙病防治, (4): 179-180.

芦金荣, 周庆江, 莫莉蓉. 2003. 三氯生的合成[J]. 中国现代应用药学杂志, 20(6): 491-492.

鲁晓倩, 张超英. 2000. 二氯异氰尿酸钠杀灭嗜肺军团菌效果的研究[J]. 中国消毒学杂志. (4): 199-202.

陆婉英, 黄青山, 励俊. 2003. 生物消毒剂研究进展[J]. 中国消毒学杂志, 20(3): 231-233.

陆烨, 陆龙喜, 李晔, 等. 2015. 汽化过氧化氢对不同空间消毒效果观察[J]. 中华医院感染学杂志, 25(11): 2626-2628.

吕桂芹, 陈焕菊, 朱汉泉, 等. 2010. 紫外分光光度法对消毒剂中对氯间二甲苯酚含量的测定. 中国消毒学杂志, 27(3): 279-280.

吕小川, 王晓蕾. 1994. 分光光度法测定硫柳汞酊中硫柳汞的含量[J]. 中国医院药学杂志, 14(6): 273-274.

吕一欣, 吴安华, 黄昕, 等. 2006. 常用外科手消毒剂消毒效果评价[J]. 中国消毒学杂志, 2006, (3): 221-223.

罗 R C, 舍斯基 P J, 韦勒 P J. 2005. 药用辅料手册[M]. 北京: 化学工业出版社.

骆园园, 王厚照, 张玲. 2014. 苯扎溴铵对 ICU 内泛耐药鲍曼不动杆菌杀灭效果的研究[J]. 临床军医杂志, 42(8): 824-826.

马凌珂. 2010. 三倍体无子西瓜种子杀菌与引发技术研究[D]. 长沙: 湖南农业大学.

马贤坤, 车娟娟, 阳艳林. 2007. 癸甲溴铵溶液消毒性能的试验观察[J]. 山东畜牧兽医, 6: 9-10.

马雅敏. 2014. 西瓜种子细菌性果斑病菌检疫性消毒技术研究[D]. 长沙: 湖南农业大学.

马耀宏, 孟庆军, 杨艳, 等. 2015. 生物传感器对柠檬酸发酵过程中生化参数的快速测定[J]. 山东科学, 28(5): 49-53, 79.

马永, 郭伟鹏, 周锦祯, 等. 2014. 国产和进口柠檬酸消毒剂杀细菌芽孢效果的比较研究[J]. 海南师范大学学报(自然科学版), 27(4): 423-425.

梅博杰, 梁荣宁, 秦伟. 2017. 固体接触式聚合物敏感膜电位型传感器检测海水中碳酸根[J]. 分析试验室, 36(11): 1255-1258.

梅允福. 2000. 新型固体消毒剂、氧化剂过氧化尿素的制备和应用[J]. 浙江化工, (1): 17-19.

孟范平, 侯杰. 2008. 溴素提取生产技术研究进展[J]. 杭州化工, 38(4): 10-13.

孟玲宇, 董国力. 2013. 消毒防腐剂的作用特点与影响因素[J]. 中国保健营养, 23(1): 505.

米丽娟. 2016. 三氯生消毒相关性能研究进展[J]. 中国消毒学杂志, 33(1): 76-79.

明恒磊, 于颖, 刘杰, 等. 2012. 发酵液乳酸含量测定法中 EDTA 络合滴定钙指示剂的改进[J]. 食品工业科技, 33(9): 387-389, 397.

宁培勇, 丁津华, 沈芃, 等. 2011. 二溴海因消毒剂与普通洗衣液对织物消毒效果试验观察[J]. 中国消毒学杂志, 28(3): 270-271.

潘寒姁, 谢芳, 王姣, 等. 2015. 碳酸氢钠与抗坏血酸复合处理对鲜切苹果褐变和品质的影响[J]. 中国农业大学学报, 20(2): 114-123.

彭博, 郭中敏, 陆家海. 2012. 人工合成抗菌肽的常用方法及应用前景[J]. 中国抗生素杂志, 37(3): 176-183.

彭东, 王吉坤, 马进, 等. 2011. 国内外高锰酸钾制备方法概述[J]. 中国锰业, 29(3): 10-12.

齐佩瑾, 王宇, 龚怡, 等. 2017. 18 款市售儿童化妆品防腐体系调查研究[J]. 日用化学品科学, (10): 39-43.

齐淑波. 2014. 畜禽常用的酸、碱类消毒药及其使用注意事项[J]. 养殖技术顾问, (2): 221.

钱万红, 王忠灿, 吴光华. 2008. 消毒杀虫灭鼠技术[M]. 北京: 人民卫生出版社.

钱万红, 王忠灿, 吴光华. 2010. 实用消毒技术[M]. 北京: 人民卫生出版社.

乔广浩, 刘欣. 2010. 杀虫剂西维因毒性及雌激素活性进展研究[J]. 环境科学与技术, 33(2): 99-105.

乔瑞芳, 仪民 仪慧兰. 2015. 焦亚硫酸钠对酵母细胞的毒性作用[J]. 食品科学, 36(21): 10-14.

秦钰慧, 郭润荣, 刘景兰, 等. 1989. 富马酸二甲酯的毒性和致突变性研究[J]. 卫生研究, 18(4): 36-39.

邱静, 张静涛. 2004. 复方氯己定消毒湿巾杀菌效果试验观察[J]. 中国消毒学杂志, (2): 59-61.

邱凯. 2010. 氯己定类消毒剂的研究进展[J]. 中国消毒学杂志, (4): 460-462.

邱立军, 沈芄, 李景琴, 等. 1998. 消毒剂氯羟二苯醚性能的试验观察 [J]. 中国消毒学杂志, 15(2): 70-73.

曲建全, 曲静, 宋晓红, 等. 2010. 0.2%苯扎溴铵溶液消毒效果验证[J]. 食品与药品, 12(11): 430-432.

曲显恩. 2005. 含氯消毒剂的性能与应用[J]. 中国氯碱, (1): 19-23.

渠坤丽, 徐永平, 李振, 等. 2017. 提高噬菌体裂解酶抗菌活性的研究进展[J]. 微生物学杂志, 37(1): 88-93.

全国纳米技术标准化技术委员会. 2017. 含纳米银材料银离子释放量的测定（滤膜法）国家标准[S]. 中国科学院.

全国纳米技术标准化技术委员会. 2017. 含银纳米颗粒生物组织样品中银含量测定（电感耦合等离子体质谱法）国家标准[S]. 中国科学院.

权伍荣, 杨咏洁, 李官浩. 2011. 食品防腐剂焦亚硫酸钠对小鼠的蓄积毒性研究[J]. 江苏农业科学, 39(2): 441-442.

任娟清. 2012. 实用药物手册[M]. 济南: 山东科学技术出版社.

任清明, 刘贤政. 1993. 过氧戊二酸餐具浸泡消毒试验观察[J]. 解放军预防医学杂志, (1): 43-44.

任哲, 王长德, 蒋莉, 等. 2008. 对氯间二甲基苯酚复方消毒剂杀菌影响因素研究[J]. 中国消毒学杂志, 25(4): 344-346.

任哲, 魏秋华, 饶林, 等. 2015. 过氧化氢汽雾消毒机对不同材料表面的细菌杀灭效果研究[J]. 中国消毒学杂志, 32(3): 214-216.

戎毅, 徐燕, 谈智, 等. 2004. 一种复合消毒液杀菌效果及影响因素的试验观察[J]. 中国消毒学杂志, 21(2): 102-104.

单芙蓉, 陆俊, 张永龙, 等. 2017. 铁钼法甲醇氧化制甲醛国产催化剂工业化应用探索[J]. 数码设计, 6(5): 29-30.

山崎真司, 新井英夫, 山野胜次, 等. 1995. 关于环氧丙烷熏蒸剂[J]. 中国博物馆, 1: 86-91.

尚素芬, 蒋守规. 1995. 一氯酚三氯酚和五氯酚的高效液相色谱测定方法[J]. 河北大学学报(自然科学版), 15(4): 37-41.

邵宏宏, 周向阳, 周秀锦, 等. 2011. 离子色谱法测定食品中的硼酸盐[J]. 现代科学仪器, (4): 50-52.

邵金良, 黎其万, 刘宏程, 等. 2011. 高效液相色谱法测定蔬菜中8种氨基甲酸酯类农药残留[J]. 现代食品科技, 27(7) : 856-860, 869.

沈国良, 唐丽华. 2002. 利用己二酸副产物制取过氧化丁二酸[J]. 石化技术与应用, (6): 375-377, 365.

沈芃. 2003. 含氯消毒剂杀菌性能应用研究进展[J]. 医学动物防治, 19(11): 693-695.

沈芃. 2014. 溶菌酶抗菌作用及其在防控医院感染中的应用[J]. 中国消毒学杂志, (10): 1089-1091.

沈伟, 叶虹, 夏立人. 1992. 消毒剂百毒杀性能的实验室研究[J]. 中国消毒学杂志, 9(3): 158-162.

宋金武, 阙绍辉. 2014. 消毒剂中邻苯二甲醛含量测定方法比较[J]. 中国卫生检验杂志, 5(24): 630-632.

苏芳, 顾明广, 冯献起, 等. 2013. 碘制备方法进展[J]. 化学工程与装备, 23(3): 325-328.

苏琦, 孙燕, 李治. 2010. 抗菌肽对细菌胞内杀伤作用的分子机制[J]. 中国生物制品学杂志, 23(3): 325-328.

苏伟东, 卢桂宁, 陆武韬, 等. 2009. 聚胺丙基双胍消毒剂杀菌性能及毒性研究[J]. 中国消毒学杂志, 26(4): 385-388.

孙博, 范立民, 裘丽萍, 等. 2015. 二溴海因作用罗非鱼产生的溴离子残留及消解研究[J]. 安全与环境学报, 15(4): 309-312.

孙成斌. 2006. 溴水和溴的四氯化碳溶液的特性与应用[J]. 黔南民族师范学院学报, (6): 15-16, 57.

孙佳玲, 郭美玲, 李晓琴, 等. 2016. 高锰酸钾杀菌效果的研究[J]. 中国卫生产业, 12(29): 155-156.

孙廷丽, 施庆珊, 欧阳友生, 等. 2009. 过氧化氢诱导酿酒酵母细胞膜透性和组成的变化[J]. 生物工程学报, 25(12): 1887-1891.

孙晓青, 王彤, 王粟明. 2017. 化妆品中防腐剂的特性与法规沿革[J]. 管理法规, 40(2): 26-30.

孙新民, 鲍海, 张湘, 等. 1990. 过氧戊二酸对血凝板浸泡消毒的试用效果[J]. 中国消毒学杂志, 7(2): 114-115.

孙轶, 吴青. 2001. 焦亚硫酸钠及其生产工艺[J]. 上海化工, (12): 16-18.

孙重阳, 许燕红, 陈翮. 2016. 高锰酸钾及其性质系列实验的探究[J]. 化学教学, (9): 68-71.

谈智, 徐燕, 吉钟山, 等. 2007. 八种化学消毒剂对黑曲霉菌杀灭效果的研究[J]. 中国消毒学杂志, 24(1): 41-43.

谭晓军, 王党生. 2005. 富马酸二甲酯的合成和应用[J]. 饲料工业, 26(8): 50-51.

汤京龙, 奚廷斐. 2008. 纳米银生物安全性研究[J]. 生物医学工程学杂志, 25(4): 958-961.

汤庆国, 王雪峰, 沈上越, 等. 2005. 金属离子抗菌剂的抗菌效果及应用研究[J]. 环境与健康杂志, 22(2): 158-160.

汤秀华, 马燮, 羊毛措. 2009. 微波法制备过氧化尿素[J]. 化学工业与工程技术, 30(3): 1-3.

唐春萍, 江涛, 周玉珍. 2007. 复方硼酸含漱剂抗炎、镇痛、抑菌作用的研究[J]. 广东药学院学报, 23(1): 44-46.

唐小兰, 陆武韬, 李凤文, 等. 2006. 三氯异氰尿酸消毒片杀菌效果与毒性试验观察[J]. 中国消毒学杂志, (2): 124-126.

田富饶, 王旭强, 郑瀚. 2011. 高效液相色谱-紫外检测器法测定化妆品中的苯甲醇[J]. 化学分析计量, (5): 63-65.

田靓, 朱仁义, 沈伟, 等. 2013. 酶类消毒剂应用研究进展[J]. 中国消毒学杂志, (3): 247-251.

田佩瑶, 彭国克, 李洁, 等. 2003. 紫外分光光度法快速测定消毒剂中三氯生含量[J]. 中国消毒学杂志, 20(1): 62-63.

田庆伟, 李袭丽, 商瑞明, 等. 1996. 富马酸二甲酯慢性毒性与致癌性研究[J]. 癌变·畸变·突变, 8(6): 349-353.

田英, 陈国章, 刘传爱, 等. 1994. 聚氧乙烯脂肪醇醚-碘的杀菌效果及影响因素的观察[J]. 衡阳医学院学报, 22(3): 255-258.

田英, 陈国章, 刘传爱, 等. 1994. 消毒洗涤剂聚氧乙烯脂肪醇醚-碘的消毒效果观察[J]. 衡阳医学院学报, 22(2): 164-165.

田中正喜, 山谷正明. 1984. 织物用抗菌整理剂[P]. 日本公开特许公报, 昭 59-223372, 1984-12-15.

佟颖, 安伟, 邓小虹. 2011. 醛类消毒剂及其发展[J]. 中国消毒学杂志, 28(5): 611-612.

童俊, 方敏, 臧道德, 等. 2010. 离子色谱法测定水中典型的消毒副产物和溴离子[J]. 净水技术, 29(5): 50-52.

涂瀛. 1992. 真菌的杀灭[M]. 中国医学百科全书(消毒杀虫灭鼠分册). 上海: 上海科技出版社.

万素英, 赵亚军, 李贵深, 等. 1991. 富马酸二甲酯(DMF)的合成、杀菌活性及其应用[J]. 河北农业大学学报, 14(3): 107-114.

汪川, 余倩, 刘衡川, 等. 2004. 异噻唑啉酮类衍生物抑菌及防腐效果的研究[J]. 中国公共卫生, 20(11): 1329-1330.

汪海峰, 鞠兴荣, 黄凯云. 2005. 高效液相色谱测定疫苗中硫柳汞, 理化检验-化学分册, 41(11): 743-745.

汪明明. 2012. 氧净牌家居洁净氧颗粒消毒效果的研究[D]. 长沙: 中南大学.

王岙, 于文海, 白梅, 等. 2006. 高效液相色谱法测定消毒产品中三氯生[J]. 中国消毒学杂志, 23(6): 551-552.

王必翔, 周万明. 2011. 高中有机实验中的溴试剂[J]. 化学教学, (9): 47-48.

王斌, 李健, 刘淇, 等. 2008. 癸甲溴铵对褐牙鲆的急性毒性及抑菌试验[J]. 海洋水产研究, 29(1): 12-19.

王冰姝, 王雅静, 陈惠珍, 等. 2013. 一种过氧化氢消毒剂的杀菌效果及金属腐蚀性试验观察[J]. 中国消毒学杂志, 30(12): 1114-1115, 1118.

王炳玲, 吴冬梅, 陈宇炼, 等. 2012. 溴甲烷生产过程中职业性有害因素的识别与评价[J]. 中国卫生工程学, 11(2): 100-103.

王长德, 姚楚水, 杨燕, 等. 2005. 一种碘伏消毒液杀菌效果及相关性能试验观察[J]. 中国消毒学杂志, 22(4): 371-373.

王超, 张青, 王星. 2007. 化妆品中甲基异噻唑啉酮及其氯代物的高效液相色谱测定法[J]. 环境与健康杂志, 24(6): 449-450.

王大全. 1998. 精细化工辞典[M]. 北京: 化学工业出版社.

王峰. 1994. 试验室制备氯气方法的讨论[J]. 邢台师专学报(自然科学版), (2): 52-53.

王凤书. 2007. 消毒剂及杀灭微生物效能研究现状[J]. 医学理论与实践, 20(6): 657-659.

王桂亭, 宋艳艳, 王志玉, 等. 2005. 双氧胍复合消毒湿巾抑菌效果的实验研究[J]. 中国消毒学杂志, (2): 189-190.

王国庆, 崔英德. 1999. 烧碱法漂粉精生产工艺研究. 广东工业大学学报, (1): 47-50.

王国庆, 刘衡川, 张朝武, 等. 2000. 氯羟二苯醚杀灭微生物效果及其影响因素研究[J]. 中国消毒学杂志, 17(4): 207-210.

王海清, 肖辉, 朱上翔, 等. 2008. 银离子皮肤消毒剂的杀菌效果与毒性试验观察[J]. 中国消毒学杂志, 4(25): 347-349.

王佳媚, 章建浩. 2016. 不同作用条件对纳米二氧化钛光催化抑菌效果的影响[J]. 江西农业学报, 28(11): 54-58.

王金强, 刘爱欣, 伊雪范, 等. 2017. 血透机专用次氯酸钠消毒液性能观察[J]. 中国消毒学杂志, (11): 1011-1013.

王金涛. 2013. 异噻唑啉酮衍生物的抑菌活性研究[D]. 大连: 大连理工大学.

王康, 张金梅, 张晨. 2012. 二溴海因危险性试验研究[J]. 中国安全生产科学技术, 8(8): 84-87.

王磊, 武绍峰, 顾学斌. 2015. 异噻唑啉酮类杀菌剂的应用研究[J]. 工业微生物, 45(5): 60-64.

王玲, 刘起展, 冷红英, 等. 2013. 不同种类手消毒剂对脊髓灰质炎病毒灭活效果的实验观察[J]. 中国消毒学杂志, 30(2): 106-107, 109.

王玲, 戎毅, 冷红英, 等. 2012. 有机物对次氯酸钠消毒液杀菌效果的影响[J]. 中国消毒学杂志, (1): 15-17.

王玲, 徐燕, 张伟, 等. 2017. 邻苯二甲醛对消化内镜模拟现场消毒效果观察[J]. 中国消毒学杂志, 34(1): 9-11.

王书杰, 张宇. 2007. 银离子消毒剂的杀菌作用、机制、影响因素及应用[J]. 中国感染控制杂志, 6(3): 214-216.

王淑芳, 柳秋玮. 2004. 剖宫产术中应用碘酊消毒宫腔效果观察[J]. 现代预防医学, (6): 898.

王淑萍, 葛绘虹. 2015. 碘伏碘浓度快速简易测定试纸的研究[J]. 医疗卫生装备, 36(2): 161.

王邃, 陶艳玲, 陈丹峰, 等. 2009. 胍类消毒剂的制备、性能与应用[J]. 广东化工, 36(9): 58-61.

王天军, 彭伟, 王瑜, 等. 2012. 工业防腐剂应用手册[M]. 北京: 化学工业出版社.

王嵬, 吴晓松, 孙巍, 等. 2012. 一种单方双长链季铵盐消毒剂性能的研究[J]. 中国卫生标准, 3(4): 32-35.

王伟涛, 姚敏, 马养民, 等. 2014. 氧气直接氧化苯制备苯酚[J]. 化工进展, 26(10): 1665-1672.

王向辉, 贺永宁, 盘茂东, 等. 2008. 异噻唑啉酮类衍生物的合成及应用研究进展[J]. 海南大学学报(自然科学版), 26(4): 372-377.

王晓, 赖发伟, 杨宁, 等. 2013. 柠檬酸与热力协同消毒作用相关性能试验研究[J]. 中国消毒学杂志, 30(1): 6-8.

王晓蕾, 谈智, 徐燕, 等. 2006. 二溴海因消毒粉消毒性能的试验研究[J]. 中国消毒学杂志, 23(2): 150-152.

王孝华, 聂明. 2011. 纳米氧化锌制备的新进展[J]. 化工新型材料, 39(3): 16-18.

王妍彦, 赵斌秀, 班海群, 等. 2012. 三种不同光源激发空气消毒器中纳米二氧化钛丝网的空气消毒效果观察[J]. 中国卫生检验杂志, 22(1): 64-65.

王岩, 宋聚忠, 王吉力, 等. 1988. 过氧戊二酸致突变研究[J]. 消毒与灭菌, (1): 36-38.

王衍德, 黄昌和. 2010. 复方三氯异氰尿酸消毒剂消毒性能的研究[J]. 中国消毒学杂志, 27(4): 415-416+419.

王燕, 蔡玲, 杨菊兰, 等. 2013. 异丙醇复合消毒湿巾对体检器械的消毒效果评价[J]. 中华医院感染学杂志, 23(16): 4014-4015.

王一梅, 刘德丰, 许慧琼, 等. 2016. 弱酸性次氯酸水溶液用于口腔综合治疗台水路消毒的效果观察[J]. 中国消毒学杂志, (11): 1041-1043.

王银屏, 马菲, 刘贤政, 等. 2005. 过氧丁二酸消毒液杀灭微生物效果的研究[J]. 沈阳部队医药, (4): 246-248.

王银屏, 马菲, 刘贤政. 2006. 过氧丁二酸消毒液杀菌效果的试验研究[J]. 中国消毒学杂志, (1): 27-29.

王银屏, 年春志, 关玉华, 等. 2003. 多功能消毒湿巾治疗真菌性皮肤病的效果观察[J]. 沈阳部队医药, (2): 101-102.

王颖, 赵海燕, 刘丽萍. 2005. 反相液相色谱法测定消毒剂中的对氯间二甲苯酚[J]. 中国卫生检验杂志, 15(9): 1102-1103.

王永春. 2010. 顶空气相色谱法测定食品中溴甲烷的含量[J]. 分析仪器, (6): 34-36.

王勇军. 2013. 高铁酸钾的制备及应用领域[J]. 中国氯碱, (1): 45-46.

王友升, 朱昱燕, 董银卯. 2007. 化妆品用防腐剂的研究现状及发展趋势[J]. 日用化学品科学,

(12): 15-18.

王玉辉. 2011. 酶抑制法检测有机磷农药[D]. 杭州: 浙江师范大学.

王玉玲, 郭学平, 刘爱华, 等. 2014. 2,4-二氯苄醇消毒性能研究[J]. 食品与药品, 16(2): 103-105.

王箴. 2005. 化工辞典[M]. 4 版. 北京: 化学工业出版社.

王臻, 沈伟, 侯立光, 等. 2009. 双链季铵盐对物体表面消毒效果的应用研究[J]. 中国消毒学杂志, 26(6): 624-626.

王铮, 沈文彬, 张浩天. 2013. 噬菌体裂解酶作为抗菌药物的研究进展[J]. 上海交通大学学报(医学版), 33(3): 368.

韦明肯, 李长秀, 赖洁玲. 2011. 二氧化氯对细菌 DNA 作用的观察[J]. 现代预防医学, 38(22): 4681-4683, 4686.

魏冬暖. 2013. CIP 清洗酸碱液浓度与电导率的对应关系[J]. 啤酒科技, (6): 51.

魏兰芬, 潘协商, 倪娜, 等. 2016. 聚维酮碘杀灭金黄色葡萄球菌效果与浓度的关系[J]. 中国消毒学杂志, 33(10): 948-950.

魏清培. 2005. 常用小化工产品生产指南-二[M]. 广州: 广东科技出版社.

魏文华. 2011. 高效液相色谱法测定消毒剂和卫生护理用品中的对氯间二甲苯酚[J]. 中国卫生检验杂志, 20(2): 323-324.

乌云达来, 郝建雄, 刘海杰, 等. 2013. 氧化电位水对两种严重致病性畜禽病毒灭活效果的研究[J]. 中国消毒学杂志, 30(12): 1111-1113.

吴红菱. 1994. 2-甲基-异噻唑啉酮和 5-氯-二甲基异噻唑啉酮的合成研究[J]. 同济医科大学郧阳医学院学报, 13(1): 37-41.

吴静. 2016. 复方硼酸含漱液的药理毒理学研究[J]. 中国实用医药, (8): 287-289.

吴礼龙, 邓昉. 2003. 含氯消毒剂[J]. 中国兽药杂志, (1): 45-47.

吴蒙, 陆海荣, 黄青山. 2016. 金黄色葡萄球菌噬菌体裂解酶 Ply187 的 CHAP 结构域的表达及抗菌活性分析[J]. 生物技术通报, 32(9): 232-238.

吴世敏, 印德麟. 1999. 简明精细化工大辞典[M]. 沈阳: 辽宁科学技术出版社.

吴素芳, 成西涛, 孙群宁, 等. 2010. 一种测定邻苯二甲醛含量的新方法[J]. 应用化工, 39(5): 773-774.

伍绍文. 2011. 二氧化氯生产方法综述[C]. 全国制浆造纸行业国产二氧化氯装备及节能减排新技术应用推介会论文集.

伍小明, 李明. 2017. 过氧乙酸的生产和应用研究进展[J]. 精细与专用化学品, 25(4): 25-28.

武锤, 李建国, 李学敏, 等. 2006. 二氯异氰尿酸钠的毒性试验观察[J]. 中国消毒学杂志, (2): 110-112.

习海玲, 赵三平, 周文. 2013. 基于过氧化物的消毒技术研究进展[J]. 环境科学, 34(5): 1645-1652.

席磊, 王永芬, 石志芳, 等. 2015. 复合益生菌生物消毒剂的制备及其在肉鸭生产中的应用[J]. 西北农林科技大学学报(自然科学版), 43(7): 41-48.

夏海民, 孙斌, 冯新星. 2010. 无机抗菌剂的分类、应用及发展[J]. 纺织导报, (6): 115-117.

夏娴, 樊林科, 刘燕玲, 等. 2016. 汽化与雾化过氧化氢两种方法对病房消毒效果比较[J]. 中国消毒学杂志, 33(10): 970-972.

夏芝璐, 丁晟, 谌乐礼, 等. 2009. 水杨酸消毒粉急性毒性和致突变的实验研究[J]. 中国卫生检验杂志, 19(11): 2514-2515.

项大实, 杜长泰, 刘贵宾, 等. 1986. 次氯酸钠溶液对家畜、禽传染病病原体消毒效果试验[J]. 禽畜刊, (1): 56-60.

肖璜, 王似锦, 周发友, 等. 2016. 硼类化合物在滴眼剂中抑菌效力的探讨[J]. 微生物学杂志, 36(4): 58-61.

肖梅. 2003. 甲酚生产现状与发展趋势[J]. 化工中间体, (10): 8-12.

谢小保, 李文茹, 袁英姿, 等. 2010. 纳米银对金黄色葡萄球菌的抑制及其作用机制[C]. 雪莲杯功能性纺织品及纳米技术应用研讨会.

谢小保, 李文茹, 曾海燕, 等. 2008. 纳米银对大肠杆菌的抗菌作用及其机制[J]. 材料工程, (10): 106-109.

谢志毅, 汪涓, 莫晓丽, 等. 2010. 一种复方胍类消毒剂杀菌效果及毒性观察[J]. 中国消毒学杂志, 27(1): 42-44.

星火. 1990. 饲料防腐剂配方[J]. 河南科技, (5): 34.

徐共和, 李自立. 2000. 次氯酸钙溶液对蛋制品的消毒效果[J]. 中国兽医科技, (7): 38-40.

徐金荣, 陈忠明. 2005. 高效液相色谱-荧光检测法测定环境样品中的过氧化物[J]. 色谱, (4): 366-369.

徐晋康, 田长青. 1980. 农药西维因的毒性研究[J]. 卫生研究, 9(1): 85-90.

徐庆华. 2012. 含碘消毒剂及其应用技术[J]. 中国消毒学杂志, 29(4): 316-318.

徐寿昌. 1982. 有机化学[M]. 北京: 人民教育出版社.

徐文玉. 1978. 常用杀菌剂的杀菌机制[J]. 微生物学通报, (4): 43-44.

徐贤泽, 王汉敏, 何谦. 1995. 高锰酸钾杀菌效果的试验观察[J]. 中国消毒学杂志, 12(4): 251-251.

徐艳丽. 2011. 高效液相色谱法测定消毒剂中对氯间二甲苯酚的含量[J]. 化学分析计量, 20(6)：62-63.

徐燕, 陈越英, 谈智, 等. 2006. 三种消毒剂对大肠杆菌 F2 噬菌体灭活产果的实验研究[J]. 中国消毒学杂志, (4): 285-288.

徐燕, 孙巍, 吴晓松. 2013. 环氧乙烷灭菌技术应用与发展[J]. 中国消毒学杂志, 3(2): 146-151.

徐燕, 王玲, 谈智, 等. 2005. 复方过氧化氢消毒剂杀灭微生物效果的试验研究[J]. 中国消毒学杂志, (4): 361-364.

徐永利, 左伯军, 邓仰杰. 1999. 一种新颖杀菌剂 RPA-407213[J]. 世界农药, 21(5): 59-60.

徐章煌, 黄锦霞, 李焰, 等. 1994. 1, 3-二溴-5, 5-二甲基乙内酰脲的合成[J]. 化学试剂, (5): 307-308, 311.

徐振娜, 王丙云, 计慧琴, 等. 2012. 四种消毒剂对 H3N2 猪流感病毒杀灭效果的研究[J]. 黑龙江畜牧兽医, 7: 134-136.

许崇辉, 刘慧智, 温巧玲, 等. 2013. 戊二醛遗传毒性研究[J]. 检验检疫学刊, 23(1): 7-10.

许海燕, 郭花. 2016. 纳米银材料的安全性评价与管理规范现状初探[J]. 中国材料进展, 35(1): 36-39.

许延峰. 2002. 二氯异氰尿酸钠的生产与应用[J]. 中国氯碱, (2): 28-31.

薛长安, 王娟珍, 王旭冕, 等. 2013. 三种消毒剂的灭活效果及其消毒副产物分析[J]. 供水技术, 7(2): 16-17.

薛广波. 2002. 现代消毒学[M]. 北京: 人民军医出版社.

薛广波. 2008. 灭菌·消毒·防腐·保藏 [M]. 2 版. 北京: 人民卫生出版社.

薛广波. 2012. 现代消毒学进展[M]. 北京: 人民卫生出版社.

薛广波. 2013. 传染病消毒技术规范[M]. 北京: 中国质检出版社, 中国标准出版社.

胭苒. 2006. 高锰酸钾消毒浓度[N]. 时间·卫生与生活报, 1-1.

闫雪莹, 杨淋清, 吴德生, 等. 2017. 三氯异氰尿酸对斑马鱼胚胎及幼鱼的发育毒性[J]. 中国药理学与毒理学杂志, (7): 736-741.

颜零, 孙纪东. 1985. 高锰酸钾溶液灌胃的法医毒理学研究[J]. 法医学杂志, (1): 28-32.

杨光辉, 黄静. 2004. 化学物质与杀菌、消毒[J]. 化学教育, (8): 4-6, 27.

杨华明, 易滨. 2008. 现代医院消毒学[M]. 北京: 人民军医出版社.

杨健, 高军, 张庆义, 等. 2010. β-丙内酯含量气相色谱检测方法的建立及其水解情况分析[J]. 中国生物制品学杂志, 23(3): 323-324, 332.

杨娟, 刘永龙, 林芮, 等. 2016. 几种常用防腐剂对日化产品中腐败微生物抑制效果研究[J]. 工业微生物, (4): 34-37.

杨丽俊, 郭玲, 李靖, 等. 2010. 三氯异氰尿酸用于口腔模型制备消毒效果观察[J]. 中国消毒学杂志, (16): 4018-4020.

杨明发, 陈方才, 郑景山, 等. 1997. 溴化甲烷熏蒸集装箱消杀灭效果实验研究[J]. 中国国境卫生检疫杂志, 3: 129-132.

杨向东, 李秀燕, 王菊花, 等. 2013. 次氯酸的制备和分析[J]. 氯碱工业, 49(10): 31-32.

杨艳伟, 朱英. 2011. 戊二醛消毒剂及其分析方法研究进展[J]. 中国消毒学杂志, 28(5): 615-617.

杨艳伟, 朱英. 2015. 消毒剂氯己定及其检测方法研究进展[J]. 中国消毒学杂志, 32(10): 1023-1026.

杨毅, 陈为民, 肖贤民, 等. 2007. 一种稳定型含氯消毒剂在室内空气消毒中的应用[J]. 环境与健康杂志, 24(12): 970-972.

杨毅, 傅忠, 肖贤明, 等. 2009. 稳定型含氯消毒剂消毒性能及毒性观察[J]. 中国消毒学杂志, (1): 41-43.

杨云海, 周艳霞, 赵生友, 等. 1999. 过碳酸钠消毒性能的观察[J]. 中华流行病学杂志, (6): 23.

杨志祥. 2004. 新型绿色抗微生物剂 2, 4, 4′-三氯-2′-羟基二苯醚的合成和应用[J]. 化学世界, 9:

491-494, 504.

姚虎卿. 2013. 化工辞典[M]. 5 版. 北京: 化学工业出版社.

姚元庚, 于钦问, 梦庆增, 等. 2001. 圣剑洁康露消毒剂性能的实验室观察[J]. 中国消毒学杂志, 18(3): 163-165.

叶朝辉, 余莉, 苗彩云, 等. 2018. HPLC 法测定乳汁中奥硝唑浓度[J]. 中国临床药学杂志, 27(2): 99-101.

叶蓉春, 顾健. 2007. 甲醛蒸气灭菌技术应用及其研究进展[J]. 中国消毒学杂志, 24(1): 70-72.

叶行. 2014. 饮用水中硼酸盐、硝酸盐及亚硝酸盐快速检测技术及试剂盒的研制[D]. 福州: 福建农林大学.

叶雪芳, 衣守志, 肖清贵, 等. 2016. 过硼酸钠结晶介稳区的测定[J]. 应用化学, 33(3): 350-356.

阴彩霞, 熊康明, 霍方俊. 一种荧光检测次氯酸的方法[P]. 201710004579.

银燕, 贾兴真, 张倩, 等. 2009. 四种标准菌株对两种氯己定类消毒剂的抗力研究[J]. 中国消毒学杂志, 26(5): 512-514.

尹军, 刘志生, 赵可, 等. 2006. 饮用水中无机成分与氧化还原电位的关系[J]. 环境与健康杂志, (2): 148-151.

营虎虎, 乌永兵, 刘艳梅, 等. 2014. 浅谈硫酸根离子的两种检测方法[J]. 内蒙古石油化工, (20): 47-49.

游庆红, 尹秀莲. 2010. 蛋清溶菌酶提取工艺研究[J]. 食品科技, (2): 259-261.

于长水, 宋海燕, 安峰. 2009. 硼酸制备工艺综述[J]. 化工科技市场, 32(6): 17-18.

于溟雪, 张文福. 2012. 二氧化氯消毒剂及其消毒应用的研究进展[J]. 中国消毒学杂志, 29(2): 132-135.

于萍, 张爱华, 梁晓宇. 1999. 过碳酸钠杀菌效果及毒性的实验观察[J]. 医学动物防制, (6): 311-313.

于艳辉. 2017. 对戊二醛与酸性氧化电位水对支气管镜的消毒效果比较[J]. 中国消毒学杂志, 34(2): 176-177.

于忠贵, 刘连香. 1997. 浅析高锰酸钾的氧化性[J]. 天津化工, (3): 47.

余亚娟. 2017. 高铁酸钾对土壤中铬的固定作用研究[D]. 太原: 太原理工大学.

虞精明, 谢勤美, 杨凤华. 2008. 酒中乙醇含量检测方法[J]. 中国卫生检验杂志, 18(9): 1930-1932.

喻兵权, 张宏福, 陆伟, 等. 2007. 纳米氧化锌与普通氧化锌抑菌性能差异研究[J]. 饲料工业, (24): 34-37.

元丽. 2012. 甲酚生产工艺技术研究进展[J]. 化工技术与开发, (9): 21-23.

袁吉根. 2006. 复方奥硝唑溶液杀菌效果试验观察[J]. 中国消毒学杂志, 23(5): 438-439.

袁龙侠. 2001. 食醋熏蒸对呼吸病房空气消毒效果的探讨[J]. 西安医药, 12(增刊 2): 121-122.

袁玉玉, 丛聪, 王丽丽, 等. 2017. 噬菌体与抗菌剂联合应用研究进展[J]. 中国抗生素杂志, 42(10): 842-848.

袁运开, 顾明远. 1992. 科学技术社会辞典•化学[M]. 杭州: 浙江教育出版社.

曾家慧, 韩坤, 付大仁, 等. 2014. 一种市售对氯间二甲苯酚消毒液的杀菌效果观察[J]. 中国消毒学杂志, 31(3): 229-230, 234.

曾文明, 刘衡川, 胡顺铁, 等. 2005. 乙醇与银离子协同杀菌效果及影响因素研究[J]. 中国消毒学杂志, 22(3): 244-246.

曾永发, 石连水, 戴群, 等. 2014. 添加载银纳米二氧化钛光亮漆体外细胞毒性及其抗菌性的实验研究[J]. 华西口腔医学杂志, 32(6): 611-615.

战楠, 黄毅, 饶竹, 等. 2016. 双电极法现场快速检测地下水和湖水中碳酸氢根和碳酸根[J]. 分析化学, 44(3): 355-360.

张大维, 邴国强, 徐彩云, 等. 2007. 实验动物屏障环境常用消毒药品皮肤刺激实验 [J]. 中国比较医学杂志, 17(2): 102-104.

张弟强, 张娟胜, 王国庆. 2017. 细菌对消毒剂抗性机制的研究进展[J]. 中国消毒学杂志, 34(7): 675-679.

张繁荣, 胡志辉, 雷刚, 等. 2014. 过碳酸钠和微波对食用菌种植常见 3 种杂菌消毒试验[J]. 江汉大学学报(自然科学版), 42(4): 69-72.

张富强, 佘文珺, 傅远飞. 2005. 六种纳米载银无机抗菌剂的体外细胞毒性比较[J]. 中华口腔医学杂志, 40(6): 504-507.

张海峰. 2007. 危险化学品安全技术全书[M]. 北京: 化学工业出版社.

张浩, 纪俊敏, 邬冰, 等. 2010. 毛细管色谱法检测小麦中溴甲烷残留量研究[J]. 中国粮油学报, 25(5): 119-122.

张合胜. 1991. 次氯酸在有机合成中的应用[J]. 化学通报, (11): 21-25.

张慧娜. 2013. 透明质酸和羟丙基甲基纤维素对滴眼液常用防腐剂诱导人结膜上皮细胞 DNA 损伤保护及修复机理研究[D]. 杭州: 浙江大学.

张基美. 1994. 溴甲烷的毒理和中毒临床[J]. 职业医学, 21(2): 43-45.

张杰, 陈昭斌. 2017. 过氧乙酸杀灭微生物的机制与效果[J]. 中国消毒学杂志, 34(10): 963-966.

张金洋. 2012. 纳米氧化锌和二氧化钛的毒性效应及致毒机制探讨[D]. 上海: 上海交通大学.

张峻松, 张广明, 贾春晓, 等. 2004. 奥硝唑的合成[J]. 中国医药工业杂志, 35(11): 379-384.

张磊, 李作永, 冯宝佳, 等. 2014. 复合对氯间二甲苯酚消毒剂消毒效果研究[J]. 预防医学情报杂志, 30(11): 930-932.

张丽蓉, 陈维, 邓金花, 等. 2016. 苯扎氯铵与十二烷基二亚丙三胺杀菌活性比较研究[J]. 中国消毒学杂志, 33(7): 625-627.

张流波, 杨华明. 2015. 医学消毒学最新进展[M]. 北京: 人民军医出版社.

张濛, 廖兴广, 薄玉霞, 等. 2007. 一种净手消毒剂对手的消毒效果观察 [J]. 中国卫生检验杂志, 17(7): 1289-1290.

张淼, 李鹏飞, 孙文娟, 等. 2006. 过氧戊二酸对公共场所空气消毒效果分析[J]. 沈阳医学院学报, (2): 147-149.

张敏恒, 李付刚. 2005. 含溴农药生产状况与机会(二)[J]. 精细与专用化学品, 13(17): 5-9.

张鹏, 张维, 齐丽娟, 等. 2014. 三氯生的急性毒性、局部毒性及亚慢性经皮毒性试验研究[J]. 毒理学杂志, 28(5): 413-415.

张琦, 王建军. 2013. 冶金工业节能减排技术[M]. 北京: 冶金工业出版社.

张榕欣. 2018. 食品防腐剂焦亚硫酸钠生物毒性研究[J]. 茂名学院学报, 18(3): 23-29.

张世军. 2014. 钠法制备次氯酸钙的工艺: 中国, 201410563279. 4[P].

张淑芬, 张德强, 王国强, 等. 2006. 氯化溴合成工艺[J]. 化学工业与工程, 23(2): 178-180.

张硕慧, 陈轩, 公维民, 等. 2004. 异噻唑啉酮的灭藻效应及其生物毒性试验[J]. 海洋环境科学, 23(4): 64-66.

张松乐, 姜黎, 车凤翔. 1994. 乳酸气溶胶对空气消毒效果的实验观察[J]. 中国消毒学杂志, 11(4): 227-229.

张天宝, 付少华, 彭长华. 2002. 三氯生消毒剂性能的实验观察[J]. 中国卫生检验杂志, 12(6): 696-697.

张天宝, 岳木生, 黄晓波, 等. 2006. 固体二氧化氯消毒剂杀菌性能的实验研究[J]. 中国消毒学杂志, 23(1): 14-17.

张伟, 马玲, 赵斌秀, 等. 2011. 含三氯卡班的香皂滞留抑菌效果的研究[J]. 中国卫生检验杂志, 21(11): 2677-2678, 2681.

张文福, 蒋莉, 袁庆霞, 等. 2005. 常用消毒剂对流感病毒的杀灭效果研究[J]. 中国消毒学杂志, 22(1): 1-4.

张文福, 刘育京. 1993. 过氧化氢对细菌芽孢杀灭的研究[J]. 中国消毒学杂志, 10(1): 1-6.

张文福. 1992. 过氧化氢消毒研究进展[J]. 中国消毒学杂志, (3): 179-184.

张文福. 2002. 医学消毒学[M]. 北京: 军事医学科学出版社.

张文福. 2013. 现代消毒学新技术与新应用[M]. 北京: 军事医学科学出版社.

张文铤. 2000. 银系抗菌剂的作用与应用[J]. 塑料助剂, 4(22): 1-4.

张霞, 周雯, 王有森. 2005. 环氧乙烷在灭菌物品中残留量测定及毒性研究进展[J]. 中国消毒学杂志, 22(2): 217-218.

张晓红, 黄小军, 苏开第. 2003. 改性氨基硅油季铵盐类抗菌卫生整理剂 HK-2002 的应用研究[J]. 印染助剂, 20(5): 29-30.

张晓玲, 张志成. 2007. 过碳酰胺消毒液杀菌性能及毒性观察[J]. 中国消毒学杂志, 24(5): 433-435.

张晓玲, 张志成. 2008. 过碳酰胺消毒液对金属腐蚀性的实验观察[J]. 中国消毒学杂志, 25(1): 82.

张晓煜. 2006. 二氧化氯对细菌杀灭机理的研究[D]. 武汉: 中国科学院研究生院武汉病毒研究所.

张孝平, 王蔚虹. 2008. 水杨酸盐及相关化合物对细菌的作用[J]. 中国新药与临床杂志, 27(5): 373-377.

张雄斌, 贺辛亥, 程稼穑. 2017. 纳米氧化锌的制备及改性研究进展[J]. 人工晶体学报, 46(10): 2054-2057.

张秀丽, 廖兴广, 贾汉东, 等. 2000. 稳定高铁酸钾溶液杀菌效力的研究[J]. 中国卫生检验杂志,

10(2): 174-175.

张永良, 侯小平, 苏青平, 等. 2011. 二氧化氯真菌消毒的研究[J]. 现代预防医学, 38(23): 4819-4821.

张玉聚, 宋凤仙, 孔建, 等. 1998. 高分子有机酸复合碱式硫酸铜的杀菌效果研究[J]. 华北农学报, 13(2): 98-101.

张悦. 2012. 三种皮肤消毒剂对献血者采血前皮肤消毒的效果观察[J]. 中国消毒学杂志, 29(8): 746-747.

张跃. 2002. 有机氯化物的反应精馏合成研究[D]. 南京: 南京工业大学.

张振纲. 1962. 焦亚硫酸钠[J]. 化学世界, 802.

赵斌秀, 王妍彦, 何维英, 等. 2010. 氧化电位水对三种病毒灭活效果及有机物影响的研究[J]. 中国消毒学杂志, 27(4): 422-424.

赵冬梅, 李振伟, 刘领弟, 等. 2014. 石墨烯/碳纳米管复合材料的制备及应用进展[J]. 化学学报, 72(2): 185-200.

赵国玺. 2003. 表面活性剂作用原理[M]. 北京: 中国轻工业出版社.

赵惠清, 苏军, 李伟, 等. 2014. 高效液相色谱法检测化妆品中的三氯生、三氯卡班[J]. 中国卫生检验杂志, 24(20): 2915-2917.

赵建戢, 李会娅. 2012. 几种铜制剂在苹果园的应用[J]. 西北园艺, (6): 39-40.

赵巾巾, 高文超, 常宏宏, 等. 2014. 单质碘促进的有机反应研究进展[J]. 有机化学, 34, 1941-1957.

赵凯丽, 李武平, 张晓娜, 等. 2017. 氧化电位水对铜绿假单胞菌的杀菌机制研究[J]. 中国感染控制杂志, 16(1): 41-45.

赵美丽. 2011. 国内外化学消毒剂应用的研究进展[J]. 社区医学杂志, (9): 8-12.

赵玮, 张宏亮, 张强, 等. 2004. 紫外分光光度法测定奥硝唑氯化钠注射液的含量[J]. 华西药学杂志, 19(5): 405-406.

赵玉明, 何志辉. 2001. 在蒙古裸腹溞培养中用药物杀灭褶皱臂尾轮虫的研究 I. 5 种常用化学药物对蒙古裸腹溞和褶皱臂尾轮虫的急性毒性[J]. 大连水产学院学报, (4): 274-279.

郑国兴, 张春乐, 黄浩, 等. 2006. 水杨酸的抑酶与抑菌作用[J]. 厦门大学学报(自然科学版), (S1): 19-22.

郑金武. 2012-06-02. 焦亚硫酸钠在农产品中的应用及检测[N]. 中国食品安全报, B02.

郑仁锦, 郑宓, 杨艳, 等. 2015. 高效液相色谱法测定复方消毒剂中聚六亚甲基双胍准确性研究[J]. 中国消毒学杂志, 32(1): 10-12.

郑荣, 茹歌, 王柯. 2016. 高效液相色谱-串联质谱法测定化妆品中16种防腐剂[J]. 中国卫生检验杂志, 26 (19): 2758-2761.

中华人民共和国卫生部. 2002. 消毒技术规范[M].

中华人民共和国卫生部. 2007. 戊二醛类消毒剂卫生质量技术规范[S]. 北京: 中华人民共和国卫生部.

中华人民共和国卫生部监督局. 2007. 化妆品卫生规范[S]. 2007 年版. 北京: 军事医学科学出版社.

周海林, 刘云凯, 曹国宗. 1989. 溴化甲烷消毒效果观察[J]. 中国国境卫生检疫杂志, 4: 213-214.

周佳一, 刘雅红, 王娅妮, 等. 2016. 硼酸, 肉桂油及亚磷酸钾对采后病原菌 *Fusarium oxysporum* 生长发育的影响[J]. 杭州师范大学学报(自然科学版), 15(2): 149-155.

周青阳, 刘贤政, 高文忠. 1998. 复方过氧戊二酸对不同水源水消毒效果观察[J]. 中国消毒学杂志, (1): 38-39.

周青阳, 刘贤政. 1998. 过氧戊二酸定性杀菌效果的实验观察[J]. 沈阳部队医药, (1): 44-45.

周婷. 2016. 鲟鱼籽酱贮藏期间品质及优势微生物变化的研究[D]. 上海: 上海海洋大学.

周卫萍, 江褶, 王芳. 2011. 2.4%戊二醛对手术腔镜 670 次灭菌效果报告//周卫萍, 江褶, 王芳. 中华护理学会第 15 届全国手术室护理学术交流会议论文汇编[C].

周香玉, 马腾鲛, 赵立文. 2006. 毛细管气相色谱法测定消毒产品中邻苯二甲醛[J]. 中国消毒学杂志, 23(4): 308-310.

周湘云, 刘称心. 1999. 苯氧乙醇的性质, 制备和应用[J]. 化工时刊, (5): 24-26.

周祥凤. 1995. 车间空气中环氧丙烷的测定[J]. 工业卫生与职业病, 21(4): 238-239.

周旭章, 蔡艳, 罗胜权. 2009. 过氧化尿素空气消毒电热片研制及其消毒效果评价[J]. 解放军预防医学杂志, 27(1): 14-17.

周雅茹, 陈文华, 张秀云, 等. 1996. 饮用水中 2-氯酚和 2, 4-二氯酚的气相色谱测定[J]. 化学工程师, (52): 38-39.

周雅文, 刘云, 肖阳. 2004. 过硼酸钠漂白剂研究进展[J]. 日用化学品科学, (6): 28-29.

周艳君, 施阳, 吴源. 2017. 三氯生和三氯卡班的毒性研究进展[J]. 安徽医科大学学报, 52(1): 147-151.

周志洁, 孙秉彝, 夏立人, 等. 1981. 新兴饮用水消毒剂——高铁酸钾的研制及效果[J]. 华东化工学院学报, (3): 51-58.

朱兵, 李秀安, 林龙毅, 等. 2007. 氯己定醇消毒液杀菌效果与毒性试验观察[J]. 中国消毒学杂志, 24(2): 144-147.

朱飞, 程建波. 2016. 抗菌肽的来源、生物学功能及其在畜牧业中应用的研究进展[J]. 中国家禽, 38(16): 47-52.

朱会卷, 张卓娜, 杨艳伟, 等. 2013. 高效液相色谱法和离子色谱法测定柠檬酸的方法比对[J]. 中国卫生检验杂志, 23(9): 2059-2061.

朱军, 许万祥. 2013. 硫酸铜制备工艺及研究现状[J]. 湿法冶金, 32(1): 1-4.

朱领地, 殷学智, 田林钧. 1993. 氯化十二烷基苄基三甲铵的合成与应用的研究[J]. 河北工学院学报, 22(3): 45-49.

朱书奎, 郭旭东. 1997. 丙烯直接水合—脱氢制取丙酮技术的开发[J]. 石油炼制与化工, (10): 37-39.

朱伟员, 顾立新. 2000. 新型银系无机抗菌剂 HN-300[J]. 化工新型材料, 8(28): 34-35.

朱文芳, 梁金平, 张莉, 等. 2014. 一种复方过氧化氢手消毒液的实验研究[J]. 中国消毒学杂志, 31(10): 1031-1033.

朱亚丽. 2002. 复方水杨酸洗剂药效学研究[J]. 中国药学, 21(11): 7-8.

朱尧. 1992. 浅谈焦亚硫酸钠的湿法生成装置[J]. 纯碱工业, (5): 25-29.

朱一凡, 魏兰芬, 章荣华, 等. 2002. 复方次氯酸钠消毒效果及毒性检测[J]. 浙江预防医学, (11): 38-39.

朱莹. 2014. 紫菜养殖筏架固着绿藻的清除方法研究[D]. 上海: 上海海洋大学.

朱映霞. 1984. 西维因急性中毒 18 例报告[J]. 环境与职业医学, 1(1): 43.

朱玉平, 张旭, 王一非, 等. 2012. 硫酸铜的生产工业现状与发展前景[J]. 矿冶, 21(4): 82-84.

宗丽华, 王彩存, 王杰堂. 2014. 常见酚类消毒防腐类兽药及应用[J]. 养殖技术顾问, (1): 162.

左志文, 刘向峰, 王建华, 等. 2008. 邻苯二甲醛与度米芬协同杀菌作用的研究[J]. 齐鲁药事, 27(4): 245-249.

1978-1984. Kirk-Othmer Encyclopedia of Chemical Technology[M]. 3rd ed. New York: John Wiley and Sons.

2005. sorptive extraction and thermal desorption GC-MS[J]. Journal of Separation Science, 28(9-10) : 1083-1092.

Acuff G R. 2005. Chemical decontamination strategies for meat. // Improving the Safety of Fresh Meat[M]. Woodhead Publishing Limited. New York: CRC Press.

Amin A, Dare M, Sangamwar A, et al. 2012. Interaction of antimicrobial preservatives with blow-fill-seal packs: correlating sorption with solubility parameters[J]. Pharmacedutical Dev elopment and Technology, 17(5): 614-624.

Amiri M, Etemadifar Z, Daneshkazemi A, et al. 2017. Antimicrobial effect of copper oxide nanoparticles on some oral bacteria and candida species[J]. J Dent Biomater. 4(1): 347-352.

Ângelo LuMURPHY COWAN. 2014. Plant Products as Antimicrobial[J]. al and biofilm inhibitory activities of gallic, caffeic, and chlorogenic acids[J]. Biofouling, 30(1): 69-79.

Armour M A. 2003. Hazardous Laboratory Chemicals Disposal Guide[M]. 3rd edition. Boca Raton, FL: Lewis Publishers.

Ash M. 2004. Handbook of Preservatives[M]. Synapse Info Resources.

Asma B, Bushra S, Talat Y M, et al. 2011. Comparative study of antimicrobial activities of aloe vera extracts and antibiotics against isolates from skin infections[J]. African Journal of Biotechnology, 10(19) : 3835-3840.

Association of Official Analytical Chemists. 1990. Official Methods of Analysis[M]. 15th ed. and Supplements. Washington DC: Association of Analytical Chemists.

Azam A, Ahmed A S, Oves M, et al. 2012. Size-dependent antimicrobial properties of CuO nanoparticles against gram-positive and -negative bacterial strains[J]. International Journal of Nanomedicine, 7: 3527.

Badawy M E I, Rabea E I, Rogge T M, et al. 2005. Fungicidal and insecticidal activity of O -acyl chitosan derivatives[J]. Polymer Bulletin, 54(4-5): 279-289.

Bartsch W, Sponer G, Dietmann K, et al. 1976. Acute toxicity of various solvents in the mouse and rat. LD$_{50}$ of ethanol, diethylacetamide, dimethylformamide, dimethylsulfoxide, glycerine, N-methyl-pyrrolidone, polyethylene glycol 400, 1, 2-propanediol and Tween 20[J]. Arzneimittel-Forschung, 26(8): 1581-1583.

Bascou J P, Lacroix G, Perez J, et al. 1994. Preparation of 2-imidazolin-5-ones and-thiones as agroch emical fungicides[P]. PCT Int Appl WO 9401410.

Benzyl alcohol. PubChem, Open Chemistry Database, PubChem CID 244.

Berg J M, Tymoczko J L, Gatto Jr GJ, et al. 2015. Biochemistry. 8th edition. New York: WH Freeman & Co(Sd).

Bernardo P H, Chai C L L, Le Guen M, et al. 2007. Structure-activity delineation of quinones related to the biologically active Calothrixin B[J]. Bioorganic and Medicinal Chemistry Letters, 17: 82-85.

Bhushan B. 2010. Springer Handbook of Nanotechnology[M]. Berlin; Heidelberg: Springer Science & Business Media.

Bielenica A, Drzewiecka-Antonik A, Rejmak P, et al. 2018. Synthesis, structural and antimicrobial studies of type II topoisomerase-targeted copper(II)complexes of 1, 3-disubstituted thiourea ligands[J]. Journal of Inorganic Biochemistry, 182: 61-70.

Bisignano G, Lagana M G, Trombetta D, et al. 2001. *In vitro* antibacterial activity of some aliphatic aldehydes from *Olea europaea* L. [J]. FEMS Microbiology Letters, 198 : 9-13.

Blackburn H D, Polack A E, Roberts M S. 1983. The effect of container pre-treatment on the interaction between chlorbutol and polyethylene during autoclaving[J]. Australian Journal of Hospital Pharmacy, 13: 153-156.

Block S S. 2001. Disinfection, Sterilization, and Preservation [M]. 5th edition. Philadephia, PA, USA: Lippincott Williams & Wikins.

Brayner R, Ferrari-Iliou R, Brivois N, et al. 2006. Toxicological impact studies based on *escherichia coli* bacteria in ultrafine ZnO nanoparticles colloidal medium[J]. Nano Letters, 6 (4): 866-870.

Bridier A, Briandet R, Thomas V, et al. 2011. Comparative biocidal activity of peracetic acid, benzalkonium chloride and ortho-phthalaldehyde on 77 bacterial strains[J]. Journal of Hospital Infection, 78: 208-213.

Bursian S J, Edens F W. 1979. The prolonged exposure of Japanese quail to carbaryl and its effects on neurochemical and blood chemical parameters [J]. Bulletin of Environmental Contamination and Toxicology, (21): 144-151.

Bydzovská O, Měrka V. 1981. Disinfecting properties of performic acid against bacteriophage phi X 174 as a model of small envelope—free viruses[J]. Journal of Hygiene, Epidemiology, Microbiology, and Immunology, 25(4): 414-423.

Caballero M, Navarrete P, Prades E, et al. 2009. Randomized, placebo-controlled evaluation of chlorobutanol, potassium carbonate, and irrigation in cerumen removal[J]. The Annals of Otology, Rhinology, and Laryngology, 118(8): 552-555.

Caetano J, Machado S A S. 2008. Determination of carbaryl in tomato "in natura"using an amperometric biosensor based on the inhibition of acetylcholinesterase activity[J]. Sensors and Actuators B: Chemical, 129(1) : 40-46.

Capparelli R, Palumbo D, Iannaccone M. 2006. Cloning and expression of two plant proteins: similar antimicrobial activity of native and recombinant form[J]. Biotechnology Letters, 28: 943-949.

Carpenter C E, Broadbent J R. 2009. External concentration of organic acid anions and pH: key independent variables for studying how organic acids inhibit growth of bacteria in mildly acidic foods[J]. Journal of Food Science, 74(1): 12-15.

CAS DataBase: 50-21-5.

Casey M L, Hawley B, Edwards N, et al. 2017. Health problems and disinfectant product exposure among staff at a large multispecialty hospital[J]. American Journal of Infection Control, 45(10): 1133-1138.

CDC. Guideline for Disinfection and Sterilization in Healthcare Facilities. 2008.

Cheng C Y, Chang C P, Lauderdale T L Y, et al. 2016. Bromomethylthioindole inspired carbazole hybrids as promising class of anti-mrsa agents[J] . ACS Medicinal Chemistry Letters, 1012(10) : 1191-1196.

Chernousova S, Epple M. 2013. Silver as antibacterial agent: ion, nanoparticle, and metal[J]. Angewandte Chemie International Edition, 52(6): 1636-1653.

Chhetri R K, Thornberg D, Berner J, et al. 2014. Chemical disinfection of combined sewer overflow waters using performic acid or peracetic acids[J]. Science of the Total Environment, 490: 1065-1072.

Choe J K, Richards D, Wilson C. 2015. Degradation of amino acids and structure in model proteins and bacteriophage MS2 by chlorine, bromine and ozone. [J]. Environmental Science and Technology, 49(22): 13331-13339.

Chowdhury N R, MacGregor-Ramiasa M, Zilm P, et al. 2016. 'Chocolate' silver nanoparticles: Synthesis, antibacterial activity and cytotoxicity[J]. Journal of Colloid and Interface Science, 482: 151-158.

Ciochină I N, Apostol S, Alexa L, et al. 1986. Experimental research on using lactic acid for the disinfection of water[J]. Rev Med Chir Soc Med Nat Iasi. , 90(2): 327-331.

Coutinho H D M, Costa J G M, Lima E O, et al. 2009. Herbal therapy associated with antibiotic therapy: potentiation of the antibiotic activity against methicillin Staphylococcus aureus by Turnera ulmifolia L[J]. BMC Complementary and Alternative Medicine, 9: 13-35.

Cowan M M. 1999. Plant Products as Antimicrobial[J]. Clinical Microbiology Reviews, 12(4): 564.

Creytens K, Goossens A, Faber M, et al. 2014. Contact urticaria syndrome caused by polyamino-propyl biguanide in wipes for intimate hygiene[J]. Contact Dermatitis, 71(5): 307-309.

da Silva F C, Kimpara E T, Mancini M N, et al. 2008. Effectiveness of six different disinfectants on removing five microbial species and effects on the topographic characteristics of acrylic resin[J]. Journal of Prosthodontics, 17(8): 627-633.

Daglia M. 2012. Polyphenols as antimicrobial agents[J]. Current Opinion in Biotechnology, 23(2): 174-181.

Dakal T C, Kumar A, Majumdar R S, et al. 2016. Mechanistic basis of antimicrobial actions of silver nanoparticles[J]. Front Microbiol, 7: 1831.

DB 44/T 1158—2013. 纸浆漂白废水中残余过氧化氢含量的测定 顶空-气相色谱法.

Dizaj S M, Lotfipour F, Barzegar-Jalali M, et al. 2014. Antimicrobial activity of the metals and metal oxide nanoparticles[J]. Materials Science and Engineering C-Materials for Biological. 44: 278-284.

Dorman H J D, Deans S G. 2000. Antimicrobial agents from plants antibacterial activity of plant volatile oils[J]. Journal of Applied Microbiology, 88: 308-316.

Dormedy E S, Brashears M M, Cutter C N, et al. 2000. Validation of acid washes as critical control points in hazard analysis and critical control point systems[J]. Journal of Food Protection, 63(12): 1676-1680.

Drelich A J, Miller J, Donofrio R, et al. 2017. Novel durable antimicrobial ceramic with embedded copper sub-microparticles for a steady-state release of copper ions[J]. Materials (Basel). 10(7): 775.

Effkemann S, Pinkernell M, Karst U, 等. 2012. 液相色谱法分析洗涤剂中的过氧化物[J]. 口腔护理用品工业, 22(3): 26-30.

Eggeman T. 2001. Kirk-Othmer Encyclopedia of Chemical Technology[M]. New York: John Wiley & Sons.

Escudero M E, Velázquez L, Favier G, et al. 2003. Effectiveness of chlorine, organic acids and UV treatments in reducing *Escherichia coli* O157: H7 and *Yersinia enterocolitica* on apples[J]. Central European Journal of Public Health, 11(2): 68-72.

Eser O K, Ergin A, Hascelik G. 2015. Antimicrobial activity of copper alloys against invasive multidrug-resistant nosocomial pathogens[J]. Current Microbiology, 71(2): 291-295.

Esteban-Tejeda L, Malpartida F, Esteban-Cubillo A, et al. 2009. The antibacterial and antifungal activity of a soda-lime glass containing silver nanoparticles[J]. Nanotechnology, 20: 085103.

European Chemicals Bureau; IUCLID Dataset for Nitric Acid (7697-37-2), p. 41 (2000 CD-ROM edition). Available from, as of July 28, 2011.

Faunce T, Watal A. 2010. Nanosilver and global public health: international regulatory issues[J]. Nanomedicine (Lond). 5(4): 617-632.

Fazlara A, Ekhtela M. 2012. The disinfection effects of benzalkonium chloride on some important foodborne pathogens[J]. American-Eurasian Journal of Agriculture and Environmental Science,

12(1): 23-29.

Fernández-alba A R, García- r eyes J F. 2008. Largescale multi-residue methods for pesticides and their degradation products in food by advanced LC-MS[J]. Trends in Analytical Chemistry, 7 (11) : 973-990.

Fewtrell L, Majuru B, Hunter P R. 2017. A re-assessment of the safety of silver in household water treatment: rapid systematic review of mammalian in vivo genotoxicity studies[J]. Environmental Health, 16(1): 66.

Field D. 1985. Acute ethylene glycol poisoning. Critical Care Medicine, 13 (10): 872-873.

Firouzabadi H , Vessal B , Naderj M. 1982. Bispyridinesliver permanganate [Aq (C₅H₅N₂)] MnO₄ an efficient oxidizing reagent for organic substrates[J]. Tetrahedron Letters, 23(17): 1847.

Forwood J M, Harris J O, Landos M, et al. 2014. Minimum effective concentrations of formalin and sodium percarbonate on the free-living stages of an Australian isolate of Ichthyophthirius multifiliis[J]. Parasitology Research, 113(9): 3251-3258.

Fraise A P, Maillard J Y, Sattar S A. 2013. Russell, Hugo & Ayliffe's Principles and Practice of Disinfection, Preservation and Sterilization[M]. 5th edition. Chichester, West Sussex, UK: Wiley-Blackwell.

Friedman M. 2007. Overview of antibacterial, antitoxin, antiviral, and antifungal activities of tea flavonoids and teas[J]. Mol. Nutr. Food Res, 51(1): 116-134.

GB 1886. 9—2016. 食品安全国家标准 食品添加剂 盐酸[S].

GB 26367—2010. 胍类消毒剂卫生标准[S].

GB 26368—2010. 含碘消毒剂卫生标准[S].

GB 26371—2010. 过氧化物类消毒剂卫生标准[S].

GB 2760—2014. 食品安全国家标准 食品添加剂使用标准[S].

GB 27952—2011. 普通物体表面消毒剂的卫生要求[S].

GB 27953—2011. 疫源地消毒剂卫生要求[S].

GB 28234—2011. 酸性氧化电位水生成器安全与卫生标准[S].

GB 5009. 13—2017. 食品安全国家标准 食品中铜的测定[S].

GB 5009. 226—2016. 食品安全国家标准 食品中过氧化氢残留量的测定[S].

GB 5009. 267—2016. 食品安全国家标准 食品中碘的测定[S].

GB 5009. 275—2016. 食品安全国家标准 食品中硼酸的测定[S].

GB 29205—2012. 食品安全国家标准 食品添加剂 硫酸[S].

GB 5009.33—2016. 食品安全国家标准 食品中亚硝酸盐与硝酸盐的测定[S].

GB/T 7814—2017.异丙醇[S].

GB/T 1281—2011. 化学试剂 溴[S].

GB/T 1628—2008. 工业用冰乙酸[S].

GB/T 19591—2004. 纳米二氧化钛[S].

GB/T 22142—2008. 饲料添加剂 有机酸通用要求[S].

GB/T 22497—2008. 粮油储藏 熏蒸剂使用准则[S].

GB/T 23854—2009. 溴氯海因[S].

GB/T 23849—2009. 二溴海因[S].

GB/T 23877—2009. 饲料酸化剂中柠檬酸、富马酸和乳酸的测定 高效液相色谱法[S].

GB/T 25886—2010. 养鸡场带鸡消毒技术要求[S].

GB/T 26366—2010. 二氧化氯消毒剂卫生标准[S].

GB/T 31752—2015. 溴甲烷检疫熏蒸库技术规范[S].

GB 320—2006. 工业用合成盐酸[S].

GB/T 32112—2015. 口腔护理产品中过氧化物的测定方法 高效液相色谱法[S].

GB/T 337. 1—2014. 工业硝酸 浓硝酸[S].

GB/T 337. 2—2014. 工业硝酸 稀硝酸[S].

GB/T 534—2014. 工业硫酸[S].

GB/T 538—2006. 工业硼酸[S].

GB/T 622—2006. 化学试剂盐酸[S].

GB/T 9728—2007. 化学试剂 硫酸盐测定通用方法[S].

GB/T 1626—2008. 工业用草酸[S].

GB26370—2010. 含溴消毒剂卫生标准[S].

GB27947—2011. 酚类消毒剂卫生要求[S].

GB30611—2014. 食品安全国家标准 食品添加剂 异丙醇[S].

Gelover S, Go'mez LA, Reyes K, et al. 2006. A practical demonstration of water disinfection using TiO$_2$ films and sunlight[J]. Water Research, 40(17): 3274-3280.

Graves J L, Thomas M, Ewunkem J A. 2017. Antimicrobial nanomaterials: why evolution matters[J]. Nanomaterials (Basel). 7(10): 283.

Grzybowska W, Młynarczyk G, Młynarczyk A. 2007. Estimation of activity of pharmakopeal disinfectants and antiseptics against Gram-negative and Gram-positive bacteria isolated from clinical specimens, drugs and environment[J]. Medycyna Doswiadczalnai Mikrobiologia, 59(1): 65-73.

Gyawali R, Ibrahim S A. 2014. Natural products as antimicrobial agents[J]. Food Control, 46: 412-429.

Hage W, Hallbrucker A, Mayer E. 1993. Carbonic acid: synthesis by protonation of bicarbonate and FTIR spectroscopic characterization via a new cryogenic technique[J]. Journal of the American Chemical Society, 115: 8427-8431.

Hage W, Hallbrucker A, Mayer E. 1995. A polymorph of carbonic acid and its possible astrophysical relevance[J]. Journal of the Chemical Society, Faraday Transactions, 91: 2823-2826.

Hage W, Liedl K P, Hallbrucker A, et al. 1998. Carbonic acid in the gas phase and its astrophysical relevance[J]. Science, 279: 1332-1335.

Hahn C, Hans M, Hein C, et al. 2017. Pure and oxidized copper materials as rotential antimicrobial surfaces for spaceflight activities[J]. Astrobiology, 17(12): 1183-1191.

Hannon J C, Kerry J P, Cruz-Romero M, et al. 2016. Human exposure assessment of silver and copper migrating from an antimicrobial nanocoated packaging material into an acidic food stimulant[J]. Food and Chemical Toxicology, 2016, 95: 128-136.

HG/T 2518—2008 工业过硼酸钠[S].

HG/T 2764—2013 工业过氧碳酸钠[S].

Hoffmannia F, Roche C. 1965. Imidazole derivatives: NL6606853[P]. 1965-05-19.

Hsueh Y H, Tsai P H, Lin K S. 2017. pH-Dependent antimicrobial properties of copper oxide nanoparticles in staphylococcusaureus[J]. International Journal of Molecular Science, 18(4): 793.

Hu W, Peng C, Luo W, et al. 2010. Graphene-based antibacterial paper[J]. ACS Nano, 4(7): 4317-4323.

Hyldgaard M, Mygind T, Meyer R L. 2012. Essential oils in food preservation modeofaction, synergies, and interactions with food matrix components[J]. Frontiers in Microbiology, 12(3): 1-24.

ICIS. 2007. Ethylene Glycol (EG) Production and Manufacturing Process.

Ihara Chemical Indust ry Co. , Ltd. 1981. Subst itut ed phenols[P]. Jap Kokai Tokkyo Koho, 59 726. 1981-05-23.

Ismaiel A A, Tharwat N A. 2014. Antifungal activity of silver ion on ultrastructure and production of aflatoxin B1 and patulin by two mycotoxigenic strains, *Aspergillus flavus* OC1 and *Penicillium vulpinum* CM1[J]. Journal de Mycologie Medicale, 2014, 24(3): 193-204.

ITII. 1988. Toxic and Hazardous Industrial Chemicals Safety Manual[M]. Tokyo, Japan: The International Technical Information Institute.

J R Geigy A G. 1964. Preparation of halogenated 2-hydroxy diphenylethers[P]. Neth, 6 401 526. 1964-08-24.

Jakubcova J, David L, Rybar A, et al. 1984. Process for the preparation of 1-(3-chloro-2-hydroxypropyl) -2-methyl-5-nitroimidazole: CS211414[P]. 1984-03-15.

Jayaseelan C, Ramkumar R, Rahuman A A, et al. 2013, Green synthesis of gold nanoparticles using seed aqueous extract of *Abelmoschus Esculentus*, and its antifungal activity[J]. Industrial Crops & Products, 45(45): 423-429.

Jones C W. 1999. Applications of hydrogen peroxide and its derivatives[J]. Royal Society of Chemistry.

Jülich W D, Ohme R, Alhitari N, et al. 1999. Synthesis, antimicrobial effects and adverse effects of new structures of urea, hydrogen peroxide and tensides[J]. Die Pharmazie, 54(3): 171-178.

Jung W K, Koo H C, Kim K W, et al. 2008. Antibacterial activity and mechanism of action of the silver ion in *Staphylococcus aureus* and *Escherichia coil*[J]. Applied and Environmental

Microbiology, 74(7): 2171-2178.

Karpova T, Pekonen P, Gramstad R. 2013. Performic acid for advanced wastewater disinfection[J]. Water Science and Technology, 68(9): 2090-2096.

Khanmohammadi M, Mashkuri N, Rostami M, et al. 2012. Quantitative determination of sodium perborate and sodium percarbonate in detergent powders by infrared spectrometry[J]. Journal of Analytical Chemistry, 67 (4): 330-334.

Kikuchi Y, Sunada K, Iyoda T, et al. 1997. Photocatalytic bactericidal effect of TiO_2 thin films: dynamic view of the active oxygen species responsible for the effect[J]. Journal of Photochemistry and Photobiology A—Chemistry, 106(1): 51-56.

Klaassen C D. 2013. Casarett and Doull's Toxicology : The Basic Science of Poisons[M]. New York: McGraw-Hill/Medical.

Kolarova J, Merka V. 1987. Performic acid toxicity studies on stabilized HEp-2 cells[J]. J Hyg Epidemiol Microbiol Immunol. 31(2): 145-152.

Kosaka K, Iwatani A, Takeichi Y, et al. 2018. Removal of haloacetamides and their precursors at water purification plants applying ozone/biological activated carbon treatment[J]. Chemosphere. 198: 68-74.

Koyama J. 2006. Anti-infective quinone derivatives of recent patents[J]. Recent Patents on Anti-Infective Drug Discovery, 1: 113-125.

Kozarov D, Elenkov G, Symnaliev M, et al. 1975. Disinfectant effect of performic acid[J]. J Hyg Epidemiol Microbiol Immunol. 19(3): 389-392.

Krátká J. 1976. The effect of some organic substances on the mycelium of the fungus Ustilago nuda (Jens.) Rostr[J]. Zentralbl Bakteriol Parasitenkd Infektionskr Hyg, 131(7): 602-609.

Krishnamoorthy K, Veerapandian M, Zhang L H, et al. 2012. Antibacterial efficiency of graphene nanosheets against pathogenic bacteria via lipid peroxidation[J]. Journal of Physical Chemistry C, 116(32): 17280-17287.

Krishnani KK, Zhang Y, Xiong L, et al. 2012. Bactericidal and ammonia removal activity of silver ion-exchanged zeolite[J]. Bioresour Technology, 117: 86-91.

Kumar P, Sharma B, Bakshi N. 2009. Biological activity of alkaloids from Solanum dulcamara L. [J]. Natural Product Research, 23(8): 719-723.

Kwak A M, Lee I K, Lee S Y, et al. 2016. Oxalic acid from Lentinula edodes culture filtrate: antimicrobial activity on phytopathogenic bacteria and qualitative and quantitative analyses[J]. Mycobiology, 44(4): 338-342.

Lacroix G, Peigni er R, Pepin R. 1993. Preparati on of 2-imidazolin-5-(thi) ones as agrochemical fungicides [P] . EP 551048.

Lacroix G, Peignier R, Pepin R, et al. 1999. Preparation of 2-imidazolin-5-ones and 2-imidazolin-5-thiones as agrochemical fungicides [P]. US 6002016.

Lang J C, Roehrs R E, Rodeheaver D P, et al. 2002. Design and evaluation of ophthalmic pharmaceutical products//Banker G S, Rhodes C T. Modern Pharmaceutics[M]. 4th ed. New York: Marcel Dekker.

Lara H H, Ayala-Nuñez N V, Ixtepan-Turrent L, et al. 2010. Mode of antiviral action of silver nanoparticles aginst HIV-1[J]. Journal of Nanobiotechnology, 8(1): 1-10.

Lazarchik D A, Haywood V B. 2010. Use of tray-applied 10 percent carbamide peroxide gels for improving oral health in patients with special-care needs[J]. Journal of the American Dental Association, 141(6): 639-646.

LeBel M, Ferron L, Masson M, et al. 1988. Benzyl alcohol metabolism and elimination in neonates[J]. Developmental Pharmacology and Therapeutics, 11: 347-356.

Lewis Sr R J. 2004. Sax's Dangerous Properties of Industrial Materials[M]. 11th edition. Hoboken, NJ: Wiley-Interscience, Wiley & Sons, Inc.

Lewis Sr R J. 2007. Hawley's Condensed Chemical Dictionary[M]. 15th edition. New York: John Wiley & Sons, Inc.

Li Y S, Qi J N, Gao X F. 2006. Research advance of methanol determination methods for wines[J]. Liquor-Making Science and Technology, (1): 84-89.

Li Z, Song X, Zhang J. 2015. Synthesis and biological evaluation of novel[99m] Tc labeled ornidazole xanthate complexes as potential hypoxia imaging agents [J]. Journal of Radioanalytical and Nuclear Chemistry, 306(2) : 1-8.

Liu L, Xu K, Wang H, et al. 2009. Self-assembled cationic peptide nanoparticles as an efficient antimicrobial agent[J]. Nature Nanotechnology, 4(7): 457.

Liu S, Zeng T H, Hofmann M, et al. 2011. Antibacterial activity of graphite, graphite oxide, graphene oxide, and reduced graphene oxide: membrane and oxidative stress[J]. ACS Nano, 5(9): 6971-6980.

Lowe I, Southern J. 1994. The antimicrobial activity of phenoxyethanol in vaccines [J]. Letters in Applied Microbiology, 18 (2): 115-116.

Lucchini J J, Corre J, Cremieux A. 1990. Antibacterial activity of phenolic compounds and aromatic alcohols[J]. Research in Microbiology, 141(4): 499-510.

Luo G, Tang J, He W, et al. 2008. Antibacterial effect of dressings containing multivalent silver ion carried by zirconium phosphate on experimental rat burn wounds[J]. Wound Repair and Regeneration, 16(6): 800-804.

Ma S, Liao Q, Liu H, et al. 2012. An excellent enzymatic lactic acid biosensor with ZnO nanowires-gated AlGaAs/GaAs high electron mobility transistor[J]. Nanoscale, 4 (20): 6415-6418.

Maillard J Y, Hartemann P. 2013. Silver as an antimicrobial: facts and gaps in knowledge[J]. Critical Reviews in Microbiology, 39(4): 373-383.

Manuel C S, Moore M D, Jaykus L A. 2017. Efficacy of a disinfectant containing silver dihydrogen citrate against GI. 6 and GII. 4 human norovirus[J]. Journal of Applied Microbiology, 122(1): 78-86.

Maštovská K, Lehotay S J, Anastassiades M. 2005. Combination of analyte protectants to overcome matrix effects in routine GC analysis of pesticide residues in food matrixes[J]. Analytical Chemistry, 77 (24) : 8129-8137.

Matsunaga T, Tomoda R, Nakajima T, et al. 1985. Photoelectrochemical sterilization of microbial cells by semiconductor powders[J]. FEMS Microbiology Letters, 29(1 - 2): 211-214.

McDonnell G, Russell A D. 1999. Antiseptics and disinfectants: activity, action, and resistance[J]. Clinical Microbiology Reviews, 12(1): 147-179.

McNally D, Simpson M, Morris C, et al. 2010. Rapid relief of acute sore throat with AMC/DCBA throat lozenges: randomised controlled trial[J]. International Journal of Clinical Practice, 64(2): 194-207.

Mendoza L, Wilkens M, Urzua A. 1997. Antimicrobial study of the resinous exudates and of diterpenoids and flavonoids isolated from some Chilean *Pseudognaphalium* (Asteraceae)[J]. Journal of Ethnopharmacology, 58: 85-88.

Měrka V, Urban R. 1976. Study of inhalation toxicity of performic, peracetic and perpropionic acid in mice[J]. J Hyg Epidemiol Microbiol Immunol. 20(1): 54-60.

Merka V. 1975. New methods of disinfecting the hands[J]. Zh Microbiol Epidemiol Immunobiol, (11): 91-94.

Mijnendonckx K, Leys N, Mahillon J, et al. 2013. Antimicrobial silver: uses, toxicity and potential for resistance[J]. Biometals, 26(4): 609-621.

Min Q. 2010. Ornidazole compound in new path: CN101633643A[P]. 2010-01-27.

Moghayedi M, Ahmadzadeh H, Ghazvini K, et al. 2017. Neglected antibacterial activity of ethylene glycol as a common solvent[J]. Microbial Pathogenesis, 107, 457-461.

Morris J A, Khettry A, Seitz E W. 1978. Antimicrobial activity of aroma chemicals and essential oils[J]. Journal of the American Oil Chemists' Society, (56): 595-603.

Müller H. 2000. Sulfuric acid and sulfur trioxide// Ullmann's Encyclopedia of Industrial Chemistry[M]. Weinheim: Wiley-VCH.

Myers R L. 2007. The 100 most important chemical compounds: a reference guide[M]. Greenwood Press.

Naik K, Kowshik M. 2017. The silver lining: towards the responsible and limited usage of silver[J]. Journal of Applied Microbiology, 123(5): 1068-1087.

Nair A D, Lach J L. 1959. The kinetics of degradation of chlorobutanol[J]. Journal of the American Pharmacists Association (Science), 48: 390-395.

Nair B. 2001. Final report on the safety assessment of Benzyl Alcohol, Benzoic Acid, and Sodium Benzoate[J]. International Journal of Toxicology, 3: 23-50.

Nakashima R, Kawamoto M, Miyazaki S, et al. 2017. Evaluation of calcium hydrogen carbonate mesoscopic crystals as a disinfectant for influenza A viruses[J]. Journal of Veterinary Medical Science, 79(5): 939-942.

National Institute for Occupational Safety and Health. 2008. The Emergency Response Safety and Health Database: Methanol.

No H K, Park N Y, Lee S H, et al. 2002. Antibacterial activity of chitosans and chitosan oligomers with different molecular weights[J]. International Journal of Food Microbiology, 74(1-2): 65-72.

Nonaka G I, Nishioka I, Nishizawa M, et al. 1990. Anti-AIDS agents. 2. Inhibitory effects of tannins on HIV reverse transcriptase and HIV replication in H9 lymphocyte cells[J]. Journal of Natural Products, 53: 587-595.

Nordt S P. 1996. Chlorobutanol toxicity[J]. Annals of Pharmacotherapy, 30(10): 1179-1180.

Nowack B, Krug H F, Height M. 2011. 120 Years of nanosilver history: implications for policy makers[J]. Environmental Science & Technology, 45: 1177-1183.

Ochiai N, Sasamoto K, Kanda H, et al. 2005. Optimization of a multi-residue screening method for the determination of 85 pesticides in selected food matrices by stir bar sorptive extraction and thermal desorption GC-MS[J]. Journal of Separation Science, 28(9): 1083-1092.

Oliveira D P, Gomes B P F A, Zaia A A, et al. 2008. Ex vivo antimicrobial activity of several bleaching agents used during the walking bleach technique[J]. International Endodontic Journal, 41(12): 1054-1058.

O'Neil M J. 2006. The Merck Index - An Encyclopedia of Chemicals, Drugs, and Biologicals[M]. Whitehouse Station, NJ: Merck and Co. , Inc.

Ostergaard E. 1994. Evaluation of the antimicrobial effects of sodium benzoate and dichlorobenzyl alcohol against dental plaque microorganisms. An in vitro study[J]. Acta Odontologica Scandinavica, 52(6): 335-345.

Oxford J S, Leuwer M. 2011. Acute sore throat revisited: clinical and experimental evidence for the efficacy of over-the-counter AMC/DCBA throat lozenges[J]. International Journal of Clinical Practice, 65(5): 524-530.

Padervand M, Karanji A K, Elahifard M R. 2017. Copper, gold, and silver decorated magnetic core-polymeric shell nanostructures for destruction of pathogenic bacteria[J]. Russian Journal of Physical Chemistry A, 5(91): 936-945.

Patwa N V, Huyck C L. 1996. Stability of chlorobutanol[J]. Journal of American Pharmacists Association, 6: 372-373.

Pawar A, Garg S, Mehta S, et al. 2016. Breaking the chain of infection: dental unit water quality control[J]. Joural of Clinical Diagnosis and Research, 10(7): 80-84.

Peng J J, Botelho M G, Matinlinna J P. 2012. Silver compounds used in dentistry for caries management: a review[J]. Journal of Dentistry, 40(7): 531-541.

Pieper K, Nehrkorn R, Steinmann J. 1991. Virucidal efficacy of inorganic per-compounds[J]. Zentralblatt für Hygiene and Umweltmedizin, 191(5-6): 506-515.

Pintoalphandary H, Andremont A, Couvreur P. 2000. Targeted delivery of antibiotics using liposomes and nanoparticles: research and applications[J]. International Journal of Antimicrobial Agents, 13(3): 155.

Podolak R K, Zayas J F, Kastner C L, et al. 1996. Reduction of bacterial populations on vacuum-packaged ground beef patties with fumaric and lactic acids[J]. Journal of Food Protection, 59: 1037-1040.

Poniatowski E H, Talavera R R, de la Cruz H M, et al. 1994. Crystallization of nanosized titania particles prepared by the sol-gel process[J]. Journal of Materials Research, 9(8): 2102-2108.

Qi L, Xu Z, Jiang X, et al. 2004. Preparation and antibacterial activity of chitosan nanoparticles[J]. Carbohydrate Research, 339(16): 2693-2700.

Qin H, Cao H, Zhao Y, et al. 2015. Antimicrobial and osteogenic properties of silver-ion-implanted stainless steel[J]. ACS Applied Materials & Interfaces, 7(20): 10785-10794.

Quirce S, Barranco P. 2010. Cleaning agents and asthma [J]. Journal of Investigational Allergology and clinical Immunology, 20(7): 542-550.

Rabea E I, Badawy M E, Stevens C V, et al. 2003. Chitosan as antimicrobial agent: applications and mode of action[J]. Biomacromolecules, 4(6): 1457-1465.

Rai A, Prabhune A, Perry C C. 2010. Antibiotic mediated synthesis of gold nanoparticles with potent antimicrobial activity and their application in antimicrobial coatings[J]. Journal of Materials Chemistry, 20(32): 6789-6798.

Randall L P, Cooles S W, Piddock L J V, et al. 2004. Effect of triclosan or a penolic farm disinfectant on the selection of antibiotic-resistant Salmonella enterica[J]. Journal of Antimicrobial Chemotherapy, 54: 621-627.

Real F J, Benitez F J, Acero J L, et al. 2017. Adsorption of selected emerging contaminants onto PAC and GAC: Equilibrium isotherms, kinetics, and effect of the water matrix[J]. J Environ Sci Health A Tox Hazard Subst Environ Eng, 52(8): 727-734.

Rebsdat S, Mayer D. 2012. Ethylene Glycol. Ullmann's Encyclopedia of Industrial Chemistry[M]. 7th ed. Weinheim: Wiley-VCH, 361-546.

Reddy K M, Feris K, Bell J, et al. 2007. Selective toxicity of zinc oxide nanoparticles to prokaryotic and eukaryotic systems[J]. Applied Physics Letters, 90(21): 2139021-2139023.

Rismanchian M, Nosouhian S, Shahabouee M, et al. 2017. Effect of conventional and contemporary disinfectant techniques on three peri-implantitis associated microbiotas[J]. American Journal of Dentistry, 30(1): 23-26.

Robert C, Chan-Myers H B. 2001. Virucidal activity of ortho-phthalaldehyde solution against hepatitis B virus[R]. Presented at the 28th APIC Annual Education Conference and International

Meeting.

Rodríguez-Chueca J, Laski E, García-Cañibano C, et al. 2018. Micropollutants removal by full-scale UV-C/sulfate radical based Advanced Oxidation Processes[J]. Science of the Total Environment, 630: 1216-1225.

Różańska A, Chmielarczyk A, Romaniszyn D, et al. 2017. Antimicrobial properties of selected copper alloys on staphylococcus aureus and *Escherichia coli* in different simulations of environmental conditions: with vs. without organic contamination[J]. International Journal of Environmental Research and Public Health, 14(7): 813.

Różańska A, Chmielarczyk A, Romaniszyn D, et al. 2018. Antimicrobial effect of copper alloys on *Acinetobacter* species isolated from infections and hospital environment[J]. Antimicrobial Resistance and Infection Control, 7: 10.

Russell D. 2002. Mechanisms of antimicrobial action of antiseptics and disinfectants: an increasingly important area of investigation[J]. Journal of Antimicrobial Chemotherapy, 49(4): 597-599.

Safety Officer in Physical Chemistry. 2009. Safety (MSDS) data for ethylene glycol[M]. Oxford: Oxford University.

San K, Long J, Michels C A, et al. 2015. Antimicrobial copper alloy surfaces are effective against vegetative but not sporulated cells of gram-positive Bacillus subtilis[J]. Microbiologyopen, 4(5): 753-763.

Santalad A, Srijaranai S, Burakham R, et al. 2008. Acid-induced cloud-point extraction coupled to spectrophotometry for the determination of carbaryl residues in waters and vegetables. Microchem J, 90: 50-55.

Sawai J. 2003. Quantitative evaluation of antibacterial activities of metallic oxide powders (ZnO, MgO and CaO) by conductimetric assay[J]. Journal of Microbiological Methods, 54(2): 177-182.

Schmidt M G, Tuuri R E, Dharsee A, et al. 2017. Antimicrobial copper alloys decreased bacteria on stethoscope surfaces[J]. American Journal of Infection Control, 45(6): 642-647.

Scott B R, Yang X, Geornaras I. 2015. Antimicrobial efficacy of a sulfuric acid and sodium sulfate blend, peroxyacetic acid, and cetylpyridinium chloride against salmonella on inoculated chicken wings [J]. Journal of Food Protection, 78(11): 1967-1972.

Serranol J, Puupponen-Pimi R, Dauer A. 2009. Tannins: Current knowledge of food sources, intake, bioavailability and biological effects[J]. Molecular Nutrition and Food Research, 53: 310 -329.

Sheikh N S, Rajhans N S, Moolya N, et al. 2014. Bacterial contamination of toothbrushes and their disinfection by 4% EDTA, 10% sodium perborate and 3% neem juice: a clinico-microbiology study[J]. The Journal of Dentist, 2: 56-62.

Shephard A, Zybeshari S. 2015. Virucidal action of sore throat lozenges against respiratory viruses parainfluenza type 3 and cytomegalovirus[J]. Antiviral Research, 123: 158-162.

Shim G I, Kim S H, Eom H W, et al. 2015. Development of a transparent, non-cytotoxic, silver ion-exchanged glass with antimicrobialactivity and low ion elution[J]. Enzyme and Microbial Technology, 72: 65-71.

Simbula G, Dettori C, Camboni T, et al. 2010. Comparison of tetraacetylethylendiamine + sodium perborate and sodium hypochlorite cytotoxicity on L929 fibroblasts[J]. Journal of Endodontics, 36(9): 1516-1520.

Simons C, Walsh S E, Maillard J Y, et al. 2000. A Note: ortho-phthalaldehyde: possible mechanism of action of a new antimicrobial agent[J]. Letters in Applied Microbiology, 31(4): 299.

SN/T 1780—2006. 进出口化妆品中氯丁醇的测定 气相色谱法[S].

SN/T 1786—2006. 进出口化妆品中三氯生和三氯卡班的测定 液相色谱法.

Song S, Liu P, Song Q J, et al. 2007. Quantification of dibromodimethylhydantoin disinfectants in water by chemiluminescent method[J]. Analytical Sciences, 23(3): 327-330.

Spolidorio D M P, Tardivo T A, Dos Reis Derceli J, et al. 2011. Evaluation of two alternative methods for disinfection of toothbrushes and tongue scrapers[J]. International Journal of Dental Hygiene, 9(4): 801-903.

Sportelli M C, Picca R A, Ronco R, et al. 2016. Investigation of industrial polyurethane foams modified with antimicrobial copper nanoparticles[J]. Materials (Basel). 9(7): 544.

Stephenson S, Pollard M, Boit K. 2013. Continuous online Fourier transform infrared (FT-IR) spectrometry analysis of hydrogen chloride (HCl), carbon dioxide (CO_2), and water (H_2O) in nitrogen-rich and ethylene-rich streams[J]. Applied Spectroscopy, 67(9): 1019-1028.

Su H L, Chou C C, Hung D J, et al. 2009. The disruption of bacterial membrane integrity through ROS generation induced by nanohybrids of silver and clay[J]. Biomaterials, 30(30): 5979-5987.

Sun K M. 1993. Agrochemical fungicidal imidazolinones [P] . PCT Int Appl WO 9324467.

Sunshine I. 1969. CRC Handbook of Analytical Toxicology[M]. Cleveland: The Chemical Rubber Co.

Swaim S F. 1990. Bandages and topical agents[J]. Veterinary Clinics of North American: Small Animal Practice, 20(1): 47-65.

Tezel U, Pavlostathis S G. 2015. Quaternary ammonium disinfectants: microbial adaptation, degradation and ecology[J]. Current Opinion in Biotechnology, 33: 296-304.

Thomas R T. 1991. The toxicity of methanol[J]. Life Sciences, 48(11): 1031-1041.

Tim Cushniea T P, Cushnieb B, Lambc A J. 2014. Alkaloids: An overview of their antibacterial, antibiotic-enhancing and antivirulence activities[J]. International Journal of Antimicrobial Agents, 44: 377-386.

Tondera K, Klaer K, Koch C, et al. 2016. Reducing pathogens in combined sewer overflows using performic acid[J]. International Journal of Hygiene and Environment Health, 219(7 Pt B): 700-708.

Toodehzaeim M H, Zandi H, Meshkani H, et al. 2018. The effect of CuO nanoparticles on antimicrobial effects and shear bond strength of orthodontic adhesives[J]. Journal of Dentistry

(Shiraz), 19(1): 1-5.

Trombetta D, Saija A, Bisignano G, et al. 2002. Study on the mechanisms of the antibacterial action of some plant a, b-unsaturated aldehydes[J]. Letters in Applied Microbiology, 35: 285012, 1.

Troy D B. 2005. Remmington The Science and Practice of Pharmacy[M]. 21st Edition. Philadelphia, PA: Lippincott Williams & Williams.

USDA/FSIS. 2004. Safe and suitable ingredients used in the production of meat and poultry products. FSIS Directive 7120. 1 Amendment 6, USDAFSIS.

Usman M S, Zowalaty M E E, Shameli K, et al. 2013. Synthesis, characterization, and antimicrobial properties of copper nanoparticles[J]. International Journal of Nanomedicine, 8(1): 4467-4478.

Utsunomiya H, Ichinose M, Ikeda K. 2014. Inhibition by caffeic acid of the influenza A virus multiplication in vitro[J]. International Journal of Molecular Medicine, 34(4): 1020-1024.

Vaerewijck M J M, Sabbe K, Bare J, et al. 2012. Assessment of the efficacy of benzalkonium chloride and sodium hypochlorite against Acanthamoebapolyphaga and Tetrahymenaspp[J]. Journal of Food Protection, 75(3): 541-546.

Valdés-Ramírez G, Cortina M, Ramírez-Silvam T, et al. 2008. Acetylcholinesterase-based biosensors for quantification of carbofuran, carbaryl, methylparaoxon, and dichlorvos in 5% acetonitrile[J]. Analytical and Bioanalytical Chemistry, 392(4): 699-707.

Van Haute S, López-Gálvez F, Gómez-López V M, et al. 2015. Methodology for modeling the disinfection efficiency of fresh-cut leafy vegetables wash water applied on peracetic acid combined with lactic acid[J]. International Journal of Food Microbiology, 208: 102-113.

Van Netten P, Huis in 't Veld J H, Mossel D A. 1994. The immediate bactericidal effect of lactic acid on meat-borne pathogens[J]. Journal of Applied Bacteriology, 77(5): 490-496.

Velazquez-Guadarrama N, Madrigal-Bujaidar E, Molina D, et al. 2005. Genotoxic evaluation of sodium fluoride and sodium perborate in mouse bone marrow cells[J]. Bulletin of Environmental Contamination and Toxicology, 74(3): 566-572.

Vincent M, Duval R F, Hartemann P, et al. 2018. Contact killing and antimicrobial properties of copper[J]. J Appl Microbiol, 12(5): 1032-1046.

Vincent M, Hartemann P, Engels-Deutsch M. 2016. Antimicrobial applications of copper[J]. International Journal of Hygiene Environmental Health, 219(7 Pt A): 585-591.

Walsh S E, Maillard J Y, Simons C. 1999. Studies on the mechanisms of the antibacterial action of ortho-phthalaldehyde [J]. Journal of Applied Microbiology, 87 (5): 702.

Walsh S E, Maillard J Y, Russell A D. 1999. Ortho-phthalaldehyde: a possible alternative to glutaraldehyde for high level disinfection [J]. Journal of Applied Microbiology, 86(6): 1039.

Walsh S E, Maillard JY, Russell A D, et al. 2001. Possible mechanisms for the relative efficacies of ortho-phthalaldehyde and glutaraidehyde against glutaraldehyde-resistant Mycobacterium chelonae[J]. Journal of Applied Microbiology, 91(1): 80.

Wang J, Wei Y, Shi X, et al. 2013. Cellular entry of graphene nanosheets: the role of thickness, oxidation and surface adsorption[J]. RSC Advances, 3(36): 15776-15782.

Wang S, Yu C D, Wang J P. 2005. Enzyme immunoassay for the determination of carbaryl residues in agricultural products[J]. Food Additives and Contaminants, 22(8): 735-742.

WHO. 2009. Guidelines on Hand Hygiene in Health Care.

WHO. 1982. International Programme on Chemical Safety. Environmental Health Criteria 21, Chlorine and Hydrogen Chloride.

Williams N D, Russell A D. 1993. Revival of biocide-treated spores of Bacillus subtilis [J] . Journal of Applied Bacteriology, 75(1): 69.

Wineski L E, English A W. 1989. Phenoxyethanol as a nontoxic preservative in the dissection laboratory [J]. Acta Anatomica, 136(2): 155-158.

Wong S Y Y, Grant I R, Friedman M, et al. 2008. Antibacterial Activities of Naturally Occurring Compounds against *Mycobacterium avium* subsp. *Paratuberculosis*[J]. Applied and Environmental Microbiology, 74(19): 5986-5990.

WS/T 367—2012. 医疗机构消毒技术规范[S].

Xiang D X, Chen Q, Pang L, et al. 2011. Inhibitory effects of silver nanoparticles on H1N1 influenza A virus *in vitro*[J]. Journal of Virological Methods, 178: 137-142.

Xu X, Ding H, Wang B. 2010. Preparation and performance of Ag^+-Zn^{2+}-zeolite antimicrobial and antibacterial plastic[J]. Advanced Materials Research, 96: 151-154.

Zan L, Fa W, Peng T, et al. 2007. Photocatalysis effect of nanometer TiO_2 and TiO_2-coated ceramic plate on hepatitis B virus[J]. Journal of Photochemistry and Photobiology B—Biology, 86(2): 165-169.

Zanzen U, Bovenkamp-Langlois L, Klysubun W, et al. 2018. The interaction of copper ions with *Staphylococcus aureus*, *Pseudomonas aeruginosa*, and *Escherichia coli*: an X-ray absorption near-edge structure (XANES) spectroscopy study[J]. Archives of Microbiology, 200(3): 401-412.

Zeyons O, Thill A, Chauvat F, et al. 2009. Direct and indirect CeO_2 nanoparticles toxicity for *Escherichia coli* and *Synechocystis*[J]. Nanotoxicology, 3(4): 284-295.

Zhang L, Chang J J, Zhang S L, et al. 2013. Synthesis and bioactive evaluation of novel hybrids of metronidazole and berberine as new type of antimicrobial agents and their transportation behavior by human serum albumin[J]. Bioorganic and Medicinal Chemistry, 21(14): 4158-4169.

Байдин И И, 刘建栋. 1989. 抑制碳钢在浓缩低碳酸中的腐蚀作用[J]. 日用化学品科学, (6): 25-26.

名词中英文对照

(S)-1-苯氨基-4-甲基-2-甲硫基-4-苯基-2-咪唑啉-5-酮　(S)-1-anilino-4-methyl-2-methylthio-4-phenyl-2-imidazolin-5-one

1,1'-己基双[5-(对氯苯基)双胍]　1,1'-hexamethylenebis [5-(4-chlorophenyl) biguanide]

1,3-二溴-5,5-二甲基海因、二溴海因　1,3-dibromo-5,5-dimethylhydantoin, DBDMH

1,3-二溴-5,5-二甲基咪唑啉啶-2,4-二酮　1,3-dibromo-5,5-dimethylimidazolidine-2,4-dione

1-萘基-N-甲基氨基甲酸酯　1-naphthyl-N-methyl carbamate

1-溴 3-氯-5,5,-二甲基海因、氯溴海因　BCDMH

2,3-二氯苯酚　2,3-dichlorophenol

2,4,5-三氯苯酚　2,4,5-trichlorophenol

2,4-二氯苯酚　2,4-dichlorophenol

5-氯-2-（2,4-二氯苯氧基）苯酚　triclosan

8-羟基喹啉二硫代磷酸酯络合物　8-hydroxyquinoline dihiophosphate complex, HDPS

Swiss-Prot 蛋白质知识库　Swiss-Prot Protein Knowledgebase

百毒杀　bestaquam

苯酚　phenol

苯甲醇　phenylmethanol；benzyl alcohol

苯氧乙醇　phenoxyethanol

苯扎氯铵　benzenemethanaminium

苯扎溴铵　benzalkonium bromide

表面活性剂　surface-active agents

草酸　oxalic acid，ethanedioic acid

超声波　ultrasonic wave

臭氧　ozone，triatomic oxygen

除臭味剂　deodorant

醇类　alcohols

次氯酸　hypochlorous acid

次氯酸钙　calcium hypochlorite

次氯酸钠　sodium hypochlorite

次溴酸　hypobromous acid

大蒜素　allicin garlicin

单宁　tannis

蛋白质数据库　protein data bank, PDB

等离子体　plasma

低水平消毒法　low level disinfection

低水平消毒剂　low-level disinfectant

碘　iodine

碘酊　iodine tincture

碘伏　iodophor

碘甘油　iodine glycerin, iodoglycerin

碘化合物　iodine compounds

电离辐射　ionizing radiation

动物提取物　animal extracts

度米芬　domiphen bromide

短杆菌肽 S　gramicidin S

对氯间二甲苯酚　chloroxylenol

多酚　polyphenols

多黏菌素 E　polymyxin E

多肽　polypeptide

二癸基二甲基溴化铵　di-*n*-decyl dimethyl ammonium bromide，didecyl dimethyl ammonium bromide

二氯苯甲醇　dichlorobenzyl alcohol

二氯异氰尿酸钠　sodium dichloroisocyanurate

二溴次氮基丙酰胺　2, 2-dibromo-3-nitrilopropionamide, DBNPA

二溴海因　dibromohydantoin

二氧化氯　chlorine dioxide，chlorine peroxide，chlorine oxide

反丁烯二酸二甲酯　trans-butenedioic acid dimethyl ester

防保法、防腐保存法　preservation

防保剂、防腐保存剂　preservative

非类黄酮　non-flavonoid

非离子表面活性剂　non-ionic surfactants，non-ionic surface-active agents

酚类　phenols

酚类化合物　phenolic compound

酚类消毒剂　phenol disinfectant

酚酸　phenolic acid

复合纳米消毒剂　nanocomposited disinfectants

富马酸二甲酯　dimethyl fumarate, DMF

杆菌肽　bacitracin

高锰酸钾　potassium permanganate

高水平消毒法　high level disinfection

高水平消毒剂　high-level disinfectant

高铁酸钾　potassium ferrate

胍类　guanidine

癸甲溴铵　deciquam

过滤介质　filtration media

过硼酸钠　sodium perborate，sodium peroxoborate

过碳酸钠　sodium percarbonate，peroxy sodium carbonate

过氧丁二酸　peroxysuccinic acid，succinic acid peroxide，disuccinic acid peroxide

过氧化尿素　urea hydrogen peroxide，urea peroxide，carbamide peroxide，percarbamide

过氧化氢　hydrogen peroxide

过氧化物类　peroxides

过氧甲酸　peroxyformic acid

过氧戊二酸　hydropentanedioic acid；pentanoic acid，5，5'-dioxybis(5-oxo-)；5-(4-carboxybutan-
　oylperoxy)-5-oxopentanoic acid

过氧乙酸　peracetic acid，peroxyacetic acid

海蚕新型抗菌肽　perinerin

含碘消毒剂　disinfectants containing iodine

含氯消毒剂　chlorinated disinfectant

含溴消毒剂　disinfectant with bromine

核酶　RNA enzyme，ribozyme

化学消毒法　chemical disinfection

环氧丙烷　propylene oxide，epoxy propane

环氧乙烷　ethylene oxide，epoxyethane

黄酮　flavonoids

黄酮醇　flavonols

黄烷-3-醇　flavan-3-ol

几丁质酶　chitinase

季铵　quaternary ammonium

季铵类化合物　quaternary ammonium compounds

季铵盐类消毒剂　quaternary ammonium salt disinfectant

甲醇　methyl alcohol，methanol

甲酚　cresol

甲醛　formaldehyde

简单酚　simple phenol

焦亚硫酸钠　sodium pyrosulfite，sodium metabisulfite

精油　eccential oil

聚[2-(2-乙氧基)-乙氧基乙酯]胍　poly-[2-(2-Ethoxy)-ethoxyethyl]-guanidinium

聚氨丙基双胍　polyaminopropyl biguanide

聚醇醚碘　polyalcohol ether iodine，iodine-polyoxino

聚六亚甲基双胍　polyhexamethylene biguanidine hydrochloride

聚维酮碘、聚乙烯吡咯烷酮碘　povidone~iodine, PVP-I

聚烯烃基胍　polyolefin guanidine

聚氧乙烯醇醚　polyoxyethylene aliphatic alcohol ether

聚乙二醇碘　polyethylene glycol~iodine, PEG-I

聚乙烯醇碘　polyvinylalcohol~iodine, PVA-I

抗毒（菌）外科学　antiseptic surgery

抗毒法　antisepsis

抗毒剂、抗毒药　antiseptic

抗菌剂　antibacterial

抗菌肽　antimicrobial peptides

抗菌肽数据库　antimicrobial peptide database, APD

抗微生物作用　antimicrobial effect

壳聚糖　chitosan

壳三糖酶　chitotriosidase-1，CHIT1

喹诺酮类　4-quinolones

醌　quinones

朗伯-比尔定律　Beer-Lambert law

烈性噬菌体　virulent phage

裂解酶　lytic enzyme

邻苯二甲醛　o-phthalaldehyde, OPA

邻氯苯酚　2-chlorophenol

硫黄　sulfur

硫柳汞　thiomersalate，merthiolate

硫酸　sulfuric acid

卤素类　halogens

氯　chlorine

氯化合物　chlorine compounds

氯化溴　bromine chloride

氯己定　chlorhexidine

氯羟二苯醚　2, 4, 4′-trichlor-2′-hydrxydiphenyl-ether

酶　enzyme

美国国立医学图书馆　PubMed National Library of Medicine

美国食品和药物监督管理局　USFDA

咪唑菌酮　fenamidone

灭菌法　sterilization

灭菌剂　sterilant

目标微生物　target microorganism

纳米二氧化钛　TiO_2 nanoparticles

纳米壳聚糖　nanostructured chitosan

纳米石墨烯　graphene nanomaterials

纳米消毒剂　nanostructured disinfectants

纳米氧化锌　ZnO nanoparticles

纳米银　Ag nanoparticles

柠檬酸　citric acid

硼酸　boric acid

气体消毒剂　vapor-phase disinfectants

前噬菌体　prophage

醛类　aldehydes

热力　heat

人α-防御素　human α -defensin

人β-防御素　human β-defensin

人θ -防御素　human θ-defensin

人体外环境　external environmemt of the human body

壬基酚聚氧乙烯醚碘　polyoxyethylene nonyl phenyl ether-iodine, POP-I

溶菌酶、细胞壁溶解酶　lysozyme

溶葡萄球菌酶　lysostaphin

溶原性细菌　lysogenic bacterium

溶原状态　lysogeny

乳链菌肽　nisin

乳酸　lactic acid

乳酸链球菌素　nisin

三氯卡班　triclocarbon, TCC

三氯生　triclosan

三氯叔丁醇　2-trichloromethyl-2-propanol

三氯异氰尿酸　trichloroisocyanuric acid

生物活性成分　bioactive constituents，biologically active ingredients，bioactive components

生物碱　alkaloids

生物酶　bio-enzyme

生物消毒法　biological disinfection

生物消毒剂　biological disinfectants

十二烷基苄基三甲基氯化铵　(dodecylbenzyl)trimethylammonium chloride

十二烷基二甲基-2-苯氧乙基溴化铵　dondecyl di methyl-2-henoxyethyl ammonium bromide

十四烷基-2-甲基吡啶溴化铵　tetredecyl methylpyridinium bromide

十四烷基三甲基溴化铵　myristyltrimethylammonium bromide

噬菌体　bacteriophages

双胍类　biguanides

双链季铵　double-chain quaternary ammonium

双氧胍　guanidine dioxide

水杨酸　salicylic acid

酸化水　acidulated water

酸性哺乳动物几丁质酶　acidic mammalian chitinase, AMCase

肽聚糖　peptidoglycan

碳纳米材料　carbon nanomaterials

碳纳米复合材料　carbon nanocomposited materials

碳酸　carbonic acid

天蚕素　cecropin

萜类化合物　terpenes and terpenoids

萜烯　terpenes

萜烯和萜类化合物　terpenes and terpenoids

铜　copper, cuprum

烷基化剂　alkylating agents

微波　microwave

温和噬菌体　temperate phage

无害化　harmless

无机纳米消毒剂　non-organic nanostructured disinfectants

无机酸　inorganic acid

五氯苯酚　pentachlorophenol

戊二醛　glutaraldehyde

物理消毒法　physical disinfection

西曲溴铵　cetrimonium bromide

西维因　carbaryl

惜古比天蚕　hyalophora cecropia

细菌素　bacteriocin

香薷油　volatile oil from Mosla chinensis Maxim

消毒　disinfection

消毒、防保与灭菌的原理与实践　principles and practice of disinfection, preservation and sterilization

消毒、灭菌与防保法　disinfection, sterilization and preservation

消毒措施　measure of disinfection

消毒法　disinfection

消毒方法分类　classification of disinfection method

消毒剂　disinfectant

消毒剂　disinfection，antiseptic

消毒净　myristylpicolinum bromide

消毒学　science of disinfection

消毒因子　disinfection agents

硝酸　nitric acid

硝酸银　argentum nitricun，silver nitrate

锌　zinc

新洁尔灭　bromogeramine

溴　bromine

溴化合物　bromine compounds

溴化甲烷　methyl bromide，bromomethane

溴甲烷　methyl bromide

溴氯海因；溴氯-5，5-二甲基乙内酰脲　bromochloro-5, 5-dimethylhydantoin, BCDMH

溴氯甲乙基海因　bromochloro-5-ethyl-5-methylhydantoin, BCMEH

溴氯乙烷　bromochloroethane

溴氰菊酯　deltamethrin

溴硝丙二醇（布罗波尔）　2-bromo-2-nitro-1, 3-propanediol（Bronopol）

盐类　salts

盐酸　hydrochloric acid

阳离子表面活性剂　cationic surfactants，cationic surface-active agents

氧化电位水　electrolyzed oxidizing water

乙醇　ethyl alcohol, ethanol

乙二醇　ethylene glycol

乙酸　acetic acid，ethanoic acid，ethylic acid

乙型丙内酯　beta-propiolactone，betaprone，BPL

异丙醇　isopropyl alcohol，isopropanol

异噻唑啉酮　isothiazole

抑菌法　bacteriostasis

抑菌剂　bacteriostat

阴离子表面活性剂　anionic surfactants，anionic surface-active agents

银　silver

银离子　silver ion

有机硅季铵盐　organosilicon quaternary ammonium

有机纳米消毒剂　organic nanostructured disinfectants

有机酸　organic acid

载银纳米复合消毒剂　silver nanometer compound disinfectant

爪蟾素　magainins

植物　plant

植物提取物　plant extracts

酯类消毒剂　ester disinfectant

中水平消毒法　middle level disinfection

中水平消毒剂　intermediate-level disinfectant

重金属　heavy metal

紫外线照射　ultraviolet irradiation